HYGIÈNE INTERNATIONALE

FRONTIÈRES

ET

PROPHYLAXIE

PAR

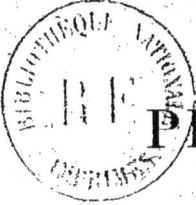

A. CHANTEMESSE

Professeur d'hygiène
à la Faculté de médecine de Paris,
Médecin des hôpitaux,
Inspecteur général des services sanitaires,
Membre de l'Académie de médecine.

F. BOREL

Médecin sanitaire maritime,
Directeur
de la deuxième circonscription sanitaire
maritime,
Lauréat de l'Institut.

Avec cartes et tableaux en noir et en couleurs.

PARIS

OCTAVE DOIN, ÉDITEUR

8, PLACE DE L'ODÉON, 8

1907

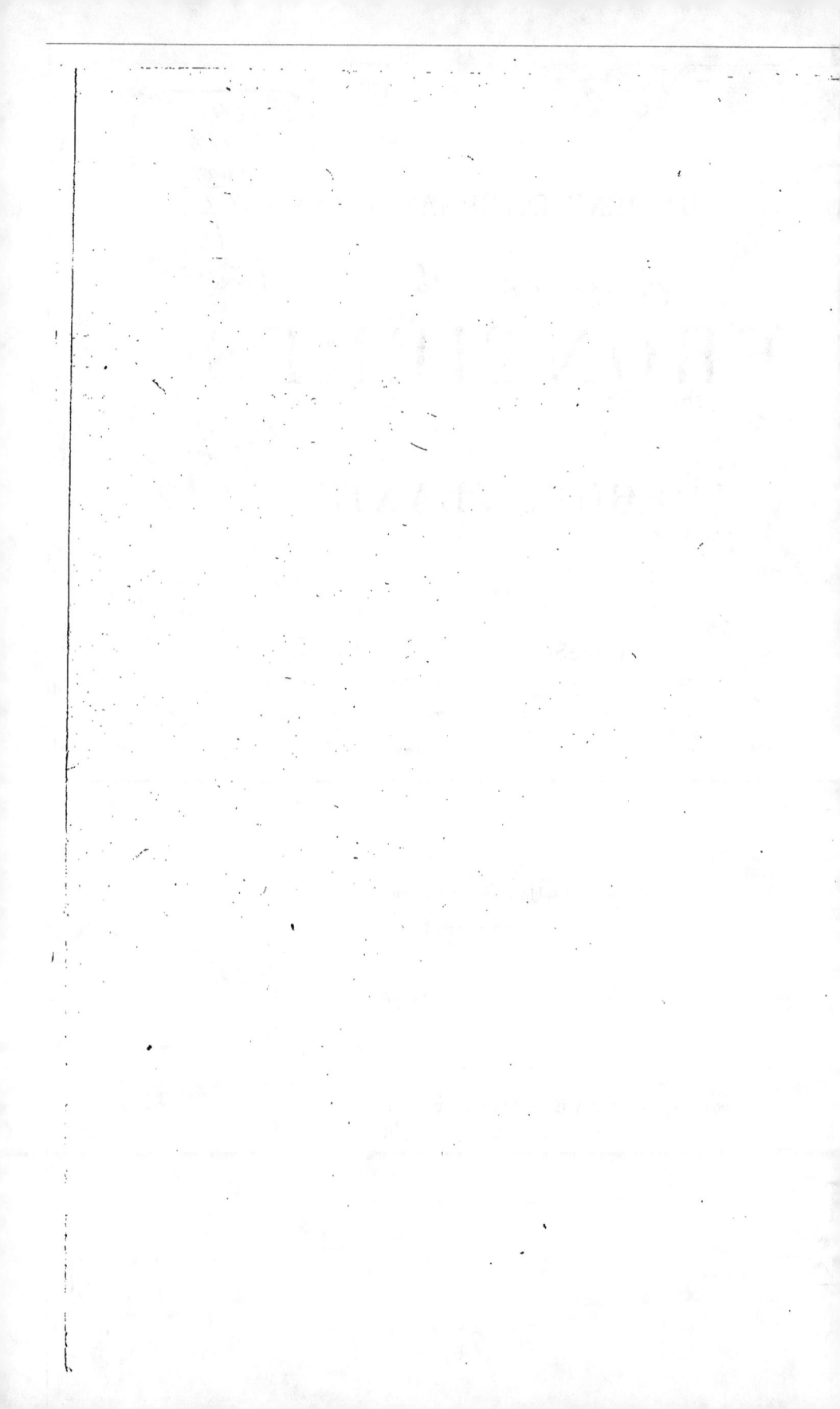

FRONTIÈRES

ET

PROPHYLAXIE

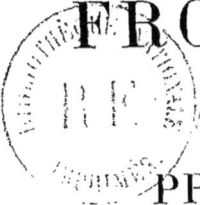

HYGIÈNE INTERNATIONALE

FRONTIÈRES

ET

PROPHYLAXIE

PAR

A. CHANTEMESSE

Professeur d'hygiène
à la Faculté de médecine de Paris,
Médecin des hôpitaux,
Inspecteur général des services sanitaires,
Membre de l'Académie de médecine.

F. BOREL

Médecin sanitaire maritime,
Directeur
de la deuxième circonscription sanitaire
maritime,
Lauréat de l'Institut.

Avec cartes et tableaux en noir et en couleurs.

PARIS

OCTAVE DOIN, ÉDITEUR

8, PLACE DE L'ODÉON, 8

1907

PRÉFACE

Les grandes maladies populaires, dont la contagiosité a frappé les yeux de tous, ont provoqué la naissance des lois d'hygiène et imposé la mise en vigueur de réglementations spéciales dirigées tour à tour contre tel ou tel fléau.

Depuis le moyen âge jusqu'à l'aube du XIXe siècle des lois ont vu le jour successivement pour mettre un terme à l'extension de la syphilis, de la lèpre, de la peste et même de la suette miliaire. L'arme défensive unique tout d'abord a été : *l'isolement des malades*.

A mesure que la science progressait, on s'aperçut que les lois d'exception dirigées contre une seule maladie contagieuse n'avaient qu'une valeur précaire, et que les efforts perdaient leur énergie par leur dispersion. Bientôt survint l'époque où les lois permirent de lutter plus efficacement contre toutes les affections épidémiques en tout temps et en tout lieu. *On entrait dans l'ère de la prophylaxie raisonnée et de la désinfection.*

On constata que l'on pouvait mieux et plus. c'est-à-dire ne plus lutter contre chacun des cas pris isolément, contre la contagion de maladie transmissible qu'un homme peut répandre autour de lui, mais empêcher la maladie elle-même d'éclore en supprimant les causes qui lui permettent de se perpétuer : *c'est le règne de l'hygiène établie partout et l'organisation d'un service sanitaire homogène qui nous fourniront le résultat cherché par la loi de 1902.*

Si maintenant nous plaçons en parallèle les législations sanitaires appliquées à l'intérieur du pays avec les réglementations édictées pour la défense de nos frontières maritimes, nous constatons qu'une évolution identique tend à se produire en ce qui concerne les dernières.

A l'origine des règlements sanitaires maritimes la lutte a été d'abord instituée contre la peste, unique affection redoutée; puis c'est à l'invasion de la fièvre jaune et enfin à celle du choléra qu'on s'est efforcé de s'opposer : *l'isolement brutal fut alors la seule arme utilisée.*

Plus tard on réunit dans une réglementation uniforme les trois grandes maladies pestilentielles exotiques et, par diverses méthodes de prophylaxie, on chercha à protéger notre pays contre l'introduction de ces affections qu'ignore notre climat : *ce fut la période de prophylaxie appliquée* dans laquelle se trouve encore notre législation sanitaire maritime.

Ne pouvons-nous — ne devons-nous pas — faire encore mieux et ne sommes-nous pas en droit d'estimer que la police sanitaire maritime doit entrer elle aussi dans la troisième période à l'exemple de sa sœur la police sanitaire intérieure? Nous pensons que le moment de cette transformation est venu et nous cherchons à démontrer en ces quelques pages, que la meilleure méthode de protection à adopter contre les maladies contagieuses est — à la mer comme à terre — *l'organisation de l'hygiène à bord*

*des navires et l'installation d'un service sanitaire et médical
de la marine marchande.*

Nous pourrons dès lors lutter efficacement non plus
contre trois affections déterminées, mais contre toute
maladie contagieuse pouvant se déclarer sur les navires,
combattre surtout la tuberculose qui décime nos équipages du commerce et qui y exerce des ravages plus
grands que la peste, le choléra et la fièvre jaune réunis;
nous pourrons en un mot étendre les bienfaits de la
loi de 1902 à toute une population flottante qui, jusqu'à
présent, est demeurée ignorée de toutes nos législations
d'hygiène.

Octobre 1906.

FRONTIÈRES ET PROPHYLAXIE

PREMIÈRE PARTIE

LES MALADIES PESTILENTIELLES EXOTIQUES

CHAPITRE PREMIER

LA FIÈVRE JAUNE ET SON MODE DE PROPAGATION

Historique de la fièvre jaune en France. — Théories anciennes sur le transport de la fièvre jaune. — Théories modernes. — La fièvre jaune et le navire. — Conclusions.

HISTORIQUE DE LA FIÈVRE JAUNE EN FRANCE. — C'est au début du XVIIIᵉ siècle que la fièvre jaune a fait sa première incursion d'Amérique en Europe, et au commencement du siècle dernier qu'elle est apparue en France.

D'ailleurs aucune épidémie de fièvre jaune — dans le vrai sens du mot — n'a jamais eu lieu dans notre pays. Successivement en 1802, 1804, 1807, 1821, 1839 et 1856 quelques navires sont arrivés soit à Marseille, soit à Brest, provenant de l'Amérique centrale ou d'Espagne et ayant eu à leur bord pendant la traversée un certain nombre de cas de fièvre jaune; quelquefois même des ouvriers appelés à opérer le déchargement de ces navires ont été atteints.

En 1861, une vingtaine de cas de typhus amaryl se sont manifestés à Saint-Nazaire parmi des ouvriers ou des mate-

lots ayant été en contact avec un navire arrivant de la
Havane infectée.

Depuis, et notamment en 1891, 1892, 1894, 1898, 1899
et 1900, divers navires sont entrés dans les ports français après avoir eu quelques cas en cours de route, ou
même en présentant encore à leur bord au moment de
l'arrivée.

Lorsqu'on passe en revue cet historique de la fièvre jaune
en France — aussi bien d'ailleurs que dans les autres régions
européennes — on constate que, depuis 1870, les cas de
fièvre jaune sont devenus de moins en moins nombreux à
bord des navires pendant leur voyage. Avant 1870, de véritables épidémies ont quelquefois éclaté sur les navires en
cours de traversée ; dans la période postérieure, à cette
date, il n'est plus survenu que des cas isolés.

Un fait se dégage en toute lumière, c'est que jamais la
France n'a été — à aucun moment — le théâtre d'une véritable épidémie de fièvre jaune.

THÉORIES ANCIENNES SUR LE TRANSPORT DE LA FIÈVRE JAUNE. —
La théorie généralement admise avant l'ère microbienne au
sujet du transport maritime de la fièvre jaune se résume
ainsi : un navire charge au port infecté une certaine quantité d'air contenant des miasmes ; air et miasmes se répandent
ensuite dans un pays indemne au moment de l'ouverture des
cales et du déchargement.

« On ne peut se refuser à reconnaître aujourd'hui que la
fièvre jaune est bien plus importable par l'air enfermé dans
l'intérieur d'un navire, lorsque cet air a été puisé dans un
milieu contaminé, que par son équipage et par ses passagers[1]. »

Le même auteur remarquant que les voiliers sont plus

---

[1] GRIFFON DU BELLAY. La fièvre jaune aux Antilles en 1881. Nantes. 1884.

susceptibles d'importer la fièvre jaune que les paquebots à vapeur, cherche à expliquer le fait en ces termes :

« Là est la différence capitale entre les paquebots et les voiliers. Les paquebots ne restent que peu d'heures dans leurs escales : grâce à leurs puissants moyens d'action ils débarquent rapidement leur chargement, en enlèvent un autre préparé à l'avance et reprennent la mer. Les voiliers, au contraire, restent des semaines et des mois à faire cette double opération ; ils s'imprègnent complètement de l'atmosphère de leur mouillage et, quand ils nous arrivent après quarante ou cinquante jours de mer, pendant lesquels ils n'ont parfois pas touché une seule fois à leurs panneaux, c'est bien l'air contaminé recueilli au point de départ qu'ils viennent déverser dans nos ports. »

La théorie ancienne du transport maritime de la fièvre jaune incriminait donc très nettement l'air infecté apporté par les navires d'un pays contaminé ; c'était cet air qui, en se répandant au milieu d'un pays indemne, amenait l'éclosion d'une nouvelle épidémie.

Pour les anciens, ni les malades, ni les hommes sains, ni les effets, ni les marchandises ne jouaient un rôle quelconque dans le transport du typhus amaryl et comme preuve nous citerons ici brièvement l'opinion de quelques-uns de ces auteurs.

Rôle des malades. — Lorsqu'en 1821 la fièvre jaune se déclara au lazaret de Pomègue, à Marseille, sur un certain nombre de voiliers qui s'y trouvaient en quarantaine, tous les malades furent successivement transportés et soignés à l'infirmerie de Ratoneau, où plusieurs moururent : *aucun cas de contagion ne se produisit dans l'hôpital autour de ces malades*. Bien plus, un de ces hommes avait subi la première atteinte du mal chez lui, dans Marseille, et ne fut amené au lazaret que plus tard : *personne ne fut contaminé ni dans sa maison, ni en ville*.

Aussi bien l'auteur du travail auquel nous empruntons ces documents [1], et qui était médecin du lazaret, n'était-il pas peu surpris ; il ne pouvait comprendre comment une maladie qui lui paraissait si éminemment contagieuse sur les navires cessait tout d'un coup de l'être lorsque les malades étaient transportés au lazaret. Impuissant à concilier, dans ses conclusions, la conduite de l'épidémie, avec les théories quarantenaires que l'intendance sanitaire de Marseille l'avait chargé de défendre, il conclut son mémoire en ces termes :

« En vain on opposerait que la maladie ne s'est communiquée à aucun individu du lazaret : n'est-ce pas à l'air pur et à la ventilation journalière à laquelle il est exposé que les maladies les plus contagieuses hors de ses murs cessent de le devenir lorsqu'elles sont renfermées dans cet asile de salut pour l'humanité ! »

Lors de l'épidémie de Pasajes (Espagne), en 1823, le Dr Arruti termine son étude sur cette épidémie par les conclusions suivantes [2] :

« Il résulte donc que cette fièvre, examinée selon le caractère qu'elle présente, n'offre point des indices de contagion de la part des individus. On découvrit ensuite que beaucoup de personnes, éludant les règlements sanitaires, sortirent sans certificat de santé et emportèrent avec elles des hardes, même lorsqu'elles provenaient des maisons où des gens étaient morts ; mais, malgré tout ceci, la maladie ne se répandit pas le moins du monde dans le pays environnant... Si cette maladie eût été transmissible par le contact individuel, qui aurait pu en arrêter les progrès ? Aucun pouvoir humain. »

Plus tard à Saint-Nazaire, en 1861, la même conclusion touchant la non-contagiosité de la fièvre jaune par les malades

---

[1] LABRIE. ROBERT, MURAIRE et GIRAUD, médecins et chirurgiens du lazaret. Observations sur la fièvre jaune importée de Malaga à Pomègue. Marseille. 1822.

[2] Conseil général de Santé. Second rapport sur la fièvre jaune. Londres 1853.

s'imposa à l'esprit de Mélier [1]. Un seul fait vint jeter le trouble
dans son esprit : le cas du Dr Chaillou. Et même, malgré ce
fait, Mélier ne craignit pas d'insérer dans son rapport les
lignes suivantes : « Il faudrait bien se garder pourtant
d'exagérer les conséquences de cette observation, et, s'il en
résulte, comme je le crois expressément, que la grande loi
qu'avait voulu poser Chervin n'est pas aussi absolument
vraie qu'il le soutenait avec une si profonde conviction, il
en résulte aussi qu'elle reste *vraie dans la majorité des cas*
et, après le fait de Saint-Nazaire comme auparavant, la transmission d'homme à homme doit être considérée, dans nos
climats, comme une *exception.* »

Rôle des hommes sains. — Il faut examiner maintenant si
des hommes sains, débarquant d'un navire infecté, peuvent
transporter l'épidémie avec eux. A cela Mélier nous répond
par les faits observés à Saint-Nazaire et nous dit qu'après
leur départ du navire infecté les matelots qui se sont dis-
persés en diverses directions n'ont point eu de malades ni
parmi eux, ni autour d'eux.

Rôle des effets. — Le rôle des effets, leur pouvoir infectieux
ont été plus contestés ; et cependant, dès 1850, le Dr Chervin
qui a longtemps lutté contre la théorie de la contagion de la
fièvre jaune écrivait ces lignes [2] :

« En 1839, dans un port de France, un médecin de la
marine française livre impitoyablement aux flammes une
énorme quantité de matelas, traversins, draps de lit, che-
mises, etc., pourquoi? Parce qu'il s'est imaginé que ces
objets recélaient sans aucun doute les germes de la fièvre
jaune, attendu qu'ils répandaient, dit-il, une odeur infecte.
Où a-t-il vu brûler des effets à l'usage des matelots malades
de la fièvre jaune? Est-ce à la Martinique? Est-ce à la Gua-

[1] Mélier. Relation de la fièvre jaune survenue à Saint-Nazaire, 1861. Paris, 1863.
[2] Chervin. *Bulletin de l'Académie de Médecine*, 1851, t. VII, p. 430.

deloupe? Non, dans aucune des Antilles on ne brûle les
hardes qui ont servi aux individus atteints du *vomito*. Ces
hardes sont souvent vendues à l'encan et portées sans avoir
été soumises à aucune précaution sanitaire. J'ai même vu
fréquemment, dans les hôpitaux de ces îles, des soldats
atteints d'affections légères occuper les lits encore chauds de
leurs camarades morts de la fièvre jaune, sans qu'on eût
même jugé nécessaire d'en changer les draps. Quiconque a
fréquenté les hôpitaux des Indes occidentales, en temps d'épidémie, a pu être témoin de semblables faits. »

Leblanc, ancien chirurgien en chef de l'hôpital militaire de
la Pointe-à-Pitre, déclare, lui aussi, qu'il a vu des individus
occuper immédiatement les lits où venaient d'expirer les
malades atteints de la fièvre jaune, encore imprégnés de
matières ou de déjections récentes, ne pas être affectés de
cette fièvre et il ajoute qu'une multitude de faits analogues
sont à sa connaissance.

A la fin de l'épidémie de 1793[1], à Philadelphie, les autorités de la ville vendirent au Ministre de la République française près le gouvernement des États-Unis les fournitures
de l'hôpital de Bush-Hill qui, en trois mois, avaient servi à
environ mille malades de la fièvre jaune. Elles furent données
aux blessés français venant de Saint-Domingue sans avoir
été soumises à aucun moyen de désinfection et ne causèrent
aucun accident.

Rôle des marchandises. — Déterminer le rôle exact des
marchandises dans le transport de la fièvre jaune fut une des
principales préoccupations de Mélier lors de l'épidémie de
Saint-Nazaire : il y avait là, en effet, un point capital et intéressant le commerce à un haut degré.

Mélier[2], devant les faits observés, n'hésite pas à constater

[1] LEFORT. Mémoire sur la non-contagion de la fièvre jaune.
[2] MÉLIER. *Loc. cit.*

que ce rôle est nul, et voici le résumé de ses conclusions à cet égard :

« Pas un seul accident n'est attribuable aux marchandises : c'est d'ailleurs l'avis de Pym, inspecteur des quarantaines anglaises et de Michel Lévy. Tous les hommes qui, en dehors du navire, ont manié, déplacé, et reçu les marchandises sont demeurés indemnes ; il n'y eut aucun exemple de transport de la maladie par la cargaison ; celle-ci ne peut donc, par elle-même, donner lieu à aucun accident et dans aucun cas elle ne saurait être à craindre... »

Nous voyons donc que — depuis la première apparition de la fièvre jaune en Europe — tous les auteurs se sont plus ou moins accordés pour constater que cette affection n'était pas contagieuse d'homme à homme, qu'elle ne se transportait pas par l'intermédiaire des malades, des effets ou des marchandises, et ils concluaient — pour désigner la cause des épidémies — au transport d'un air infecté et chargé de miasmes qui s'était emmagasiné dans les cales lors du séjour dans un port contaminé.

THÉORIES MODERNES SUR LE TRANSPORT DE LA FIÈVRE JAUNE. — La question en était à ce point au début de l'ère microbienne : grâce aux découvertes de Pasteur on reconnut que les maladies infectieuses étaient causées par des infiniment petits qui, répandus dans la nature, y proliférant même, contaminaient les individus se trouvant dans le milieu où ils vivaient.

C'est pourquoi, tout d'abord, au lieu d'assister à un progrès, en matière de police sanitaire maritime, nous nous trouvons au contraire devant un recul. On craint partout ces germes infectieux, on les redoute sur les malades, sur les effets, sur les marchandises, sur le navire lui-même et les mesures de surveillance redeviennent plus étroites que jamais. On calcule des périodes d'incubation pendant lesquelles les passagers sains doivent demeurer enfermés dans les lazarets : on recherche des méthodes de désinfection aptes à détruire le germe infectieux partout où il peut se rencontrer et l'on se trouve — lorsqu'il s'agit de stériliser pour ainsi dire tout un navire et tout ce qu'il porte d'hommes et de marchandises — devant un problème irrémédiablement insoluble.

Heureusement cette période ne dura pas longtemps, aussi bien pour la fièvre jaune que pour les autres maladies pestilentielles exotiques dont nous traiterons dans les chapitres suivants : connaissant les microbes on détermina bientôt leur histoire naturelle, leurs conditions d'existence et on fut amené à conclure que certains d'entre eux ne pouvaient être véhiculés que par des intermédiaires — insectes, rats, eau ou poussières, — et la lutte contre ces intermédiaires se substitua à celle organisée jusqu'alors contre le microbe seul.

C'est à Carlos Finlay, que revient l'honneur d'avoir émis pour la première fois, en 1881, l'hypothèse d'après laquelle le moustique était l'agent propagateur de la fièvre jaune. Malheureusement ce savant, bien qu'ayant pressenti la vérité, ne put, par ses expériences, en fournir la démonstration.

Neuf années se passèrent durant lesquelles Laveran et Ronald Ross établirent que le transport du paludisme s'effectuait par un moustique spécial, l'anophèles claviger. On reprit alors les premières expériences de Finlay sur la fièvre jaune et peu à peu — chacun apportant sa part à l'œuvre commune — on parvint jusqu'aux connaissances actuelles.

Walther Reed, Caroll, Agramonte et Lazear recommencent tout d'abord les expériences de Finlay dans des conditions nouvelles, les complètent en certains points et parviennent à établir[2] :

[1] CARLOS FINLAY. Articles publiés dans *Cronica medico-quirurgica de la Habana* et *Anales de l'Academia de sciencias medicas de la Habana*. 1881-1884.

[2] WALTHER REED, CAROLL, AGRAMONTE et LAZEAR. The etiology of yellow

« 1° Que le virus du typhus amaryl circule avec le sang.

2° Que le stegomya fasciata — *infecté depuis au moins douze jours* — est capable de propager la maladie.

3° Que le stegomya fasciata est le seul moustique pouvant jouer ce rôle. »

John-J. Guiteras[1], puis Parker, Beyer et Pothier[2] reprennent la question et confirment l'exactitude de ces propositions.

Nous arrivons enfin au travail de Marchoux, Simond et Salimbeni[3]. Ceux-ci, envoyés en mission dans l'Amérique du Sud par le gouvernement français, vérifient à nouveau les expériences faites par leurs prédécesseurs et leur apportent quelques compléments.

Ce sont les conclusions posées par ces auteurs que nous énoncerons ici :

« I. Ainsi que l'ont prouvé Reed, Caroll et Agramonte, la fièvre jaune est produite par la piqûre du stegomya fasciata.

II. Pour pouvoir déterminer la maladie chez l'homme, le moustique doit s'être infecté au préalable en absorbant le sang d'un malade pendant les trois premiers jours de la maladie.

III. Le moustique n'est dangereux qu'après un intervalle d'au moins douze jours écoulés depuis qu'il a ingéré du sang virulent.

IV. Le contact avec un malade, ses effets ou ses excrétions est incapable de produire la fièvre jaune.

fever : preliminary note; an additional note : a supplemental note. Experimental yellow fever. The prevention of yellow fever. 1900 à 1901.

[1] John-J. Guiteras. Experimental yellow fever at the inoculation station of the sanitary department of Habana with a wiew to producing immunization, 1901-1902.

[2] Parker, Beyer et Pothier. Study of yellow fever, 1903.

[3] Marchoux, Simond et Salimbeni. La fièvre jaune. *Annales de l'Institut Pasteur*, novembre 1903.

V. La fièvre jaune ne peut affecter un caractère contagieux que dans les régions qui possèdent le stegomya fasciata.

VI. La prophylaxie de la fièvre jaune repose tout entière sur les mesures à prendre pour empêcher le stegomya fasciata de piquer l'homme malade et l'homme sain.

VII. Il faut tenir compte de ce fait que la période d'incubation de la fièvre jaune peut se prolonger jusqu'à treize jours. »

Puis dans le cours de leur étude Marchoux, Simond et Salimbeni envisagent la question du transport de la fièvre jaune par les navires et voici les principes généraux qu'ils posent à ce sujet :

« I. L'existence du stegomya fasciata dans le pays est la condition du développement d'une épidémie amaryle.

II. Dans une région où elle est inconnue, cette espèce peut ou non, suivant des conditions climatériques faciles à déterminer, s'y multiplier si elle est importée.

III. Là où ce moustique est présent, une surveillance rigoureuse doit être exercée vis-à-vis des personnes en provenance d'un lieu contaminé.

IV. Si, chez un individu mis en observation, se manifeste, à un moment donné, une élévation de température, cet individu doit être isolé non des hommes, mais des moustiques.

V. Les désinfections des effets usagers, des marchandises ou de tous autres objets ne sont d'aucune nécessité.

VI. A l'arrivée dans un pays — où le stegomya fasciata n'existe pas, mais peut vivre, — d'un navire provenant d'un port où sévit la fièvre jaune, on doit chercher tout d'abord à détruire les stegomya fasciata si l'on craint qu'il en existe à bord. »

Fièvre jaune et stegomya fasciata étant intimement liés puisque l'une ne peut exister sans l'autre, il importe donc au plus haut degré de déterminer les régions dans lesquelles

Frontières et Prophylaxie.

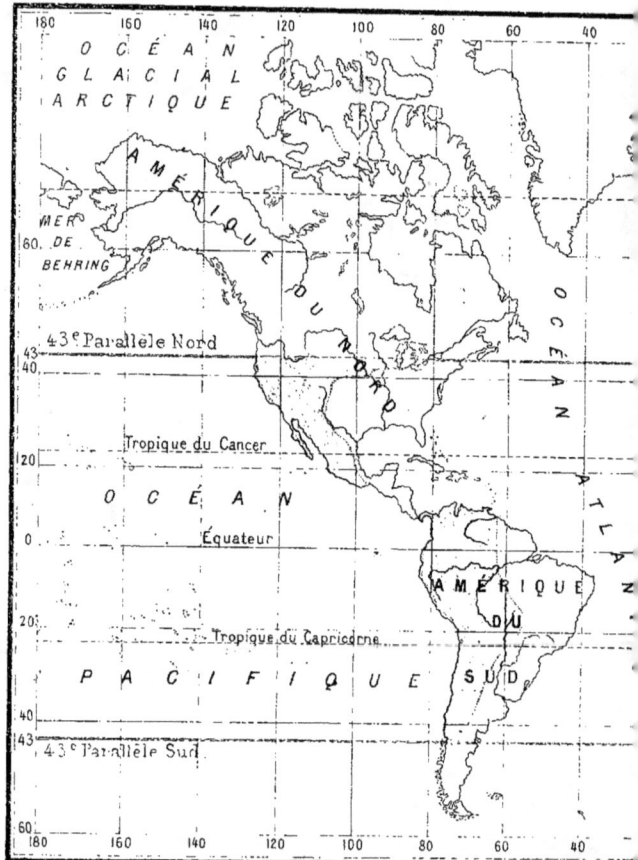

Ed. Oberlin, Gr.

Régions infectables
comprises entre les deux
Parallèles 43 N.et S.

Régions où existe le *stegom*

Régions où le *stegomyia* n'a p
encore été découvert, mais
il pourrait exister.

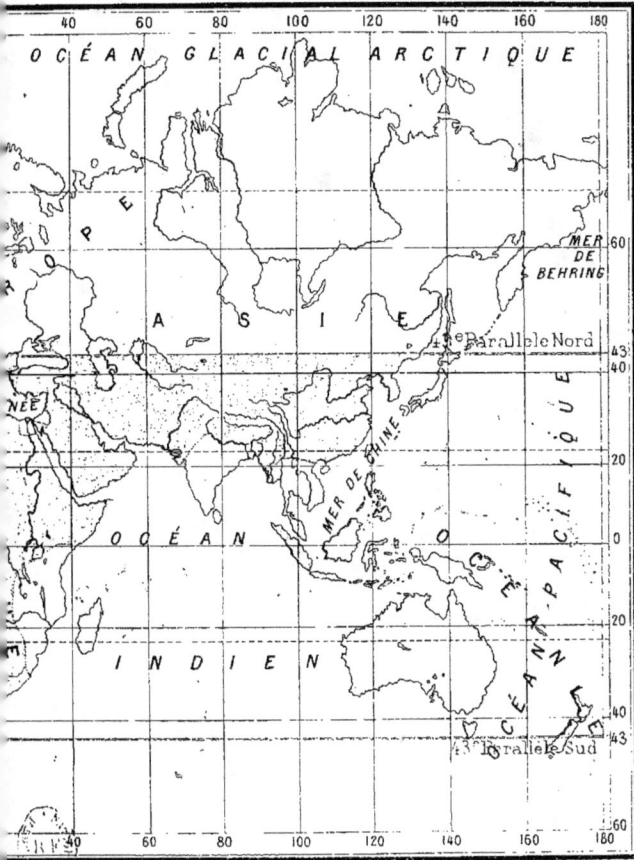

40 60 80 100 120 140 160 180

OCÉAN GLACIAL ARCTIQUE

EUROPE

ASIE

MER DE BEHRING 60

43° Parallèle Nord 43 40

MER DE CHINE

20

OCÉAN PACIFIQUE

0

OCÉAN INDIEN

20

43° Parallèle Sud 43

60

40 60 80 100 120 140 160 180

Imp. Monrocq

JE du **STEGOMYA FASCIATA**
ald, Laveran, etc.

on infectable
1 dessus
ᵐᵉ Parallèle N.

*Régions où le stegomya ne peut
vivre et où des cas de fièvre jaune
ayant été importés, il n'y a
jamais eu d'épidémie consécutive.*

Paris.

on rencontre le stegomya et où par conséquent il sera possible à la fièvre jaune de se développer.

D'après les recherches de Théobald[1] et de quelques autres
auteurs notamment de Laveran[2], on sait à l'heure actuelle
que le stegomya est répandu dans le monde entier. Théobald
a pu en trouver un peu partout : aux Indes, en Malaisie,
aux Célèbes, en Nouvelle-Guinée, au Japon, en Australie
en Afrique, dans les Amériques du Nord, Centrale et du Sud.
En ce qui concerne l'Europe et les régions méditerranéennes,
le stegomya fasciata a été rencontré : dans le sud de l'Italie,
en Espagne, surtout à Gibraltar, au Portugal, à Chypre, en
Crète et en Palestine. Laveran a signalé le même moustique
au Sénégal, à Madagascar, notamment à Diégo-Suarez, en
Cochinchine, au Cambodge. (Voir carte I.)

Mais — fait à retenir — en quelque région que ce soit,
l'habitat du stegomya est nettement déterminé par les deux
parallèles 43 nord et sud; on ne l'a jamais trouvé au delà et
toute la contrée située en dehors de ces parallèles semble
devoir demeurer indemne de fièvre jaune.

La France est-elle comprise — tout au moins en partie —
dans la région indiquée ci-dessus? Le 43e parallèle nord
entre en France dans le sud du département des Basses-
Pyrénées, passe par Argelès, Saint-Girons, Foix et Limoux,
et arrive au littoral à peu près à la hauteur de La Nouvelle.
Le seul port un peu fréquenté qui s'ouvre sur notre côte,
dans ces limites, est celui de Port-Vendres.

Le même parallèle passe en dessous de Marseille, traverse
les îles d'Hyères et rencontre enfin la partie nord de la
Corse.

En résumé la France continentale se trouve presque entiè-

[1] F.-V. THÉOBALD. A monografy of the culicidœ and mosquitoes. 1901-1903.
— Notes on the genus Stegomya and its distribution. The journal of tropical
Medecine, août 1903.
[2] LAVERAN. Société de biologie. 31 janvier 1903.

rement en dessus du 43° parallèle nord ; la partie située en dessous est des plus restreintes et ne renferme aucun grand port où la fièvre jaune puisse être facilement introduite.

Le stegomya fasciata — d'après les recherches les plus récentes, — n'existe pas en France, mais pourrait-il s'y acclimater, s'il y était importé? L'histoire naturelle de ce moustique nous dira si une telle hypothèse est rationnelle.

Le stegomya est excessivement sensible aux variations de température ; pour qu'il soit véritablement actif une chaleur de 28° environ lui est nécessaire; au-dessous de ce chiffre il est dans de mauvaises conditions d'existence. Paresseux en dessous de 15° à 16°, il cesse de s'alimenter et s'engourdit vers 14°.

L'accouplement normal s'effectue entre 25 et 30°, quelquefois entre 20 et 25°; mais dans ce dernier cas la ponte consécutive est rare. Cette ponte se fait dans l'eau et la température optima pour cet acte est de 27 à 28° pendant la nuit et de 29 à 30° pendant le jour ; elle est de plus en plus retardée suivant que la chaleur du lieu est de plus en plus en dessous des points indiqués. L'éclosion des œufs — peut-être encore plus que tous les autres actes de la vie du stegomya — est très influencée par la température ; elle se produit normalement vers 27 ou 28°, subit un retard à un degré plus bas, mais 20° au moins sont nécessaires pour qu'elle aboutisse. Après leur éclosion, les larves évoluent dans les eaux croupissantes des habitations humaines : dépôts d'eau, gouttières, baquets, éviers, etc. Là encore la chaleur a une action prépondérante. Pour arriver au stade parfait dans le délai voulu de neuf jours, il faut à la larve une température nocturne de 26 à 27° et diurne de 28 à 31°. Si, pendant la nuit, le thermomètre descend à 22°, par exemple, quarante à cinquante jours devront s'écouler avant que la larve ait terminé son évolution.

L'insecte arrivé à l'état parfait est toujours sensible aux

écarts de température ; il vivra dans les maisons à l'abri des
brusques variations ; si la chaleur vient à diminuer, il se réfu-
giera dans les cuisines, et les habitations où se trouvent des
boulangeries, des forges, etc., lui offriront son dernier asile.

En général, les auteurs admettent que seule la femelle
pique l'homme ; cependant Théobald prétend que le mâle
l'attaque aussi. De 26 à 35°, le stegomya pique avec avidité ;
de 19 à 25°, son activité est déjà moindre ; de 14 à 18° il ne
cherche plus à se nourrir.

En résumé une température d'environ 28° est nécessaire
au stegogmya pour l'accomplissement normal des actes de sa
vie et notamment de ses fonctions de reproduction. Nous
pouvons donc conclure que l'acclimatement en France de ce
moustique, après importation, est à peu près impossible. En
supposant que les conditions les plus favorables soient réunies
à un moment donné et que quelques échantillons de cet
insecte soient apportés par un navire, ils pourront continuer
à vivre pendant quelques jours, mais leur reproduction ne
saurait avoir lieu.

Si nous comparons maintenant les théories anciennes aux
théories modernes nous voyons qu'elles concordent sans
difficulté.

En effet, si des discussions sans nombre se sont élevées
entre les auteurs anciens, si les uns ont prétendu à la contagiosité de la fièvre jaune, et si les autres ont conclu nettement
à sa non-contagion c'est qu'ils ont observé dans des pays différents. Pour un chercheur non prévenu la fièvre jaune paraissait éminemment contagieuse en Amérique et en Espagne
parce que dans ces deux pays existe le stegomya fasciata, véhicule de l'épidémie. Mais si ce même chercheur venait à
observer en France il s'apercevait rapidement que là le
typhus amaryl n'était nullement contagieux, comme à Saint-
Nazaire par exemple, parce que dans notre pays le stegomya
fasciata n'existe pas et ne saurait s'acclimater.

Lorsque nos prédécesseurs attribuaient le transport de l'épidémie à l'air chargé de miasmes emporté par les navires provenant d'un lieu infecté, ils avaient sensiblement raison. En effet, que prétend la théorie moderne ? Que cet air infecté pris au point de départ est dangereux parce qu'il contient non pas des miasmes, mais des moustiques contaminés ; elle ajoute encore que si les voiliers étaient plus aptes au transport de ces moustiques que les vapeurs modernes, c'est que les insectes rencontraient sur les premiers les conditions nécessaires à leur existence et à leur pullulation, conditions qu'ils ne trouvaient plus sur les seconds.

Donc en étudiant l'évolution du navire lui-même, nous déterminerons les cas dans lesquels il peut transporter la fièvre jaune d'un pays infecté à une contrée indemne. Bien que le typhus amaryl ne puisse plus être considéré comme une maladie contagieuse en France, nous ne devons pas moins rechercher les modes suivant lesquels il se produit à bord des navires afin d'indiquer les méthodes prophylactiques les plus logiques à lui opposer, à la fois pendant le séjour dans les pays infectés et durant les traversées de retour.

LA FIÈVRE JAUNE ET LE NAVIRE. — L'apparition de la fièvre jaune en Espagne coïncida exactement avec les premières tentatives d'expansion coloniale faites par ce pays ; ce furent les navires espagnols qui les premiers s'aventurèrent dans les Indes occidentales : ils en rapportèrent les premiers chargements en Europe et avec eux les premiers germes de la fièvre jaune.

Jusque vers la fin du XVIIIe siècle, c'est la péninsule ibérique qui semble conserver le monopole des épidémies de typhus amaryl et c'est seulement au commencement du XIXe siècle, en 1802, que l'on mentionne la première incursion de cette maladie en France et à l'occasion d'une campagne militaire aux Antilles : l'escadre de l'amiral Villaret-Joyeuse, de retour du Centre-Amérique, rapporte avec elle la fièvre jaune à Brest où, d'ailleurs, la contagion ne s'est pas répandue.

La fièvre jaune est donc certainement une maladie qui se transporte par l'intermédiaire du navire.

Mais, jusque vers 1840, la navigation se faisait exclusivement à la voile : à cette époque parurent, dans la marine marchande, les premiers spécimens de navires à vapeur. Ils n'étaient affectés alors qu'aux seules lignes de l'Amérique du Nord et de la Méditerranée.

Tous ces bâtiments — voiliers ou vapeurs — étaient construits en bois; en 1856, furent lancées les premières coques en fer. On les réserva tout d'abord aux vapeurs, en fort petit nombre à ce moment.

Pour les grandes lignes purement commerciales, c'est-à-dire ne prenant pas de passagers, l'emploi du bois et de la voile a encore continué pendant longtemps et ce n'est qu'à l'ouverture du canal de Suez, en 1869, que commencèrent à apparaître les premiers cargo-boats à vapeur qui, dès l'origine, profitèrent des progrès réalisés et furent tous construits en fer. On peut dire que c'est vers 1870 que le fer s'est à peu près entièrement substitué au bois dans la construction des vapeurs et des voiliers.

L'architecture navale a donc passé par trois périodes consécutives :

1° De l'antiquité jusque vers 1856 environ, tous les navires sont en bois;

2° De 1856 à 1870 les navires à vapeur sont en fer;

3° A partir de 1870 tous les vapeurs et la grande majorité des voiliers sont en fer.

Or, le résultat de ce changement de matériaux de construction a été l'étanchéité de plus en plus parfaite du navire et de sa cale en particulier.

Comme l'écrivait Fonssagrives[1] « L'hygiène du navire
relève directement de sa cale ; on peut dire sans trop d'exagération, que la petite quantité d'eau que la mer laisse sourdre
tous les jours à travers les flancs d'un bâtiment n'expose pas
la vie des marins à de moindres dangers que les tempêtes
contre lesquelles elle les force à lutter. »

La cale d'un navire en bois était constamment remplie
d'un mélange d'eau salée qui avait mérité de la part des
hygiénistes le nom frappant de *marais nautique*. Ce maré-
cage, étendu sous les pieds du marin, impossible à jamais
assécher, était, au dire des médecins de la marine, le grand
fauteur de toutes les affections épidémiques à bord. « Le
marais nautique produit une flore pathologique variée qu'on
retrouve sur tous les bâtiments : les fièvres intermittentes à
types divers, les fièvres continues à quinine, les fièvres lar-
vées et peut-être le typhus amaryl relèvent de cette source
féconde en produits morbides[2] ».

Inconsciemment Fonssagrives groupe en un seul bloc
toutes ces affections et leur attribue une même cause : l'existence du marais nautique. Or, en ces dernières années, il a
été prouvé que ces maladies relèvent effectivement toutes
d'une seule cause : la présence de moustiques, que ce soient
des anophèles ou des stegomya. Nous pouvons donc accepter
hardiment les conclusions posées par Fonssagrives et dire
avec lui que l'eau des cales, l'humidité permanente des
navires, étaient les causes de ces maladies à bord. Mieux
instruits que lui, nous ajouterons qu'elles en étaient les
causes essentielles parce qu'elles permettaient à des géné-
rations successives de moustiques de se cultiver sur les
navires.

Les progrès s'effectuent peu à peu : on commença à

[1] FONSSAGRIVES. *Hygiène navale*, 1re édition. p. 28 et 57.
[2] FONSSAGRIVES. *Loc. cit*, p. 215.

doubler les bâtiments, et cette amélioration, peu appliquée dans la marine marchande, apporta par contre, dans la marine de guerre, les meilleurs résultats. Le doublage recouvre en effet d'un surtout cohérent toute l'étendue de la coque, en forme en quelque sorte un monoxyle et la met dans de bonnes conditions d'imperméabilité. Enfin on fit mieux et on arriva à la construction en fer qui rend les fonds du navire absolument étanches. « On ne voit plus l'eau séjourner dans les profondeurs pendant un temps prolongé ; par suite elle n'a pas le temps de devenir fétide, ni de donner lieu à des émanations désagréables ou malsaines. Si l'on joint à cela l'action constante des pompes marchant à la vapeur ce n'est plus un *marais* qui existe dans les fonds, c'est une *rivière* dont le courant est incessant et par suite dont l'eau se renouvelle à chaque instant.[1] ».

Résumons et disons avec Fonssagrives[2] : « La substitution du fer au bois, pour la construction des coques, a réalisé au point de vue des eaux de cales un bénéfice réel, et tout steamer en tôle peut maintenant — quand il le veut — avoir une cale très propre et exempte de toute fétidité appréciable. »

Nous ajouterons que s'il se trouve encore de l'eau dans la cale d'un navire à vapeur, celle-ci ne saurait être nuisible ; en effet les graisses et les huiles provenant de la machine s'écoulent en général dans la cale et viennent surnager à la surface des eaux ; elles empêchent par conséquent toute culture de moustiques.

Mais il n'existait pas, à bord des navires anciens, que cette seule cause d'humidité, que cette seule possibilité d'élevage de moustiques. Il importe d'étudier comment on y conservait la provision d'eau potable, provision souvent

[1] FOUCAULT. La navigation transatlantique de nos jours. *Archives de Médecine navale*, novembre 1868
[2] FONSSAGRIVES. *Loc. cit.*, p. 338.

énorme puisque les traversées étaient fort longues et qu'on ne faisait pas encore usage de l'eau distillée.

L'eau se conservait autrefois[1], à bord des navires, dans des barriques en bois, dont les unes étaient placées sur le pont, tandis que les autres, formant la réserve, étaient emmagasinées dans la cale : ces récipients prenaient le nom de tonneaux, barriques ou barils de galère. Ils étaient remplis d'eau de rivière que les voiliers allaient chercher, à proximité de leurs mouillages, dans des embarcations. Malgré toutes les précautions — soufrage des tonneaux, etc., — cette eau ne tardait pas à prendre un goût mauvais. Il était passé en dicton dans la marine qu'il fallait qu'une eau ait pourri trois fois avant de devenir propre à la consommation, c'est-à-dire qu'elle ait subi les multiplications successives de diverses espèces de germes détruisant toute la matière susceptible de servir d'aliment aux microbes.

Cette cause d'insalubrité n'avait pas échappé aux observateurs anciens puisque nous la trouvons signalée en ces termes[2] : « La conservation d'une grande quantité d'eau douce, dans des appareils imparfaitement clos, est une des causes d'insalubrité à bord des navires. »

Ces récipients d'eau placés un peu partout — cuisines, boulangeries, charniers, etc., — constituaient un puissant moyen d'élevage de moustiques et les médecins de la marine d'alors, sans pouvoir préciser la nature du danger, ne pouvaient manquer de l'indiquer.

On chercha à remédier à cet état de choses[3] et, en 1817, sur l'*Uranie*, furent placées les premières caisses à eau en

[1] Aug. LEFÈVRE. Étude sur les moyens d'approvisionnement, de conservation et de distribution de l'eau d'alimentation à bord des navires. *Thèse de Paris*. 1869.

[2] ROUILLARD. Dissertation physique et médicale sur l'humidité en général et en particulier à bord des vaisseaux dans les régions tropicales. *Thèse de Montpellier*. 1807.

[3] NIELLY. Hygiène navale : son histoire, ses progrès, *Archives de Médecine navale*, 1896, p. 420.

tôle destinées à recevoir l'eau d'alimentation ; l'idée était venue d'Angleterre où, depuis deux ans, on commençait à l'appliquer. La mesure devint réglementaire, pour la marine de guerre française, le 13 février 1825. Peu à peu toutes les unités de l'État furent dotées de ces nouvelles installations ; mais l'usage des récipients en bois, par une routine opiniâtre, se perpétua dans une partie de la marine marchande. Lorsque les navires furent construits en fer des caisses à eau métalliques furent placées partout. Cependant quelques voiliers ont encore, à l'heure actuelle, recours aux antiques barils.

Le mode de conservation de l'eau n'a pas été seul à subir des modifications : les moyens employés pour l'approvisionnement et la distribution ont été améliorés. Autrefois on recueillait l'eau provenant des pays visités soit sur le bord des rivières, soit même dans des lagunes situées à proximité du littoral. Il est hors de doute qu'en agissant de la sorte on transportait à bord de nombreuses larves de moustiques divers, larves qui évoluaient ensuite dans les barriques. Aujourd'hui l'eau est souvent distillée à bord et, en tout cas, si elle est prise à terre, elle arrive la plupart du temps à quai par des canalisations urbaines d'où elle est emmagasinée directement.

Autrefois enfin l'eau était répartie entre les divers locaux du navire dans des récipients où la culture du moustique pouvait s'effectuer; aujourd'hui l'eau pompée par la machine est élevée dans une caisse située dans les parties hautes du navire. De nombreux tuyautages la conduisent ensuite jusqu'aux compartiments les plus éloignés, où chacun peut la puiser directement aux robinets.

Les modes de conservation, d'approvisionnement et de distribution de l'eau potable à bord des navires ont donc subi des modifications telles que, entre autres dangers, celui résultant de l'élevage possible de moustiques dans les anciens récipients a considérablement diminué.

Les moustiques existant autrefois à bord des navires en étaient difficilement chassés ; en effet la ventilation et l'aération étaient des plus rudimentaires sur ces bâtiments. Les hublots et les sabords, premiers modes de ventilation, étaient distribués avec la plus grande parcimonie, tant les ingénieurs craignaient, en les perçant, de diminuer la résistance des coques en bois. Mais, avec les constructions en fer, on songea bientôt à faire respirer le navire; bien des systèmes ont été successivement proposés, et peu à peu on arriva à résoudre le problème tout au moins en grande partie.

Et cette absence de ventilation jouait un grand rôle dans la fièvre jaune à bord des navires. Ainsi[1], dans une épidémie à bord de l'*Herminie* en 1837, on nota ceci : les matelots de pont et des batteries — endroits les mieux ventilés — donnèrent 28 p. 100 de malades, les caliers en fournirent 54,59 p. 100, les cambusiers 62,50 p. 100, les cuisiniers et les boulangers 66,66 p. 100. Le fait d'être séquestré dans l'intérieur du navire, sans aération, avait donc une action capitale non seulement parce que le moustique y vivait à l'abri des variations de température, mais encore parce qu'il était impossible de l'en chasser.

Aujourd'hui tout est changé : l'air et la lumière pénètrent dans le navire; des sabords, des hublots, des manches à air, des appareils de ventilation leur en permettent l'accès. Ce n'est pas le seul souci de l'hygiène qui a dicté ce progrès, mais bien plutôt la nécessité urgente de ventiler de gros chargements susceptibles de se détériorer.

Les dispositions des divers locaux du navire ont été aussi modifiées : les cuisines, les boulangeries sont maintenant situées sur le pont; il en est de même de la plupart des postes d'habitation, surtout à bord des bâtiments fréquentant

---

[1] Maher. Relation médicale de deux épidémies de fièvre jaune à bord de la frégate *Herminie* (1837-1838), à la Havane et à la Vera-Cruz (1839).

les régions tropicales. Tous les salons, une grande partie des cabines prennent air et lumière par de véritables fenêtres s'ouvrant sur le large, et que nul mauvais temps ne peut obliger à clore ; si les moustiques ont pu s'introduire à bord durant les escales, ils en sont vite chassés après le départ.

La durée des traversées effectuées par les anciens voiliers constituait encore un facteur important en matière de transport de la fièvre jaune. « Si le projet des bateaux à vapeur transatlantiques se réalise, les traversées des Antilles seront trop courtes, trop rapides pour que l'importation de la fièvre jaune dans nos climats ne trouve pas les plus grandes facilités. » Telle était la crainte formulée par un auteur et généralement admise, lorsque les lignes de paquebots à vapeur ont été inaugurées : or, fait inattendu, c'est exactement le contraire qui s'est produit. Plus les traversées ont été rapides, moins la fièvre jaune a fait de ravages à bord des navires et, là encore, la théorie de la propagation par le moustique nous fournit une explication rationnelle.

Un ancien voilier mettait de quarante à cinquante jours pour se rendre de la Havane jusque dans un port français de l'Atlantique. Supposons qu'un malade en incubation de fièvre jaune ainsi que des stegomya soient à bord au moment du départ : ces premiers moustiques s'infecteront et ponderont ; environ douze jours après le premier, de nouveaux cas se produiront sur le navire et, en même temps, les œufs pondus auront passé par toutes les phases d'évolution et de nouveaux insectes, à l'état parfait, seront là, nombreux, prêts à se contaminer, de telle sorte que, loin de s'éteindre, le danger se sera au contraire multiplié.

Maintenant il n'en est plus de même ; il faut environ quinze jours à un vapeur pour effectuer ce parcours ; nous pourrons bien observer le cas initial, ou encore, à la grande rigueur, assister à l'évolution des seconds cas au moment de l'arrivée en France, mais si les insectes ont pu pondre, leurs

œufs n'auront pas eu le temps nécessaire pour parvenir à
l'état parfait. L'évolution complète demande en effet une
douzaine de jours dans les climats chauds et beaucoup plus
longtemps quand la température s'abaisse, ainsi qu'il arrive
à bord des navires revenant dans notre pays.

Par conséquent plus les traversées seront rapides et plus
l'Europe, dans sa partie nord, sera mise à l'abri des épidémies de fièvre jaune.

Nous venons de montrer que les moustiques pouvaient
persister à bord des anciens navires et qu'ils avaient le
temps de s'y reproduire. Si le fait est exact, la présence de
ces hôtes incommodes n'a pu rester inaperçue des auteurs qui
ont traité de l'hygiène navale.

Fonssagrives, dans la première édition de son Traité,
signale leur apparition; il y porte cependant peu d'attention,
faisant seulement remarquer qu'il n'en parlerait pas si le
moustique n'était pas un insecte importun, surtout pendant
le sommeil. Mais dans la seconde édition [1], le sujet lui paraît
d'une importance plus grande et il lui consacre les lignes
suivantes :

« Dans cette gent ailée qui, dans les pays chauds, s'abat
sur les navires, il faut mettre en tête les plus incommodes,
les cousins ou moustiques — diptères de la tribu des culi-
cides — dont les maringouins et les mosquitos de l'Amérique
méridionale... Les caisses à eau, principalement lorsqu'on a
renouvelé son approvisionnement à terre, sont la résidence
de prédilection des moustiques; les femelles y pondent des
œufs innombrables, formant par leur agglomération des
petits corps flottant à la surface de l'eau; les œufs éclosent
au bout de deux à trois jours, les larves aquatiques se trans-
forment en nymphes quinze jours après et, au bout de la
troisième semaine, l'insecte parfait apparaît... Le navire

---

[1] FONSSAGRIVES. Loc. cit., 2e édition, p. 319.

n'est pas seulement infesté par les moustiques ; il leur sert aussi de moyen de transport. C'est ainsi qu'il y a peu de temps les journaux anglais signalaient l'invasion de Wolwich par des myriades de moustiques qui avaient été apportés par un navire venant des Bermudes. Plût au ciel que les navires ne transportassent jamais que des moustiques ! »

Il semble que Fonssagrives, par cette dernière phrase, veut s'excuser d'avoir parlé aussi longuement d'un sujet qui lui semblait futile ; et cependant presque malgré lui, en observateur consciencieux, il avait noté les faits avec un grand soin, suivant l'éclosion des insectes dans toutes ses phases ; seul son pronostic fut moins sûr que son observation.

Nous pouvons donc affirmer qu'il existait autrefois, et en grande quantité, des moustiques à bord des navires et les premiers échantillons emportés avaient tout le temps nécessaire pour proliférer durant les longues traversées des voiliers.

En est-il de même sur les navires modernes? On ne possède encore guère de documents sur la question. Le Dr Grubbs [1] a fait une enquête sur ce sujet à la station sanitaire de la Nouvelle-Orléans du 1er juin au 1er novembre 1903. Il a examiné sous ce rapport 82 bâtiments dont 78 à voiles et 4 à vapeur, tous arrivant de pays où le stegomya fasciata existe abondamment et ayant effectué une traversée de vingt à vingt-cinq jours. Ces recherches ont porté sur des navires modernes et dans un pays où la température, durant le voyage, est des plus favorables à la conservation et à la reproduction des insectes incriminés. Voici les résultats signalés par le Dr Grubbs :

65 navires n'ayant eu aucun moustique à aucun moment du voyage ;

5 navires ayant eu des moustiques seulement au moment du départ ;

---

[1] S.-B. GRUBBS. Yellow fever Institute. *Bulletin* n° 11, 1903.

9 navires à bord desquels des culex ont apparu en cours de route;

3 navires arrivant avec des stegomya fasciata à leur bord. Ces trois navires étaient tous des voiliers.

Par conséquent, parmi les voiliers modernes et en réunissantes meilleures conditions de température, 3,5 p. 100 seulement des bâtiments examinés avaient des stegomya. Il n'en fut trouvé aucun à bord des vapeurs.

Le Dr Gudden[1] conclut également que les moustiques disparaissent rapidement à bord des vapeurs en marche.

Dupuy[2], effectuant des recherches sur des vapeurs qui faisaient le service entre l'Amérique du Sud et Marseille, a montré que les moustiques étaient rares à bord des navires modernes ; quelques échantillons persistent jusqu'à l'entrée de la Méditerranée, mais c'est là un fait exceptionnel et, en tous cas, leur prolifération est devenue impossible.

L'un d'entre nous s'était occupé de la même question autrefois à Madagascar, au point de vue du paludisme, et il avait pu constater la rapide disparition des moustiques après le départ du navire sur lequel il était embarqué.

Un médecin sanitaire maritime, le Dr Bizard, a tenté l'an dernier de rapporter d'Amérique en France des stegomya fasciata vivants. A partir du golfe de Gascogne ces moustiques étaient engourdis et cette apathie a toujours été en croissant au fur et à mesure que le navire remontait dans le nord. Cependant le voyage s'effectuait par beau temps et dans la saison la plus chaude de l'année, du 5 juin au 27 août.

Il résulte de tous ces faits que, sur les vapeurs modernes, les moustiques sont rares, et, qu'en tous cas, ils disparaissent rapidement après le départ sans avoir jamais la possibilité de

[1] Gudden. Marine-Oberstabarzt. Gelbfiebermücken an Bord. — Archiv für Schiffs und Tropen Hygiene, n° 7. 1905.

[2] Dupuy. Moustiques et navires. Revue d'hygiène et de police sanitaire, mars 1904.

se reproduire entre l'Amérique et l'Europe ; parfois ils peuvent persister dans certaines parties du navire — cuisines, boulangeries, cabines situées à proximité des machines ; — la connaissance de ces cas particuliers permet d'aboutir si l'on veut à la destruction de ces insectes.

L'histoire de la fièvre jaune nous a montré que cette affection a presque complètement disparu de notre continent depuis 1870. L'enquête sur les progrès de l'hygiène navale nous indique que depuis cette même époque les améliorations apportées à bord des navires ont rendu sinon impossibles, tout au moins difficiles, la conservation et surtout la multiplication des moustiques sur les bâtiments modernes.

Toutes les améliorations hygiéniques, sans avoir été réalisées dans ce but, ont concouru, à des titres divers à la disparition de ces dangereux insectes. Mieux avertis maintenant, nous n'aurons aucune difficulté insurmontable pour éliminer de nos navires les rares échantillons de stegomya qui pourraient s'y égarer et pour supprimer les dernières chances de propagation de la fièvre jaune dans notre pays.

Le navire étant le lien qui unit les pays contaminés aux régions indemnes, il convient d'étudier comment la fièvre jaune se comporte à bord, pendant la traversée, et surtout de comparer son évolution sur les anciens voiliers avec celle qu'elle affecte sur les vapeurs modernes. (Voir tableau 1.)

Observ. 1. — Voilier *Hariett* parti de La Havane le 11 juin 1862. Quatre jours après le départ un cas de fièvre jaune se déclare à bord ; c'est, sans aucun doute, un cas contracté à terre pendant l'escale. Dix-neuf jours après le premier cas, il s'en produit 4 autres, en pleine mer. Douze jours après ces seconds cas il s'en manifeste encore 2 nouveaux.

Nous savons aujourd'hui que la fièvre jaune n'est pas contagieuse d'homme à homme, qu'elle ne se transmet pas par les vomissements, ni par les effets, qu'en un mot, seul

le stegomya fasciata peut la transporter d'un individu à
l'autre ; aussi ne sommes-nous pas étonnés de voir le premier cas demeurer unique dans l'observation I ou plutôt
nous attendons qu'une vingtaine de jours se soient écoulés
pour être pleinement rassurés. En effet le voilier a pu empor-
ter avec lui les moustiques nécessaires capables de s'être
infectés sur le premier malade ; l'hypothèse est si plausible que
sur l'*Hariett*, au bout de dix-neuf jours, il se produit quatre
nouveaux cas en pleine mer et qui, ceux-là, ont été certainement contractés à bord par l'intermédiaire de moustiques
contaminés sur le malade initial. Puis, douze jours après, nouvelle série de malades due elle aussi à un second groupe de
moustiques infectés. En résumé ce voilier a eu, pendant sa
traversée, trois séries de cas, séries qui paraissent indépen-
dantes au premier abord et que nous rattachons étroitement
aujourd'hui les unes aux autres, puisque nous savons qu'elles
ont été reliées entre elles par le moustique propagateur. Elles
n'ont été espacées de la sorte que parce qu'il fallait laisser
au microbe le temps indispensable pour évoluer dans le corps
du stegomya.

Passons à l'observation de la *Caravane* :

OBSERV. II. — La frégate la *Caravane* quitte La Havane le 18 mars 1856
ayant à son bord 240 personnes. Le lendemain du départ 5 cas de
fièvre jaune éclatent à bord ; puis, dix jours après, s'ouvre une
série de 45 cas, qui se termine le 7 juin ; enfin treize jours plus tard
commence une nouvelle invasion composée de 4 cas, dont 3 se sont
déclarés alors que le navire était déjà ancré dans la rade de Brest.

Ici encore la frégate a embarqué à la fois des malades en
incubation et des moustiques infectés. Ces derniers, enfermés
dans une batterie ont piqué et contaminé tous les hommes
habitant le même logement. Sur ces hommes de nouveaux
moustiques se sont contagionnés et ont causé, treize jours
plus tard, les dernières atteintes.

Nous arrivons maintenant à l'ère des vapeurs. Au début,

PERSISTANCE DES STEGOMYA

DANS LES LOCAUX A TEMPÉRATURE ÉLEVÉE

" VILLE DE PARIS "

20 mai 1881. Départ de Fort-de-France.

21
22
23
24
25
26
27
28
29
30
31
1er juin
2
3
4
5
6

Arrivée à Saint-Nazaire.

4 de ces malades appartiennent à la machine.

" LA NAVARRE "

12 octobre 1899. Départ de Vera-Cruz.

13
14
15
16
17
18
19
20
21
22
23
24
25
26
27
28
29

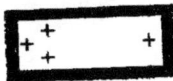

Arrivée à Saint-Nazaire.

3 personnes de la machine et le garçon au service des mécaniciens.

TABLEAU II. — Persistance des stégomya dans les locaux à température élevée.

ainsi que nous l'avons dit, leur mise en service était très redoutée. Ils allaient diminuer des deux tiers la durée de la traversée des Antilles en France ; on craignait donc qu'ils ne devinssent la cause de contaminations rapides et fréquentes de notre pays par la fièvre jaune.

C'est cependant le contraire qui se produisit et le tableau I en fournit la démonstration frappante. En effet, que se passa-t-il sur *La Plata* ou sur la *Ville de Paris ?* Exactement la même chose que sur l'*Hariett* et sur la *Caravane* : une ou plusieurs personnes, embarquées pendant la période d'incubation, sont atteintes quelques jours après le départ. Mais les deux vapeurs, au lieu de séjourner sous les tropiques comme les voiliers, se hâtent rapidement dans leur marche vers le nord-est ; ils avaient peut-être des moustiques à bord, mais ceux-ci n'ont pas eu le temps de manifester leur présence ; le froid les a annihilés et réduits à l'impuissance avant qu'ils aient pu devenir dangereux.

Il ne faudrait pas croire cependant, que les vapeurs ne sauraient en quelques cas — très rares d'ailleurs — servir de véhicules à des moustiques : les faits de la *Ville de Paris* (1881) et de la *Navarre* (1899) nous indiquent dans quelles conditions et en quels endroits ces moustiques peuvent être conservés à bord, dans la machine ou dans ses annexes.

Sur le tableau II nous constatons que la *Ville de Paris*, partie de Fort-de-France le 20 mai 1881, eut cinq malades atteints de fièvre jaune douze jours après son départ de l'escale contaminée. Il n'est pas impossible d'admettre que l'incubation puisse être de semblable durée, mais il paraît difficile de croire qu'elle ait été aussi prolongée chez cinq personnes à la fois. Nous trouvons plus logique de dire que des moustiques infectés ont pu survivre et surtout demeurer actifs dans un local surchauffé tel que la machine ou les logements qui lui sont annexés. Sur les cinq personnes atteintes, quatre appartenaient au service des machines et le cinquième fut un enfant qui a fort bien pu se glisser dans la cabine d'un mécanicien à un moment donné.

Sur la *Navarre*, en 1899, les faits ont été identiques : quatre cas se sont produits huit jours après le départ, dans le personnel de la machine, et sur des hommes qui n'étaient pas descendus à terre.

Si nous avons pu établir par les exemples cités plus haut, une différence absolue entre les voiliers et les vapeurs au point de vue de la persistance de la fièvre jaune pendant la traversée, nous trouvons cependant un point où toute différence s'efface entre les uns et les autres : c'est la cessation des accidents au moment de l'arrivée sur les côtes de France, c'est-à-dire la disparition du moustique dès que le navire approche de notre pays. C'est là, en ce qui concerne la police sanitaire maritime, une constatation des plus rassurantes.

CONCLUSIONS. — Les récentes acquisitions scientifiques nous permettent de déterminer exactement dans quelle mesure doit s'exercer désormais notre police sanitaire maritime en matière de fièvre jaune; ces points principaux peuvent se formuler ainsi :

I. *Le stegomya fasciata n'existant pas en France, la fièvre jaune ne saurait s'y propager par la voie terrestre, en admettant qu'une région du sud de l'Europe soit infectée.*

II. *Le stegomya fasciata ne pouvant s'acclimater en France, nous n'avons pas à redouter le transport par navires d'échantillons non infectés de cet insecte.*

III. *Le stegomya fasciata infecté peut arriver jusqu'en France — à certaines époques de l'année — à bord de navires provenant de pays lointains contaminés. Comme il a toujours manifesté sa présence à bord de ces navires pendant le cours de la traversée et qu'il s'est infecté sur des malades durant le voyage, il nous suffira de détruire le stegomya dans les divers locaux du navire au moment de l'arrivée. Quant aux malades eux-mêmes, ils ne sauraient être soumis, au moment du débarquement en France à aucune mesure restrictive.*

IV. Le rôle des effets, de la plupart des marchandises et des hommes étant reconnu sensiblement de nulle valeur dans le transport de la fièvre jaune, il est inutile de prendre à leur égard dans l'immense majorité des cas aucune mesure spéciale, même à bord des navires ayant eu des cas de fièvre jaune pendant la traversée ou en présentant encore au moment de l'arrivée [1].

V. Les seules mesures prophylactiques que nos règlements devront édicter viseront la protection des équipages français et des passagers pendant le séjour dans les escales infectées ou durant le voyage de retour depuis le départ de ces escales jusqu'à l'arrivée sur les côtes de France.

VI. Un règlement spécial devra être adopté pour les colonies françaises dont la situation, au point de vue de la fièvre jaune, diffère complètement de celle de la Métropole.

[1] Il n'est pas impossible que, dans des cas exceptionnels, des stegomya puissent se cacher dans certaines marchandises (feuillages, bois humides, fruits, sucre, etc.)

CHAPITRE II

LE CHOLÉRA ET SON MODE DE PROPAGATION

Les grandes incursions du choléra indien. — Théories anciennes sur la propagation du choléra. — Théories modernes sur la propagation du choléra. — Conclusions.

LES GRANDES INCURSIONS DU CHOLÉRA INDIEN. — La première grande incursion du choléra indien débuta en 1817 ; au mois d'août de cette année, le choléra fit son apparition à Jessore, ville populeuse située sur le Delta du Gange, à 150 kilomètres environ au nord-est de Calcutta, où l'épidémie parvint bientôt. Puis, en 1818, 1820 et 1821, le choléra se répandit dans toute la presqu'île indienne sur la côte de Coromandel et sur celle de Malabar, et enfin exerça d'énormes ravages à Bombay.

En même temps l'épidémie se propageait du côté de Ceylan, de Singapoure et du Siam (1818 et 1819), atteignait Bornéo, Canton et Shanghaï en 1820 et arrivait, en 1821, aux Philippines, aux Célèbes et aux Moluques.

Nous avons laissé le choléra à Bombay en 1821, pour le suivre dans sa marche progressive à l'est des Indes, mais nous allons le voir s'étendre aussi vite à l'ouest des Indes, c'est-à-dire dans la direction de l'Europe.

En 1821, l'épidémie traverse le golfe de Guzerate, surgit à l'entrée du golfe Persique dont le littoral intérieur est bientôt complètement infecté. En juin 1821, le choléra est à la fois à Bender-Bouchir et à Bassorah ; de la première de ces villes il remonte jusqu'à Chiraz et Ispahan, de la seconde il gagne Bagdad. Survient l'hiver et l'épidémie s'assoupit ; mais au printemps de 1822 elle se réveille et le choléra se dirige alors vers le centre de la Perse qu'il envahit peu à peu ; en 1823, il renaît en divers endroits au nord de la Perse, il remonte les rivières de la Koura et de l'Araxe, s'étend sur les bords de la mer Caspienne qu'il traverse enfin pour contaminer Astrakan.

L'épidémie n'alla pas plus loin dans la direction de l'Europe qui fut, pour cette fois, préservée ; il avait fallu au choléra dix ans pour aller de Calcutta à Astrakan.

La marche de l'épidémie cholérique, de 1828 à 1836, est plus compliquée que ne le fut la précédente. Vers la fin de l'année 1828, le choléra éclate à Orenbourg, ville située sur la frontière de la Russie d'Europe et marché important en relations constantes avec les régions de la haute Asie. La rigueur du froid assoupit la maladie à Orenbourg pendant l'hiver ; au mois d'août de l'année suivante — 1829, — le choléra renaît et se répand peu à peu dans les districts avoisinants.

Cette apparition du choléra sur la frontière de la Russie doit être rattachée à l'épidémie précédente de 1817-1823 ; en effet, le choléra, qui régnait en Chine en 1823, avait pénétré dans l'intérieur de l'Asie, qu'il avait traversée, sans qu'on en fût informé, pendant les années 1824, 1825, 1826 et 1827, pour se retrouver à nouveau aux portes de l'Europe.

Pendant le même temps, une autre éclosion épidémique avait pris naissance aux Indes, en 1827 ; elle avait cheminé dans l'Afghanistan, en 1828 elle était en Perse, en 1829 elle avait franchi l'Araxe, était entrée en Géorgie et s'était propagée dans le Caucase jusqu'à Tiflis. L'épidémie avait traversé — comme la précédente — la mer Caspienne pour venir infecter Astrakan en 1830. Le choléra continua sa course durant les années suivantes. Un premier courant l'emporta du Caucase à Constantinople où nous le trouvons en juin 1831. Un second courant fit parcourir à l'épidémie une route plus compliquée et dont voici les principales escales : Saint-

Pétersbourg (juillet 1831), Finlande (septembre 1831), Berlin,
Francfort, le Sunderland en Angleterre (novembre 1831),
Édimbourg et Londres (janvier et février 1832), Calais et la
France (mars 1832), Québec au Canada (juin 1832), Montréal,
New-York et toute l'Amérique du Nord ; Lisbonne (jan-
vier 1833), l'Espagne, Marseille (décembre 1834), Oran,
Alger, Constantine (juillet 1835), Italie (1836 et 1837),
Tyrol, Bavière, Illyrie, Bohème, Galicie et Russie du Sud
(1836 et 1837).

Entre temps — en 1831 — les pèlerins indiens avaient
importé le choléra à La Mecque pendant le pèlerinage musulman, et l'épidémie avait atteint l'Égypte et la Tunisie.

En résumé, le choléra de 1828-1837 s'était précipité sur
l'Europe par trois voies distinctes : par la Chine, par l'Afghanistan et la Perse, et par La Mecque et l'Égypte. En trois
ans il avait franchi, par voie de terre, la distance qui sépare
les Indes de la mer Caspienne et, en deux ans, il était venu
des bords de cette même mer Caspienne jusqu'en France.

Une nouvelle recrudescence du choléra eut lieu à Calcutta
en 1844, et l'épidémie, durant les années 1842 et 1843, se
répandit dans les Indes ; en même temps elle se propagea
— à l'est — jusqu'aux Philippines et en Chine. Au nord-
ouest, la même extension avait lieu dans la direction de
l'Afghanistan qui était infecté en 1844 et à sa suite le Turkestan. De ces deux pays, le choléra gagna le nord de la Perse
qu'il traversa en 1846 pour atteindre Bagdad en novembre.
L'épidémie se dirigea en même temps vers la mer Caspienne
atteinte au printemps de 1857 ; elle contourna cette mer, se
dirigea d'un côté vers Tiflis, le Caucase et la mer Noire, et de
l'autre vers Astrakan et le Volga.

Dès le mois d'octobre 1847, le premier courant avait infecté
Constantinople ; le second courant arriva en juin 1848 à
Saint-Pétersbourg, en juillet à Berlin, puis à Hambourg et
en Angleterre et de là s'étendit jusque dans l'Amérique du

Nord ; la contamination du nord de la France eut lieu en automne 1848 et c'est en mars 1849 que Paris fut touché.

En même temps le choléra — provenant des Indes — avait été importé à La Mecque en 1848, s'était propagé en Égypte et de là, en 1849, avait gagné Marseille et le sud de la France.

De 1850 à 1851, le choléra persista dans le centre de l'Europe sans exercer de grands ravages ; mais au commencement de 1851 il se manifesta violemment en Silésie, sévit en Pologne et en Prusse en 1852, puis apparut en Danemark, Suède, Norvège, Angleterre et le nord de la France en 1853 ; en février 1854, il fut signalé à Paris, rayonna dans tout le pays et accompagna nos troupes en Turquie et en Crimée. La navigation le transporta non seulement dans l'Amérique du Nord, mais aussi dans l'Amérique du Sud qui subit le choléra pour la première fois (1854).

En résumé, l'épidémie de 1841-1854 est venue en Europe par deux voies : par l'Afghanistan, la Perse et la Caspienne ; par La Mecque, l'Égypte et la Méditerranée. En quatre ans elle parvint des Indes aux rivages de la Caspienne et deux ans plus tard elle arrivait jusqu'en France.

En mars 1865, le choléra éclata de nouveau à La Mecque parmi les pèlerins musulmans, et, dès le mois de mai, il fut transporté à Suez, d'où il se répandit dans toute l'Égypte. A Alexandrie (juin), la population affolée s'enfuit en tous sens, prenant passage sur les navires en partance pour les divers points du bassin de la Méditerranée. Le choléra apparut aussitôt dans les différents ports où abordèrent ces navires, et, de là, se répandit — par la voie de terre — dans l'intérieur de l'Europe. Partie d'Alexandrie, l'épidémie s'étala rapidement en forme d'éventail sur tous les pays du sud de l'Europe ; elle fut en juillet à Marseille et en septembre à Paris.

La Russie avait été envahie, en 1865, par la voie d'Odessa ; de cette année, jusque vers 1872, elle fut ravagée par l'épidémie dans ses diverses provinces. En 1871, deux courants s'élancent de Russie : le premier, se dirigeant vers le sud, atteint Constantinople ; le second, montant vers la Baltique, traverse le nord de l'Allemagne en 1872, arrive en août 1873 au Havre, en septembre à Paris et c'est là que l'épidémie prend fin. Entre temps, en 1870, la côte orientale d'Afrique avait été infectée.

En résumé, le choléra de 1865 a cheminé des Indes en Europe par une seule voie, celle de La Mecque et de l'Égypte.

En 1880, le choléra fut à nouveau transporté des Indes à la Mecque, dans le Hedjaz puis dans tout le Yémen. Pendant deux pèlerinages consécutifs, les hadjis promenèrent la contagion d'une province à l'autre de l'Arabie et enfin, au mois de juin 1883, le choléra atteignit l'Égypte par Damiette.

Comme en 1865 il se répandit sur plusieurs points de la Méditerranée : en avril 1884, il fit son apparition à Smyrne. en juin à Marseille et à Toulon, et en novembre à Paris. En même temps, il s'étendit en Espagne et en Italie. Durant l'année 1885, il reparut en Espagne.

Somme toute, le choléra de 1880-1885 a suivi une marche d'approche des Indes en Égypte exactement semblable à celle de 1865 ; mais ses ravages ultérieurs en Europe ont été plus limités, puisque seules, la France, l'Italie et l'Espagne furent atteintes dans le bassin de la Méditerranée.

En 1889, le choléra était importé directement des Indes à Bassorah, dans le fond du golfe Persique ; il remonta le Chat-el-Arab et infecta toute la Mésopotamie jusqu'à Mossoul. Durant les années 1890 et 1891, l'épidémie se répandit d'un côté en Syrie et de l'autre en Perse ; dès le printemps de 1892, nous trouvons le choléra sur les bords de la mer Caspienne. De là, par les deux voies, déjà parcourues en 1830 et 1848, l'épidémie gagna Tiflis et le Caucase,

Astrakan et le Volga. Puis l'Europe fut atteinte presque entièrement dans l'année 1892.

La caractéristique de cette invasion cholérique fut particulière : dans les épidémies de 1832 et 1848, le choléra avait mis deux ans pour parcourir la route Astrakan-Paris ; durant celle-ci, quelques mois lui suffirent pour effectuer le même trajet.

Nous arrivons maintenant à la plus récente manifestation du choléra. Vers la fin de l'année 1899 et au commencement de 1900, le choléra a repris aux Indes — sa patrie d'origine — une intensité nouvelle. Au milieu de 1900, le choléra existait à l'état épidémique à la fois à Bombay et à Calcutta. Il se dirigea ensuite vers le sud de la péninsule et, d'octobre 1900 à juillet 1904, une terrible épidémie ravagea la présidence de Madras, des bords du golfe du Bengale à ceux de l'océan Indien.

Une semblable manifestation cholérique devait avoir un retentissement immédiat sur les pays voisins, tant à l'est qu'à l'ouest des Indes, sur la route de Chine et sur celle de l'Europe. Nous sommes maintenant dans de meilleures conditions que jadis pour étudier la marche du choléra : les documents arrivent plus rapides, plus nombreux, plus précis et plus complets. Le choléra n'étant pas sorti depuis longtemps de son foyer originaire et le monde entier se trouvant, en 1899, indemne de toute atteinte de ce genre, on ne risque pas, dans une enquête, de rencontrer des rameaux d'une épidémie antécédente venant se placer au travers de l'itinéraire nouveau et rendre fort difficile sinon impossible la tâche de l'historien qui veut suivre le choléra pas à pas dans sa marche envahissante.

Des Indes anglaises le choléra passe aux Indes néerlandaises où il débute en juin 1901 pour ne prendre fin qu'à la même époque en 1903. Singapoure est contaminé de novembre 1901 à juillet 1902 ; puis, vers le milieu de l'an-

née 1902, on signale l'arrivée du choléra en Birmanie, aux
îles Philippines, en Chine, à Formose, au Japon et en
Cochinchine. Quelques mois plus tard, la Mandchourie, le
gouvernement de l'Amour et la Corée deviennent le théâtre
d'épidémies meurtrières. Le choléra ne s'arrête, dans sa
course vers le nord, que parvenu aux confins du monde
habité. (Voir carte II.)

L'épidémie ne s'est pas propagée seulement à l'est, dans
la direction de la Chine; elle a pris aussi, quoique plus
tardivement, la direction de l'ouest, s'avançant vers l'Europe,
avec plus de lenteur peut-être, mais d'une façon toute aussi
sûre.

Trois routes étaient ouvertes, qui lui étaient également
familières : la route terrestre à travers l'Afghanistan, la voie
maritime du golfe Persique et enfin la voie — encore maritime — de la mer Rouge.

Lequel de ces chemins le choléra allait-il suivre ?

Dès le début de l'épidémie actuelle, à la fin de 1899, le
choléra fait une première tentative dans la direction du
golfe Persique ; il gagne Kuratchee, Mascate, Bender-Abbas.
Bender-Bouchir et enfin Bassorah, où il arrive en octobre,
sans pouvoir s'étendre au delà.

L'année suivante — 1900 — nouvelle incursion du côté
de l'Afghanistan, incursion sans résultat comme la précédente.
Le choléra s'éteint rapidement à Bombay — octobre 1900. —
Tout danger de ces deux côtés semblait conjuré.

Mais l'épidémie continuait, sévère, dans la présidence
de Madras — au sud des Indes : — par conséquent la voie
de propagation tendait vers la mer Rouge. Aux pèlerins musulmans était réservé le privilège de véhiculer le fléau une
fois encore.

L'année 1901 s'écoule presque en entier sans que l'épidémie prenne la route de l'ouest ; mais durant les mois de
décembre 1901 et janvier 1902 les Indiens musulmans

TABLEAU MONTRANT LA DIFFÉRENCE DES VOILIERS ANCIENS ET DES VAPEURS MODERNES

AU SUJET DU TRANSPORT DE LA FIÈVRE JAUNE

VOILIERS

" HARIETT "

11 juin 1863. Départ de la Havane.

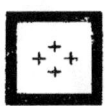

11
12
13
14
15
16
17
18
19
20
21
22
23
24
25
26
27
28
29
30
1er juillet
2
3
4
5
6
7
8
9
10
11
12
13
14
15
16
17
18
19
20
21

Arrivée à Brest.

" CARAVANE "

18 mai 1856. Départ de la Havane.

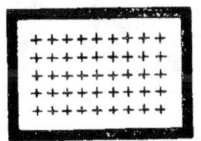

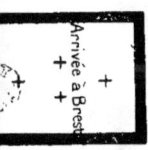

18
19
20
21
22
23
24
25
26
27
28
29
30
31
1er juin
2
3
4
5
6
7
8
9
10
11
12
13
14
15
16
17
18
19
20
21
22
23
24
25
26

Arrivée en Angleterre.

VAPEURS

" LA PLATA "

4 novembre 1882. Dép. de St-Thomas.

4
5
6
7
8
9
10
11
12
13
14
15
16
17
18

Arrivée en Angleterre.

" VILLE DE PARIS "

9 juin 1889. Départ de la Havane.

9
10
11
12
13
14
15
16
17
18
19
20
21
22
23
24
25
26

Arrivée à Saint-Nazaire.

Frontières et Prophylaxie.

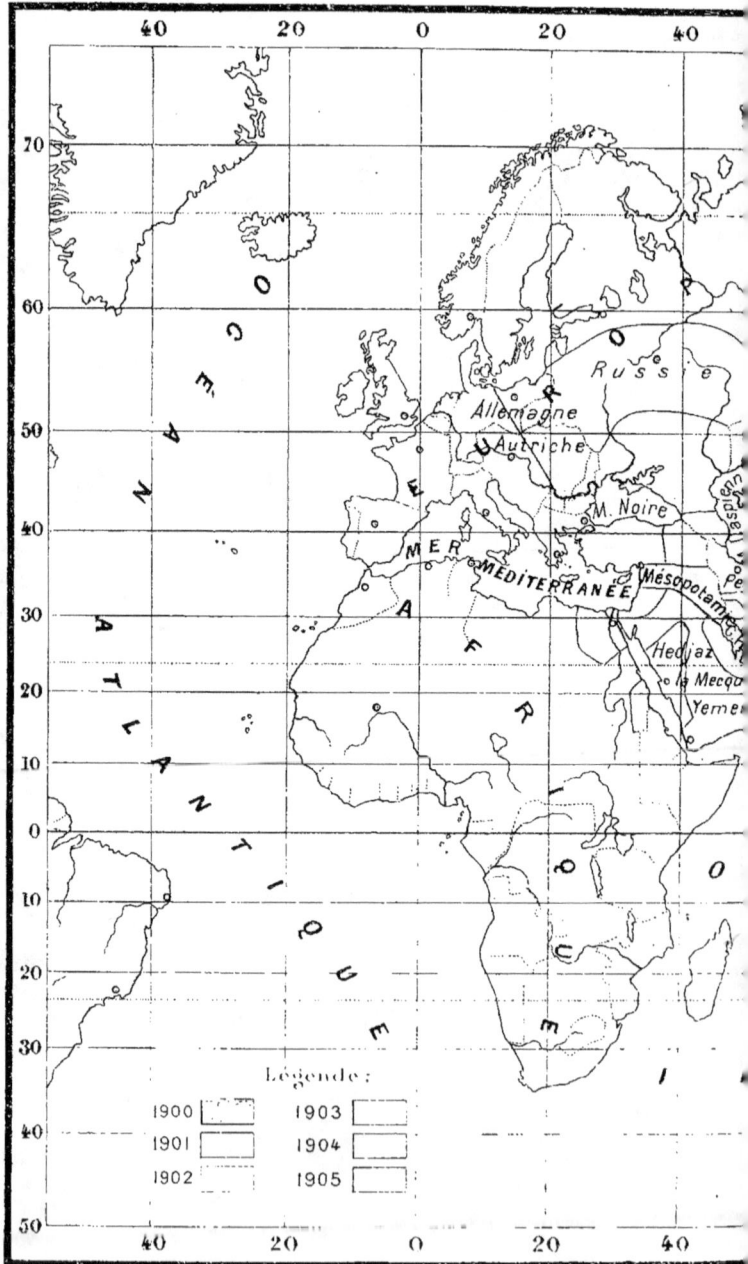

Légende :

1900	1903
1901	1904
1902	1905

Carte II. MARCH

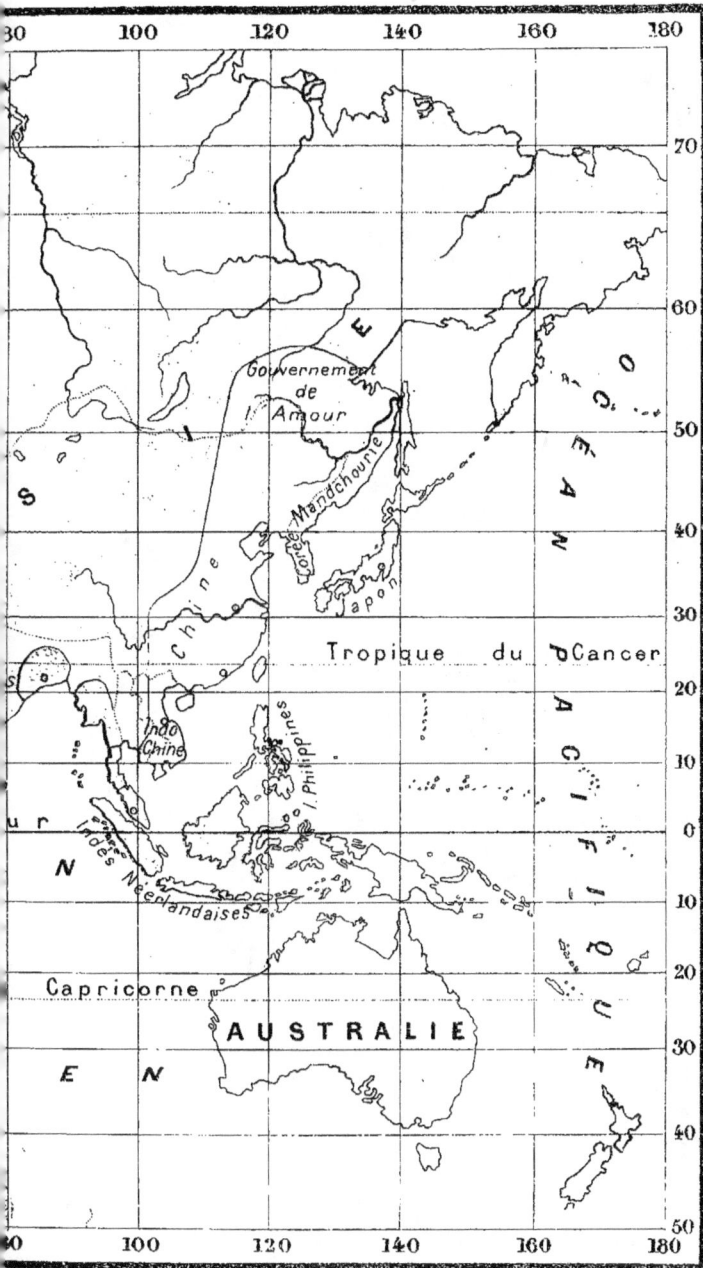

1900 à 1905.

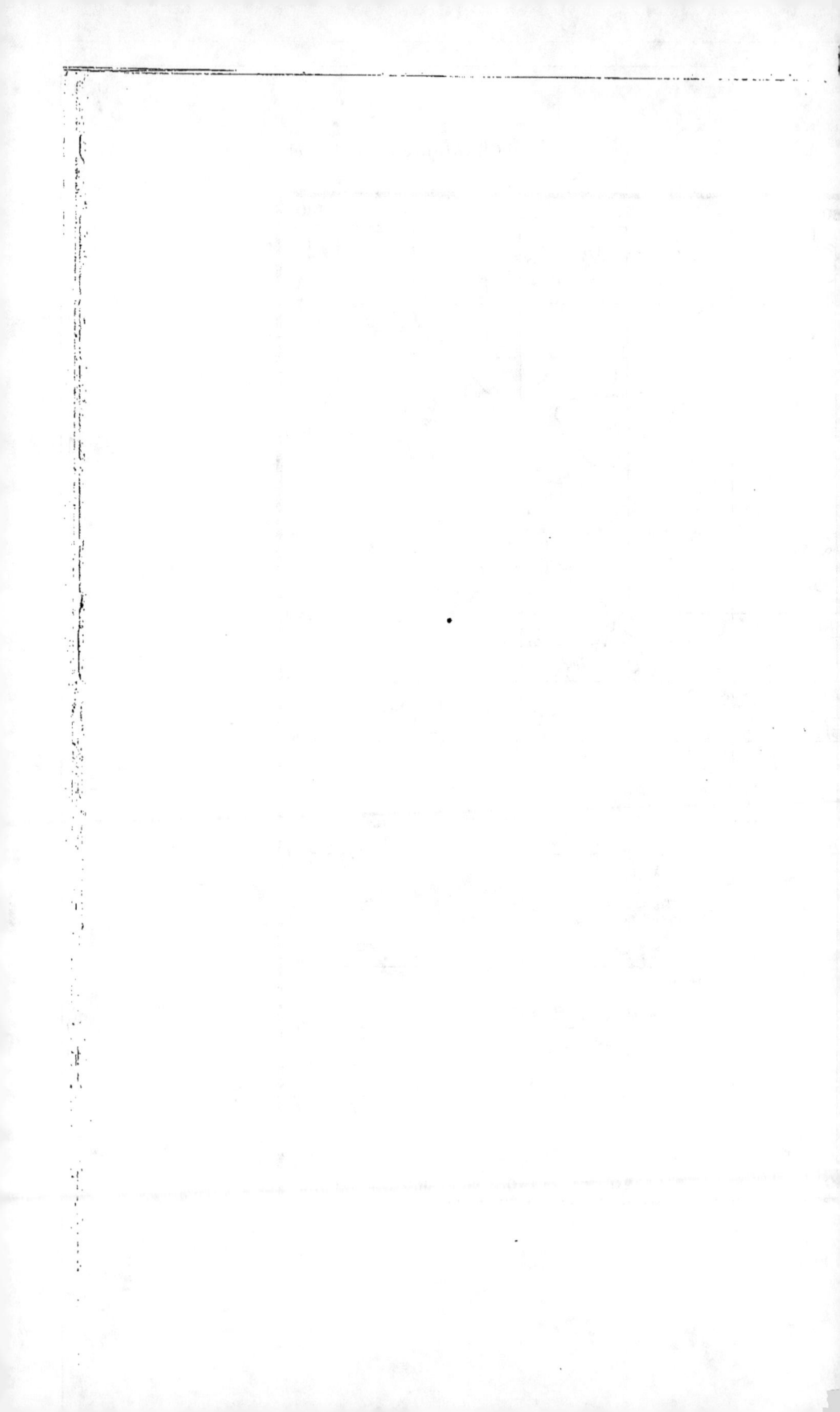

commencent leur exode. Au moment des fêtes religieuses, mars 1902, le choléra éclate à La Mecque, Médine, Yambo et Djeddah.

Le foyer intermédiaire entre l'Inde et l'Europe est ainsi créé dès le début de l'année 1902 sur le territoire du Hedjaz, et c'est de ce point que le choléra va rayonner désormais.

Au sud-est de La Mecque, les Yémenis regagnant leurs villages par caravanes contaminent la province entière de mai à septembre ; tour à tour Taïf, Lith, Confoudah, Abou-Arich, Loheya, Salif, Hoddeïdah et Moka paient leur tribut au fléau qui ne s'arrête que devant le désert.

Au nord-est de la ville sainte, les caravanes remontant en Mésopotamie infectent les oasis du Djebel-Chamar, depuis El Ala jusqu'à Haïl ; de ce côté encore le désert oppose au choléra son infranchissable barrière.

La route terrestre étant ainsi fermée à toute expansion du choléra en dehors de l'Arabie, celui-ci prend la voie maritime.

Tout d'abord un certain nombre de pèlerins rentrent dans le golfe Persique et alors nous assistons à la contamination de la côte est du golfe d'Oman : Gwadar, Djask, Bender-Abbas et Minab sont infectés. Le choléra ne va pas plus loin par voie de mer et, dans l'intérieur des terres, ses ravages sont à nouveau limités par les étendues de sables et de montagnes entourant les villes citées plus haut.

Mais les fractions du pèlerinage musulman dont nous venons de parler sont les moins considérables ; la plus importante d'entre elles — au point de vue du nombre et du danger possible de contamination de l'Europe — est formée du groupe de pèlerins qui reviennent dans le bassin de la Méditerranée, 25 000 environ, groupe qui doit forcément séjourner au lazaret de El Tor, à l'extrémité de la presqu'île du Sinaï.

Les plus grandes précautions furent prises dans cette sta-

tion sanitaire et, malgré cela, le choléra fit son apparition en
Égypte le 19 juillet 1902 non loin d'Assiout, dans un village
appelé Moucha où revenaient de pèlerinage une douzaine de
hadjis demeurés indemnes en apparence pendant toute la
durée de leur voyage et de la quarantaine subséquente. Bientôt l'Égypte fut entièrement envahie et plus de 33 000 de ses
habitants tombèrent victimes de l'épidémie qui se termina en
décembre.

D'Égypte le choléra passa par voie de terre à Gaza, en
Palestine, où il apparut le 14 octobre 1902 ; il s'étendit peu
à peu dans le sud de la Palestine, infectant Jérusalem, Jaffa,
Saint-Jean d'Acre, etc. ; en décembre il était à Damas où il
prit ses quartiers d'hiver pour renaître — avec une force nouvelle — au printemps de 1903.

A ce moment, le choléra, parti de Damas, remonta au nord,
contamina Tripoli de Syrie, Hama, Alexandrette, Alep, et
— non content d'exercer ses ravages sur la côte — pénétra
dans l'intérieur du pays.

En quittant Damas, après avoir traversé une petite étendue
de désert, il rencontra l'Euphrate qu'il suivit à la dérive,
contaminant tour à tour les villages riverains depuis
Anah.

Il atteignit ainsi Bagdad où il manifesta sa présence en
janvier 1904 ; quelques jours plus tard, par le Tigre et le Chat-
el-Arab, il se dirigea vers le sud jusqu'à Bassorah. Il hiverna
dans ces deux grandes villes et, au printemps de 1904, nous
le voyons s'étendre à nouveau en deux sens opposés.

Dans le sud-est — en partant de Bassorah — le choléra
infecta par la voie maritime El Katif, Bahrein, Mascate et
Bender-Bouchir ; de ce point, et par terre, il monta jusqu'à
Chiraz qu'il ne dépassa guère.

A partir de Bagdad, et dès le début du printemps de 1904,
les villes environnantes — Kerbella, Nedjef, etc., — furent
contaminées. Les caravanes quittant la Mésopotamie infec-

tèrent peu à peu la Perse jusqu'à Téhéran en passant par les différentes routes de Kermanchah, Souleïmanié et Hanéguine.

De la capitale persane aux bords de la Caspienne la maladie fut rapidement transportée par les nombreux voyageurs sillonnant cette route ; de la côte jusqu'à Bakou, l'étape fut non moins vite franchie et le choléra éclata dans cette dernière ville fin juillet 1905, un mois après son apparition à Téhéran.

Des bords de la mer Caspienne l'épidémie projeta des rameaux en divers sens : on la signala presque en même temps dans les régions de la Transcaspie du côté de Merw et dans la province de Tauris où, en octobre, le pays fut ravagé. Enfin, en janvier 1905, nous trouvons le choléra, peu meurtrier pendant son hivernage mais vivant néanmoins, à Bakou à Érivan, à Tiflis dans le Caucase et, au nord de la mer Caspienne, à Astrakan, Nikolajewsk, Saratow et dans les districts environnant ces villes. Le silence se fit alors sur l'épidémie dont l'hiver avait causé, non pas l'arrêt, mais le ralentissement.

En avril 1905, le bruit court que le choléra se trouve à la fois à Tzaritzin sur le Volga et à Koursk, sur un affluent du Dniéper ; quelques jours après c'est à Tver, ville située au-dessus de Moscou et baignée par un des affluents du Volga, que l'on signale des cas de choléra.

A ce moment le gouvernement russe fait démentir les rumeurs et affirme que, depuis le mois de janvier, aucun cas — même suspect — n'a été constaté dans l'Empire. Mais presque en même temps, 8 juin, c'est à Vilna, non loin de la frontière allemande, que la présence du choléra se manifeste à nouveau.

Il est difficile — étant donné le manque presque absolu de renseignements et l'état de troubles permanents qui régna en Russie pendant l'année 1905 — de retracer la marche de cette épidémie sinon d'une manière approximative. On est cependant en droit d'admettre que le choléra s'est propagé à la fois le long du Volga et du Dniéper dans deux sens différents ; en effet tous les cas indiqués ont eu lieu seulement en des villes situées au bord de ces deux fleuves ou sur l'un de leurs proches affluents.

Mais ces deux rivières — qui se jettent l'une dans la mer Caspienne et l'autre dans la mer Noire — ont un cours qui tend peu à peu à les réunir et leurs sources, situées sur les hauteurs du Valdaï, sont presque voisines, dans une région proche de la frontière russo-allemande.

Il est donc probable que la batellerie circulant sur ces deux cours d'eau a servi de véhicule au choléra et que c'est par elle qu'il a pu gagner jusqu'aux confins de l'Allemagne et s'étendre sur le territoire de cet empire.

Comment s'est effectué ce passage de Russie en Allemagne ? Il existe en Volkynie, province du centre russe, une industrie forestière qui amène chaque année des trains de bois et des radeaux jusqu'à l'embouchure de la Vistule. Cette navigation spéciale emprunte l'itinéraire suivant : une partie du Dniéper, le canal du Bug au Dniéper, le Bug et enfin la Vistule. Les radeaux passent donc aussi d'un bassin tributaire de la mer Noire dans un autre, tributaire celui-là de la mer Baltique.

Or, le 15 août 1905, le premier cas de choléra était signalé en Allemagne, à Kulm, ville située sur les bords de la Vistule : ce cas s'était produit parmi les passagers d'un radeau venant de Russie et vers l'époque où le trafic dont nous avons parlé atteint les voies navigables allemandes.

On peut reconstituer ainsi dans ses grandes lignes la marche constamment envahissante de l'épidémie depuis la mer Noire jusqu'à la Baltique. On peut encore tirer argument de ce fait : le premier cas de choléra a été constaté à Hambourg sur un émigrant russe arrivant directement des régions infectées.

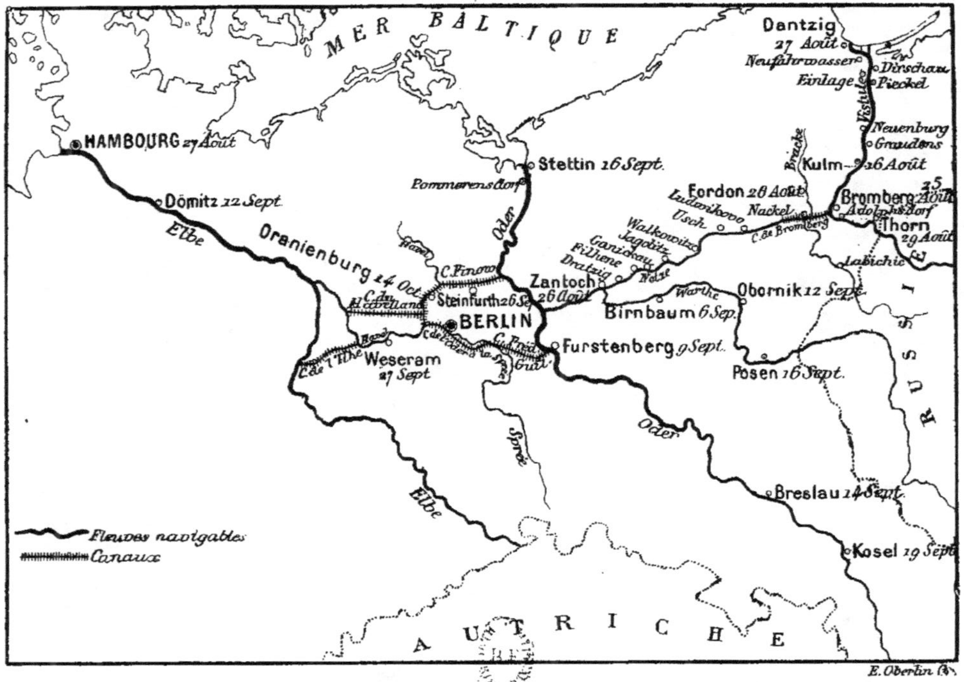

CARTE III. — Marche du choléra en Allemagne en 1905.

Le 16 août, le choléra est donc à Kulm, puis jusqu'au 25 il semble disparaître; mais à cette date il se manifeste à Bromberg, ville située au confluent de la Vistule, de la Brahe et du canal de Bromberg, réunissant la Vistule et la Netze. (Voir carte III.)

Prenons maintenant Bromberg comme centre et descendons d'abord la Vistule; nous rencontrerons, sur ses rives toute une série de villes ou de villages ayant été contaminés entre la fin du mois d'août et la première moitié de celui de septembre.

Remontons ensuite la Vistule : nous voyons le choléra arriver le 14 septembre à Varsovie, et ensuite se répandre dans la région avoisinante.

Remontons la Brahe et nous constatons que des cas ont été signalés à Fordon le 26 août.

Suivons encore le canal de Bromberg, pour gagner la Netze. Ici les villes ou villages situés sur le canal ou sur la Netze ont été plus ou moins infectés de fin août au commencement de septembre.

Le 26 août, le choléra est à Zantoch au confluent de la Netze et de la Warthe; le 6 septembre il est à Birnbaum, le 12 à Obornick et le 16 à Posen : il a donc remonté la Warthe.

Poussons plus avant et arrivons au confluent de la Warthe et de l'Oder; là se passent des faits entièrement analogues à ceux que nous avons constatés au confluent de la Vistule et du Bug. Le choléra d'un côté remonte l'Oder : il est à Fürstenberg le 9 septembre, à Breslau le 14, à Kosel le 19; de l'autre il descend l'Oder et nous le trouvons à Stettin le 16 septembre.

Avançons toujours dans l'ouest en nous engageant à Fürstenberg, dans le canal Frédéric-Guillaume, qui unit l'Oder à la Sprée. Le 22 septembre, nous arrivons à Berlin en même temps que le choléra, amené par un chaland-charbonnier dans la capitale de l'Allemagne depuis Bromberg, en

suivant le canal de Bromberg, la Netze, la Warthe, l'Oder, le
canal Frédéric-Guillaume et la Sprée.

De Berlin, — et par tout le système de canaux et de
rivières encadrant cette ville — le choléra gagne peu à peu
la région voisine et nous trouvons tout à la fois des cas à
Steinfurth (26 septembre) à Weseram (27 septembre) et enfin
l'épidémie paraît s'arrêter à Stolpe et à Oranienburg vers
le 20 octobre 1905.

Nous venons de suivre le choléra, pas à pas, dans sa
dernière incursion, depuis les Indes jusqu'au centre de
l'Allemagne. En résumé l'épidémie quittant les Indes en
décembre 1901 a atteint le Hedjaz en mars 1902, contaminé
l'Égypte au mois de juillet de la même année, longé la côte
méditerranéenne pour se trouver à Damas en janvier 1903.
Parvenue au début de 1904 à Bagdad, elle a atteint et ravagé
la Perse ; arrivée en juillet sur les bords de la mer Caspienne,
elle a gagné d'un côté le Caucase et de l'autre le Volga qu'elle
a remonté jusqu'à Saratow pour se répandre ensuite dans
la Russie et se montrer, en août 1905, en Prusse et en
Autriche.

Le choléra a donc suivi, dans son incursion dernière,
une route mixte comprise entre celle de l'épidémie de 1865
et celles des épidémies de 1823, 1830, 1846 et 1892. Au lieu
d'être importé directement en Europe, comme en 1865, lors
de sa manifestation en Égypte, il a bifurqué et infecté successivement la Syrie, la Mésopotamie et la Perse. Le danger,
pour l'Europe, a été reculé, mais non conjuré : le choléra
a passé l'hiver 1904-1905 sur les bords du Volga, puis, dès
le printemps de 1905, nous l'avons vu reprendre sa marche
en avant sur une de ses routes habituelles.

En résumé les divers itinéraires du choléra que nous avons
successivement indiqués se concentrent vers trois routes : la
première est celle de l'Afghanistan et de la Perse aboutissant
à la mer Caspienne ; la seconde est celle du golfe Persique, du

Frontières et Prophylaxie.

Chantemesse et Borel.

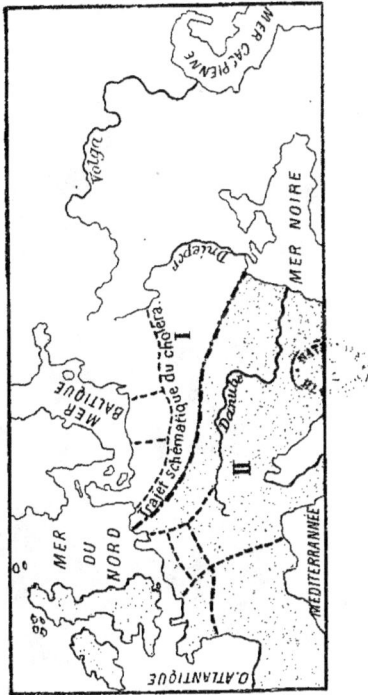

Carte IV. MARCHE DU CHOLÉRA

Double itinéraire depuis la Mer Noire jusqu'à
l'Océan par la voie du Dniepr et par celle
du Danube. Le 1er seul fut infecté en 1905.

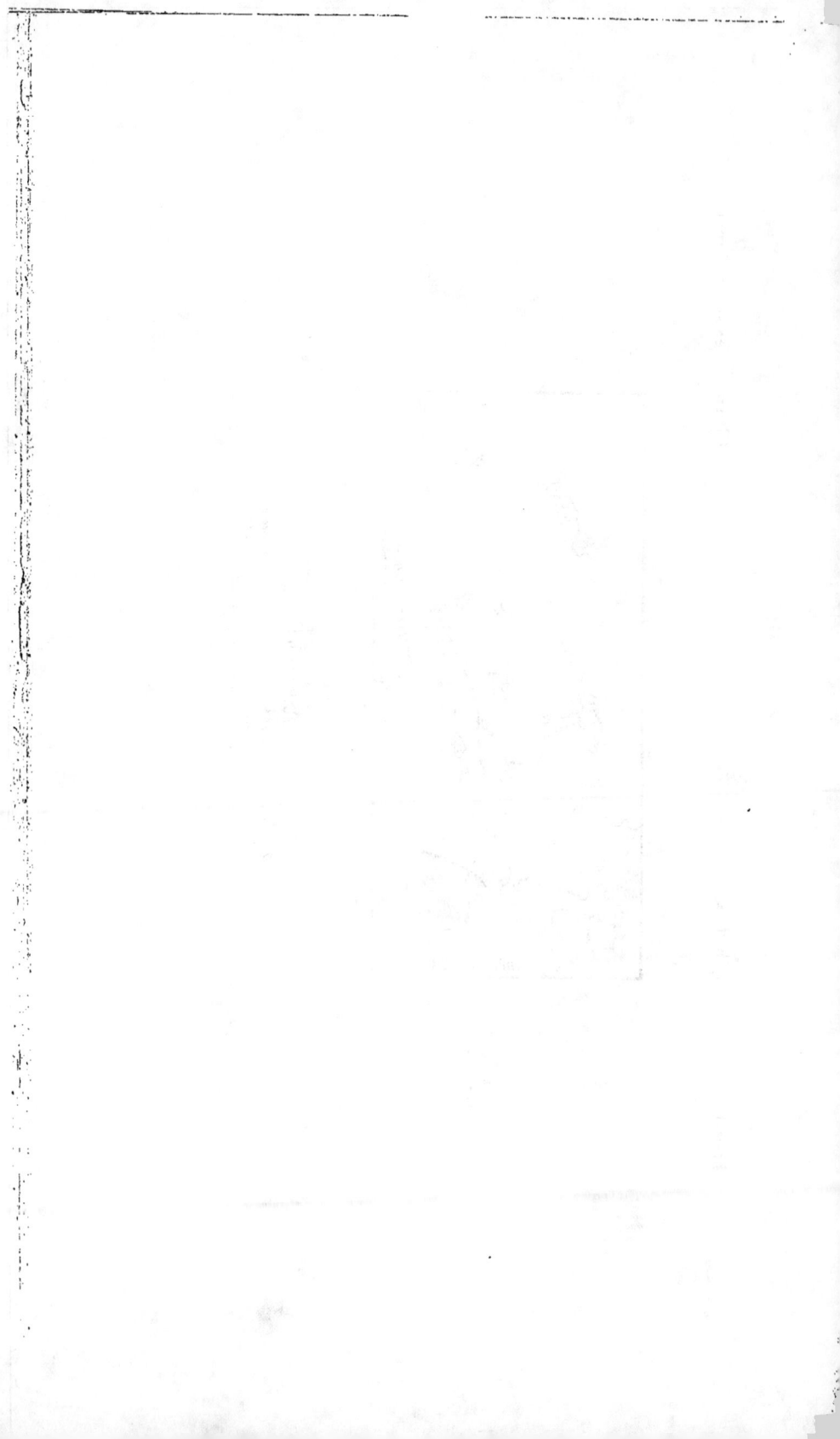

Chat-el-Arab et de la Perse débouchant encore à la Caspienne ; la troisième enfin est la voie de La Mecque et de l'Égypte qui conduit à la Méditerranée.

Le choléra a emprunté tour à tour ces différents chemins, il les a même combinés entre eux mais il les a toujours fidèlement suivis. Or — et c'est là une conclusion qui frappe tout d'abord — on constate que dans chacune de ses incursions le choléra a emprunté tour à tour la voie maritime et la voie terrestre ; il semblerait même qu'il ait une certaine prédilection pour cette dernière.

La prophylaxie que nous aurons à lui opposer aux frontières de notre pays devra donc être établie aussi bien dans les ports que dans les gares frontières ; elle devra être la même sur l'un et l'autre de ces points.

THÉORIES ANCIENNES SUR LA PROPAGATION DU CHOLÉRA. — Nous n'avons pas l'intention de suivre ici tous les auteurs anciens dans l'énoncé des théories qu'ils ont établies au sujet des modes de propagation du choléra. Nous nous bornerons simplement à reproduire les principaux points qui ont été reconnus et admis lors de la Conférence sanitaire internationale de 1865 ; il sera possible dès lors de déterminer quelles étaient les hypothèses admises comme justifiées à cette époque et nous verrons ensuite quels progrès la science microbiologique récente a permis de réaliser en la matière. Résumons pour commencer les notions sur lesquelles on était tombé d'accord à cette Conférence [1].

« Le choléra asiatique a son origine dans l'Inde où il existe à l'état endémique ; il ne s'est jamais développé spontanément et n'a jamais été observé à l'état endémique en Europe. dans les provinces caucasiennes, la Turquie d'Asie, tout le nord de l'Afrique et les deux Amériques : il est toujours

[1] A. FAUVEL. Le choléra, Paris 1868.

arrivé du dehors dans ces pays. L'acclimatement du choléra
en Europe peut être regardé comme problématique. Il ne
paraît pas y avoir de foyer originel du choléra au Hedjaz et
il semble qu'il y a toujours été importé du dehors.

« Le choléra est propagé par l'homme avec une vitesse d'autant plus grande que les migrations humaines se sont activées
et sont devenues plus rapides. La transmission du choléra
asiatique est une vérité incontestable prouvée par des faits
qui n'admettent aucune autre interprétation. Aucune démonstration n'a été faite jusqu'ici que le choléra puisse se propager au loin par l'atmosphère seule, dans quelque condition que ce soit. Une loi sans exception se dégage, que
jamais une épidémie de choléra ne s'est propagée d'un point
à un autre dans un temps plus court que le temps nécessaire à l'homme pour s'y transporter lui-même.

« L'homme atteint de choléra est, par lui-même, le principal
agent propagateur de cette maladie, et un seul cholérique
peut donner lieu au développement d'une épidémie. Des faits
tendent à prouver qu'un seul individu venant d'un lieu contaminé, et souffrant de diarrhée, peut suffire à donner lieu
au développement d'une épidémie cholérique, c'est-à-dire
que la diarrhée appelée prémonitoire est capable de transmettre le choléra.

« Presque toujours la période d'incubation, c'est-à-dire le
temps écoulé entre le moment où un individu a pu contracter l'infection cholérique et le début de la diarrhée prémonitoire ou du choléra confirmé, ne dépasse pas quelques journées. Tous les faits cités d'une incubation plus longue se
rapportent à des cas qui ne sont pas concluants parce qu'il
est possible d'admettre, ou bien que la diarrhée prémonitoire a été comprise dans la période d'incubation, ou bien
que la contamination s'est produite après le départ du lieu
infecté.

« Le choléra peut être transporté par les effets à usage pro-

venant d'une région infectée et spécialement par ceux qui ont
servi aux cholériques ; il résulte de certains faits que la
maladie peut être emportée au loin par ces mêmes effets ren-
fermés à l'abri du contact de l'air libre.

« Il sera sage de considérer comme suspecte, à moins de
conditions particulières et déterminées, toute marchandise
provenant d'un foyer cholérique.

« Les communications maritimes sont, par leur nature, les
plus dangereuses ; ce sont elles qui propagent le plus souvent
au loin le choléra. Ensuite viennent les convois des chemins
de fer qui, dans un temps très court, peuvent porter la
maladie à une grande distance.

« Les grands déserts sont une barrière très efficace contre
la propagation du choléra ; il est sans exemple que cette
maladie ait été importée en Égypte ou en Syrie, à travers le
désert, par les caravanes parties de La Mecque.

« L'intensité des épidémies de choléra à bord des navires
encombrés d'hommes est, en général, proportionnée à l'encombrement ; elle est d'autant plus violente, toutes choses
égales d'ailleurs, que ces hommes ne sortent pas d'un foyer
cholérique où ils ont séjourné. Sur les navires encombrés, la
marche des épidémies de choléra est d'ordinaire rapide ; le
danger d'importation par les navires et la menace de donner
lieu à une épidémie grave ne sont pas entièrement subordonnés à l'intensité, ni même *à l'existence des accidents
cholériques constatés à bord* pendant la traversée.

« L'expérience ayant démontré que les déjections des cholériques renferment le principe générateur du choléra, il
est légitime d'admettre que les égouts, les lieux d'aisances,
et les eaux contaminées d'une ville puissent devenir les
agents de propagation de la maladie.

« Aujourd'hui (1866), on ne peut émettre que des hypothèses sur la nature du principe générateur du choléra ; on
sait seulement qu'il est originaire de certaines contrées de

l'Inde et qu'il s'y maintient en permanence ; que ce principe
se régénère dans l'homme, et l'accompagne dans ses péri-
grinations ; qu'il peut être aussi propagé au loin, de pays
en pays, par des régénérations successives, sans jamais
alors se reproduire spontanément en dehors de l'homme.

« L'air ambiant est le véhicule principal de l'agent générateur du choléra ; mais la transmission de la maladie par l'atmosphère reste, dans l'immense majorité des cas, limitée à
une distance très rapprochée du foyer d'émission.

« L'eau et certains aliments peuvent également servir de véhicule à l'introduction dans l'organisme du principe générateur
du choléra. Les voies par lesquelles l'agent toxique pénètre
dans l'économie sont principalement les voies respiratoires
et très probablement aussi les voies digestives. Quant à la
pénétration par la peau, rien ne tend à l'établir.

« La matière des déjections cholériques étant incontestablement le principal réceptacle de l'agent morbifique, il s'ensuit
que tout ce qui est contaminé par ces déjections devient
aussi un réceptacle d'où le principe générateur du choléra
peut se dégager, sous l'influence de conditions favorables ; il
s'ensuit encore que la genèse du germe cholérique a lieu
probablement dans les voies digestives, à l'exclusion, peut-
être, de tout autre appareil de l'organisme.

« Les faits démontrent qu'à l'air libre le principe générateur
du choléra perd rapidement son activité morbifique ; telle est
la règle ; mais dans certaines conditions particulières de con-
finement cette activité peut se conserver pendant un temps
indéterminé. L'observation établit que la durée de la diarrhée
cholérique, dite prémonitoire — qu'il ne faut pas confondre
avec toutes les diarrhées existant en temps de choléra — ne
dépasse pas quelques jours.

« Les faits cités comme exceptionnels ne prouvent pas que
les cas de diarrhée qui se prolongent au delà appartiennent
au choléra et soient susceptibles de transmettre la maladie.

quand l'individu atteint a été soustrait à toute cause de contamination ».

THÉORIES MODERNES SUR LA PROPAGATION DU CHOLÉRA. — Telle était l'opinion généralement admise, en 1865, sur la propagation du choléra ; nous venons de citer les termes mêmes dans lesquels la Conférence sanitaire internationale avait résumé les éléments de sa conviction. Lorsque Koch découvrit, en 1883, un microbe spécifique dans les selles cholériques il n'y eut pour ainsi dire qu'à substituer au terme de principe générateur du choléra employé par la Conférence le mot de vibrion et à peu près toute la théorie moderne du choléra se trouva constituée.

Mais là encore — comme dans la fièvre jaune — une exagération se produisit rapidement : on voulut voir le microbe partout et on s'efforça de tout désinfecter. Travail à peu près impossible lorsqu'on se trouve en face des paquebots modernes ! On ne tint presque plus compte de la durée de vitalité du microbe ; or cette durée si elle est beaucoup moins longue qu'on ne le pensait à la surface des objets et des linges, est par contre beaucoup plus prolongée qu'on ne l'estimait jadis, lorsque le microbe se trouve dans l'intestin. La contamination des eaux par les matières fécales infectées devint aux yeux de quelques-uns presque le mode unique de dissémination du choléra au milieu d'une ville, alors que ce mode est un parmi plusieurs autres. C'est ainsi que la Conférence de Dresde (1892) bien qu'ayant à sa disposition des notions plus précises que la Conférence de 1865, ne marqua pas cependant un progrès sensible dans l'édiction des mesures de prophylaxie.

Bientôt la connaissance se perfectionna des mœurs du vibrion de Koch, de sa vitalité aussi bien que de son pouvoir pathogène ; aujourd'hui nous pouvons tracer de lui un portrait qui nous permettra de déterminer de façon plus précise les points principaux d'un règlement sanitaire en accord avec les données scientifiques.

Nous allons passer en revue ces connaissances récentes en utilisant, autant que possible, des documents tirés de l'épidémie récente; ils sont en effet nombreux, plus précis que les anciens et surtout mieux dégagés de causes d'erreurs. Dans toute question relative au transport des épidémies il importe de tenir compte des modifications apportées par le temps non seulement aux modes de locomotion, mais aussi aux moyens de transport eux-mêmes, qui s'améliorent de jour en jour. Nous pouvons rappeler à cet égard que l'épidémie de choléra de 1823 ne dépassa point la mer Caspienne, parce qu'elle manqua de moyens de locomotion, que celles de 1832 et de 1848 ont mis deux ans pour faire un trajet parcouru en quelques mois par l'épidémie de 1892. Cette dernière a rencontré en effet des chemins de fer que les précédentes n'avaient point eus à leur disposition. Actuellement la Chine est reliée à l'Europe par la voie ferrée; demain les Indes ou le golfe Persique le seront aussi; nous verrons alors une marche nouvelle et plus rapide du choléra se dessiner le cas échéant. L'épidémie que nous venons d'étudier est partie en décembre 1901 des Indes anglaises pour arriver en novembre 1904 sur les bords du Volga; dans quelques années, trois semaines suffiront peut-être à une explosion de choléra pour effectuer le même trajet, cette fois derrière une locomotive. C'est ainsi que l'Amérique, épargnée auparavant, a vu le choléra parvenir jusque sur ses rives lointaines, depuis qu'on a organisé entre elles et l'Europe de nombreux services maritimes.

Nous avons pu, dans le chapitre précédent, établir la différence qui existe au point de vue du transport de la fièvre jaune entre l'ancien vaisseau à voiles et le navire moderne; de même — dans la question du choléra — nous devrons envisager les améliorations nombreuses apportées dans la navigation durant ces dernières années et aussi dans tous les moyens de transport en général.

Il nous paraît, à la lecture de leurs écrits, qu'il s'est établi dans l'esprit des auteurs ayant traité du choléra une confusion regrettable au point de vue des modes d'extension de la maladie. Cependant, il y a longtemps déjà, Littré s'exprimait ainsi [1]... « Le choléra a plusieurs moyens pour marcher d'un lieu vers un autre : la contagion soit directe, soit à distance, le transport par les hommes ou par les objets qui leur ont appartenu, et enfin la production du mal sans contact, par la seule influence de la cause généralement répandue dans le pays. Tous ces modes de propagation se confondent et se combinent entre eux dans des proportions fort inégales, et c'est en les prenant tous en considération que l'on peut se faire une idée de la marche de la maladie... » Littré avait donc pressenti qu'il fallait en quelque sorte distinguer dans l'extension du choléra un certain nombre de temps bien différents les uns des autres. L'opinion généralement admise est que le choléra se propage par l'intermédiaire des relations humaines. Le fait est indiscutable, mais il est nécessaire d'étudier en détail ses modes de réalisation. L'extension du choléra de Bombay à Marseille, c'est-à-dire d'un continent à un autre, la propagation de Hambourg au Havre, d'un pays à un autre et enfin l'expansion dans une ville donnée ne se manifestent pas d'une façon identique. Cependant il ne s'agirait, pour les auteurs en général, que d'un seul et unique phénomène. On étudie la marche du choléra dans une ville, puis on généralise une simple observation. On admet que ce qui se passe dans une cité doit se produire de ville à ville et se répéter de pays à pays, si lointains soient-ils l'un de l'autre.

Étrangers à une telle déduction, étudions sans parti pris

---

[1] LITTRÉ. Traité du choléra oriental.

l'extension du choléra d'un continent à l'autre, de pays à pays, de ville à ville et, dans une ville infectée, la transmission d'individu à individu. Nous verrons alors que des modes d'envahissement de plus en plus nombreux entrent en jeu, au fur et à mesure que le cercle d'investigations se rétrécit autour de l'épidémie.

A qui veut saisir nettement la marche du choléra et élever contre elle des barrières logiques, l'étude attentive des épidémies apporte la conviction que cette marche affecte trois aspects différents : le *transport*, la *propagation* et la *dissémination*.

Le *transport* du choléra — à notre point de vue — est son extension au loin d'un pays contaminé jusqu'à une région saine, que ce transport ait lieu de Bombay à Marseille par navire, ou de Vladivostok à Saint-Pétersbourg, par voie ferrée ; à la condition toutefois que ce transport s'effectue directement, à une longue distance et sans station de relais.

La *propagation* du choléra sera son extension de ville en ville, de village en village, à courte distance dans un territoire qui vient d'être infecté.

Et la *dissémination* consistera dans les modes divers que l'épidémie utilise pour se répandre, dans une même ville, de maison à maison, de famille à famille, d'individu à individu.

Dans l'étude de l'extension du choléra nous rencontrerons des facteurs étiologiques identiques, mais ceux-ci n'interviennent pas — dans chacun des cas — avec la même intensité. Les variations des forces causales nous permettront d'attribuer à chacune sa valeur propre et de déterminer de façon précise les méthodes prophylactiques.

Nous allons donc considérer l'extension cholérique successivement de pays à pays — nous pourrions presque dire d'un continent à l'autre — de province à province, de ville à ville, de maison à maison et d'individu à individu.

D'après les données admises par les conférences sanitaires internationales et d'après celles auxquelles fait crédit la science actuelle, le choléra peut se *transporter* — de Bombay à Marseille, par exemple — de cinq manières différentes, à savoir :

1° Par l'intermédiaire des marchandises ;

2° Par l'intermédiaire des effets et bagages ;

3° Par l'intermédiaire de l'eau potable embarquée dans les pays infectés ;

4° Par l'intermédiaire des malades atteints de choléra.

5° Par l'intermédiaire d'individus sains.

Examinons tour à tour ces cinq modes de transport afin de nous rendre compte de la valeur particulière de chacun d'eux ; nous utiliserons pour cette enquête des documents provenant surtout de l'épidémie dernière.

Le choléra en marche, dans ces dernières années, ne le cédait en rien comme violence à ses prédécesseurs : il est cependant passé à peu près inaperçu. L'explosion, sur tous les points du globe, de manifestations récentes et multiples de la peste, a laissé dans l'ombre cette épidémie de choléra à laquelle peu ont pris garde. Elle a régné cependant depuis près de quatre ans et, sans vouloir citer ici de nombreuses statistiques, nous rappellerons qu'elle a causé plus de 200 000 décès dans la présidence de Madras aux Indes, environ 125 000 aux îles Philippines, plus de 33 000 en Égypte et au moins 25 000 en Mésopotamie. Nous ne mentionnons ici ni les chiffres relatifs aux Indes Néerlandaises, ni ceux concernant la Chine, la Corée, la Mandchourie ou la Perse, mais on peut affirmer que le nombre total des victimes de cette épidémie est déjà supérieur à un million et demi.

Une pareille manifestation cholérique ne peut manquer de retentir sur les conditions sanitaires de la navigation entre les pays infectés et l'Europe, et c'est ce retentissement dont il faut maintenant rechercher les effets suivant les cinq modes énoncés plus haut.

1° *Les marchandises — provenant des pays infectés — ont-elles joué un rôle dans le transport de l'épidémie ?* Il est à peine utile, croyons-nous, de poser cette question ; il suffit de se rappeler la marche de l'épidémie, telle que nous l'avons indiquée, pour s'apercevoir de suite que les marchandises n'ont eu aucun rôle dans le transport de l'épidémie. La marche de l'extension cholérique eût été tout autre si les cargaisons des navires étaient intervenues dans le transport. Que l'on songe aux millions de tonnes d'objets divers, de colis les plus disparates qui, provenant des pays infectés, ont été depuis quatre ans amenés sur les quais des divers ports européens, américains ou australiens, sans avoir été préalablement désinfectés. La conviction s'impose : si le choléra se transporte de la sorte, c'est un fait d'une rareté telle qu'on doit le négliger dans la pratique. Les mesures que l'on dresserait contre ce danger, absolument hypothétique d'ailleurs, seraient plus à redouter que le danger lui-même.

2° *Les effets, bagages — provenant des pays infectés — ont-ils joué un rôle dans le transport de l'épidémie ?* Ce que nous venons de dire au sujet des marchandises s'applique également aux effets et bagages des équipages et des passagers. Si le choléra s'était servi de leur intermédiaire pour se transporter, sa distribution géographique sur la carte du monde aurait été toute différente. A une progression mathématique que nous constatons dans l'itinéraire de l'épidémie actuelle, se serait substituée une marche fantaisiste qui aurait eu pour seule règle une superposition exacte aux lignes de navigation les plus diverses qui sillonnent notre globe. On pourra nous objecter que, en temps d'épidémie, ces effets et bagages sont désinfectés à l'arrivée. A cela nous répondrons — et en complète connaissance de cause — qu'il ne faut pas s'illusionner sur la valeur de ces purifications. Aujourd'hui les équipages de la moitié au moins des cargo-boats et même des paquebots sont formés d'indigènes représentant toutes les races de la terre ; ces hommes ont dans leurs sacs un monceau de loques innommables qu'ils soustraient avec le plus grand soin aux recherches du service sanitaire. Ils y parviennent grâce à l'inertie presque constante de leurs capitaines, et il est impossible aux autorités sanitaires de pouvoir vider — pendant la durée d'une escale et même à l'arrivée — tous les recoins d'un navire.

D'ailleurs si ces effets et bagages avaient été capables de jouer un rôle dans le transport de l'épidémie, ils n'auraient pas attendu régulièrement leur débarquement en Europe pour faire sentir leur puissance : leur nocivité se serait manifestée d'abord en cours de route et précisément nous verrons plus loin qu'aucun accident qui leur soit imputable n'a été constaté.

3° *L'eau potable — embarquée dans les pays infectés — a-t-elle joué un rôle dans le transport de l'épidémie ?* La seule règle que les capitaines — des cargo-boats notamment — adoptent en matière d'approvisionnement d'eau potable est la suivante : ils se préoccupent du prix et non de la nature de cette eau. Nous pourrions citer des navires d'importantes compagnies qui, mouillant dans des rivières plus ou moins infectées, y font parfois le plein de leurs caisses à eau pour réaliser une minime économie. Certains pays européens — dont la France — exigent bien que les caisses à eau soient vidées à leur arrivée : la mesure est sage, certes, mais comme il n'est jamais procédé à une désinfection quelconque de ces récipients avant leur nouveau remplissage, l'eau introduite ne peut que s'infecter facilement. Cette eau — soupçonnée — a été consommée durant tout le voyage : si donc elle avait été cholérigène, l'équipage ou les passagers en auraient ressenti les effets durant la traversée. Un peu plus loin, en examinant les dernières épidémies à bord des navires, nous nous convaincrons que l'on doit — tout au moins dans la pratique — éliminer encore cette source de danger.

4° *Les malades — provenant des pays infectés — ont-ils joué un rôle dans le transport de l'épidémie ?* Voici une épidémie de choléra qui dure, meurtrière, depuis plus de cinq ans dans les pays d'Extrême-Orient. Pendant ce laps de temps près de 4 000 navires montés par plus de 200 000 hommes d'équipage et portant un nombre encore plus élevé de passagers, ont continué leur trafic entre ces pays et l'Europe : cette épidémie a eu un retentissement certain sur ces navires, retentissement qu'il importe de connaître si l'on veut évaluer le rôle joué par les navires dans le transport du choléra et surtout les modalités suivant lesquelles s'effectue ce transport.

Une semblable recherche eût été difficile autrefois. Il eût fallu, pour l'entreprendre, se contenter de racontars de passagers, d'on-dit plus ou moins vagues. Aujourd'hui nous sommes heureusement documentés de façon plus sérieuse et les pièces que nous apportons au jugement de cette cause ont la sécheresse mais aussi la rigueur d'un procès-verbal. L'administration sanitaire, maritime et quarantenaire d'Égypte a organisé, à Suez, un service fonctionnant avec une parfaite régularité, et chaque bateau infecté qui se présente à l'entrée du canal fait l'objet d'un rapport complet, inséré dans le recueil hebdomadaire publié par cette administration. Nous n'avons qu'à consulter cette collection pour y constater le retentissement de l'épidémie actuelle sur tous les équipages et passagers ayant transité, pendant sa durée, entre l'Extrême-Orient et l'Europe. Il sera facile de saisir par la lecture des documents publiés, le rôle joué par les malades à bord des navires dans le transport du choléra.

Nous transcrivons ici l'observation de chacun des navires ayant eu du choléra à bord pendant leur traversée de mai

1900 à décembre 1904, c'est-à-dire durant toute l'épidémie des Indes et d'Extrême-Orient [1].

Obs. I. — *Aglaïa* : 44 hommes d'équipage, 3 passagers ; parti de Bombay le 1er septembre 1900 ; arrivé à Aden le 10, à Suez le 17.
Un cas suspect le 3 septembre.

Obs. II. — *Inchkeith* : 26 hommes d'équipage ; parti de Calcutta le 7 octobre 1900 ; arrivé à Suez le 8 novembre.
Un cas de choléra sur un chauffeur le 21 octobre ; décès le 22.

Obs. III. — *Inchmoor* : 25 hommes d'équipage ; séjour à Probolingo (Java) où régnait le choléra du 29 juillet au 19 août 1901.
Trois cas le 10 août ; un cas le 12 ; un cas le 15 ; un malade décédé à l'hôpital ; les quatre autres, guéris, sont réembarqués le 19.
Parti de Probolingo le 19 ; arrivé à Colombo le 2 septembre ; à Suez le 21.
Un cas de choléra le 17 septembre, guéri le 21.

Obs. IV. — *Queen Alexandra* : 34 hommes d'équipage ; parti de Calcutta le 22 novembre 1901 ; arrivé à Suez le 14 décembre.
Un cas de choléra le 26 novembre ; décès le 28 ; deux cas sur des chauffeurs le 27 et le 28 novembre suivis de guérison.

Obs. V. — *Statesman* : 63 hommes d'équipage, 85 passagers ; parti de Calcutta le 4 mai 1902 ; arrivé à Colombo le 12, à Suez le 25.
Un cas de choléra sur un matelot indien le 5 mai, décès le 9 ; un second cas le 8 mai, décès le 9.

Obs. VI. — *Montenegro* : 62 hommes d'équipage, 313 soldats passagers ; parti de Sanghaï le 14 mai 1902 ; arrivé à Singapoure le 24, à Penang le 26, à Colombo le 15 juin, à Aden le 27, à Suez le 2 juillet.
Deux cas de choléra du 24 au 26 mai entre Singapoure et Penang, un cas au lazaret de Penang.

Obs. VII. — *Soembing* : 65 hommes d'équipage, 89 passagers ; parti de Batavia le 18 juin 1902 ; arrivé à Padang le 20, à Perim le 4 juillet, à Suez le 9.
Un cas de choléra le 19 juin, décès le même jour.

Obs. VIII. — *Garbieh* : 36 hommes d'équipage, 44 passagers ; parti de Hoddeïdah le 14 janvier 1903 ; arrivé à Aden le 18, à Yambo le 22, à Massaouah le 25, à Djeddah le 28, à Suez le 4 février.
Un cas sur une passagère, provenant de Hoddeïdah, quelques heures avant l'arrivée à Suez, décès le 4 février.

---

[1] *Bulletin quarantenaire d'Égypte*, numéros du 20 septembre et 15 novembre 1900 ; 26 septembre et 19 décembre 1901 ; 29 mai, 3 et 18 juillet 1902 ; 12 février, 25 avril et 3 décembre 1903 ; 17 mars, 3 novembre et 1er décembre 1904.

Obs. IX. — *Ernest Simons* : 201 hommes d'équipage, 206 passagers ; parti de Yokohama le 13 mars 1903 ; arrivé à Shanghaï le 20, à Hong-Kong le 24, à Singapoure le 30, à Bombay le 9 avril, à Aden le 14, à Suez, le 18.

Un décès par choléra le 11 avril.

Obs. X. — *Wakasa-Maru* : 110 hommes d'équipage, 71 passagers ; parti de Yokohama le 25 octobre 1903 ; arrivé à Hong-Kong le 30, à Suez le 1er décembre.

Un cas de choléra pendant l'escale de Hong-Kong le 30 octobre ; trois autres cas le 3 novembre entre Hong-Kong et Singapoure.

Obs. XI. — *Clan Stuart* : 52 hommes d'équipage, 2 passagers : parti de Calcutta le 21 février 1904 ; arrivé à Colombo le 2 mars, à Suez le 15.

Un cas suivi de décès le 27 février ; un autre à la même date, débarqué le 2 mars à Colombo.

Obs. XII. — *Coulsdon* : 42 hommes d'équipage ; parti de Samarang le 26 septembre 1904 ; arrivé à Suez le 30 octobre.

Un cas sur un Chinois le 1er octobre, décès le 5. Lors de l'arrivée à Suez deux autres Chinois sont atteints depuis un jour ou deux ; décès les 4 et 7 novembre.

Obs. XIII. — *Torridge* : 27 hommes d'équipage ; parti de Bassein (Birmanie) le 27 octobre 1904 ; arrivé à Colombo le 3 novembre, à Suez le 29.

Lors de l'arrivée à Colombo le 3 novembre, il existe trois cas de choléra à bord ; le lendemain 4 nouveaux cas sont constatés ; les malades sont débarqués et le navire demeure indemne ultérieurement.

Reprenons en détail les observations que nous venons de signaler et voyons quels enseignements en découlent.

Tout d'abord on constate que pendant un laps de temps de plus de quatre années durant lesquelles le choléra ravageait l'Extrême-Orient, treize navires seulement sur près de quatre mille rentrant en Europe ont ressenti l'action de l'épidémie, que 29 hommes sur 200 000 matelots et 300 000 passagers ont été atteints — à bord — par la maladie, et qu'enfin trois de ces cas de choléra, en tout, sont arrivés jusqu'à l'entrée du canal de Suez.

Considérons maintenant ces cas au point de vue de l'époque

à laquelle ils ont éclaté à bord des navires : dans les observations I, IV, V, VI, VII, IX, X et XIII nous voyons nettement que le choléra s'est manifesté sur les navires dans le
délai normal de l'incubation, que la contagion avait donc été
contractée à terre et qu'aucun de ces cas n'a provoqué une
éclosion cholérique parmi les autres hommes de l'équipage,
même les indigènes. Il est toutefois à remarquer que quelques-
uns de ces cholériques ont pu être débarqués dès les premiers
jours de leur maladie, ce qui a diminué les chances d'infection dans leur entourage ; nous chercherons plus loin à
expliquer pourquoi cette contagion ne s'est pas produite et
se produirait même difficilement sur les navires.

Les navires II, III et VIII se présentent sous un tout autre
aspect que les précédents. A bord de l'*Inchkeith* (II) le choléra s'est déclaré quinze jours après le départ du port infecté ;
sur l'*Inchmoor* (III) l'unique cas a eu lieu après vingt-neuf
jours de traversée ; enfin le choléra n'est apparu sur le
Garbieh (VIII) qu'environ vingt jours après le départ de
Hoddeïdah, la seule escale infectée de la région à cette
époque.

Quant à l'observation XII, elle participe à la fois des deux
groupes précédents : il y eut un premier cas contracté dans
un port infecté ; puis, lorsque le *Coulsdon* se présenta à
Suez, après un mois de voyage environ, deux nouveaux cas
récents furent diagnostiqués.

Il y a donc parmi ces treize navires deux séries bien distinctes de faits : dans la première, nous rangerons les cas
embarqués durant la période d'incubation, qui ont éclaté
rapidement à bord, qui ont été impuissants à créer la contagion autour d'eux, qui tous ont pris fin, par guérison ou
décès, bien avant l'arrivée à Suez et qui ne jouent aucun
rôle utile dans le transport lointain d'une épidémie de choléra.

Dans la seconde série s'inscrivent un certain nombre de

cas qui se sont manifestés subitement à bord, sans qu'on puisse les rattacher à une cause déterminée et qui se sont produits respectivement quinze, vingt, vingt-neuf et trente jours après le départ d'une escale infectée. Ces cas — quelle que soit leur cause occasionnelle — nous paraissent éminemment dangereux et les seuls à redouter dans la question du transport lointain d'une épidémie cholérique.

5° *Les individus sains — provenant de pays infectés —* ont-ils *joué un rôle dans le transport de l'épidémie?* Étudions l'observation III : voici un navire qui a eu des cas dans un port infecté entre le 29 juillet et le 19 août ; après évacuation de ses malades sur un hôpital il part le 19 août et subitement le 17 septembre — c'est-à-dire trente jours plus tard — un nouveau cas de choléra se montre à bord sans que rien ait pu faire prévoir un accident aussi tardif. Supposons que ce navire, au lieu de provenir de Java, ait eu Bombay comme tête de ligne ; lors de son arrivée à Suez aucun fait n'ayant éveillé les soupçons de l'autorité sanitaire, il eût transité librement dans le canal. Bien mieux : il eût pu poursuivre sa route jusqu'à Marseille et y obtenir régulièrement la libre pratique. Tout ceci se serait passé dans un laps de temps de vingt jours au maximum, et le trentième jour — c'est-à-dire dix jours après l'arrivée en France. — le cas d'incubation prolongée se serait produit soudainement et aurait pu devenir la cause initiale d'une épidémie cholérique inexpliquée et inexplicable.

C'est là un exemple — très rare il est vrai — mais cependant des plus nets, du transport possible d'une épidémie de choléra à grande distance et il faut bien avouer ici que la police sanitaire maritime est désarmée devant l'éventualité de semblables faits et que — bien plus — il est impossible actuellement de lui fournir des armes pour lutter contre eux. Nous ajouterons enfin que cette cause de danger, exceptionnelle autrefois, a maintenant une tendance à se multiplier;

la plupart des grands paquebots, et même des gros cargo-
boats modernes ont à l'heure actuelle un équipage presque
entièrement indigène et ce sont de préférence de tels
hommes qui sont atteints à bord des navires ; par conséquent leur nombre de plus en plus grand ne peut qu'ac-
croître les chances de ce mode de transport des épidémies
de choléra.

La rareté, en cours de navigation, des éclosions cholériques
sur les passagers embarqués dans un lieu infecté a d'ailleurs
été observée il y a longtemps déjà, sans qu'on ait pu l'expliquer ; la Conférence sanitaire internationale de 1865 avait
signalé cette éventualité dans les textes précédemment
cités. Fauvel affirme tout d'abord que les navires — même
encombrés — ne sont pas atteints du choléra tous de la
même façon et il sépare ces navires en deux groupes nettement définis.

« Sous ce rapport, dit-il[1], il faut établir une distinction entre
les bâtiments venant d'un foyer cholérique, c'est-à-dire qui
ont embarqué des individus ayant séjourné plus ou moins
longtemps dans une localité où règne le choléra, et les navires
ayant un équipage et des passagers exempts de toute
influence cholérique et qui viennent se mettre en rapport avec
une localité ou avec des individus atteints de choléra. Sur les
premiers — ceux qui partent d'un lieu infecté — en dépit
d'un encombrement des plus fâcheux, si le choléra éclate à
bord, il n'y fait ordinairement qu'un petit nombre de victimes
et cela pendant les premiers jours de la traversée ; et, si
celle-ci se prolonge, il s'y éteint pour ne plus reparaître. Le
plus souvent même le choléra proprement dit ne s'y montre
pas... C'est donc un fait général que les navires provenant
d'une localité infectée et transportant des individus ayant
séjourné dans cette localité ne sont souvent le théâtre d'au-

[1] A. FAUVEL. Loc. cit.

cune manifestation cholérique et que, si la maladie éclate, elle n'y prend d'ordinaire que peu d'extension, même en cas d'encombrement... »

Quelques chiffres analogues aux nôtres sont ensuite rapportés ; ils se résument ainsi : sur trente-trois vapeurs et cent douze voiliers arrivés en 1865 aux Dardanelles — durant l'espace d'un mois et demi et provenant d'Alexandrie infectée — il n'y eut pendant le voyage que cinq décès par choléra et seize malades ; ces navires portaient — matelots et passagers — 5 326 hommes. Fauvel remarque encore que les cas de choléra arrivés aux Dardanelles se trouvaient sans exception sur des vapeurs, l'épidémie s'étant éteinte sur les voiliers dont le voyage était plus long.

Contrairemnut à cette première constatation la Conférence de 1865 ajoute que, si un bâtiment vierge de choléra vient se mettre au contact d'un pays infecté, l'épidémie fait de grands ravages à bord : c'est ici la seconde catégorie de navires indiquée par Fauvel dans la citation reproduite plus haut. Nous n'avons pas dans ce chapitre à nous occuper de ces derniers navires, car il ne s'agit pas ici de transport du choléra mais de dissémination. Une ville infectée de choléra dissémine ses germes sur les bâtiments mouillés dans son port, ceux-ci faisant partie intégrante de la ville au même titre que les autres habitations.

Ce que nous devons retenir c'est la confirmation donnée par Fauvel aux observations que nous avons recueillies : il nous dit que le choléra se manifeste rarement sur les passagers d'un navire quittant un pays infecté et que, s'il se manifeste, il s'éteint rapidement ; nos exemples et les siens concordent en tous points.

Mais alors, se demande Fauvel, comment le choléra se propage-t-il par la voie maritime ?

« La grande majorité des navires partis d'Alexandrie n'ont pas eu de choléra à bord pendant leur traversée. N'en ont-ils pas moins propagé la maladie, même en l'absence de tout accident cholérique constaté à bord ? Comment dans ces derniers cas l'ont-ils propagée ? Nous ne saurions le dire avec précision, mais il est certain qu'ils l'ont propagée par la raison décisive que le choléra ne s'est manifesté *que là* où ils ont abordé. »

Fauvel étudie ensuite le transport du choléra d'Europe à la Guadeloupe ; il examine le cas de chacun des navires incriminés de ce transport, montre qu'aucun de ceux-là ne peut être accusé en particulier et termine en disant : « Reste la dernière supposition dans laquelle la maladie aurait été importée, après une longue traversée, par un navire venant d'un lieu infecté, mais n'ayant pas eu d'accident cholérique à bord. Quelle que soit l'exactitude de cette version, dit-il, sur laquelle la Commission n'est pas en mesure de se prononcer, il n'en résulte pas moins, *et c'est là un fait capital*, que le choléra n'a éclaté à la Guadeloupe qu'après l'arrivée d'une provenance d'un pays infecté. »

Et la Commission de la Conférence de 1865 conclut : « ... Le danger d'importation par les navires et celui de donner lieu à une épidémie grave ne sont pas entièrement subordonnés à l'intensité, ni *même à l'existence* des accidents cholériques à bord des navires pendant la traversée. »

Ainsi donc la Conférence de 1865 n'a pas craint de mettre au jour une sorte de paradoxe sanitaire, à savoir qu'un navire peut apporter le choléra, sans l'avoir, ou plutôt sans paraître l'avoir. A notre tour nous allons exposer des faits qui montrent combien était juste l'opinion soutenue à Constantinople, il y a quarante ans.

En 1902, 4772 pèlerins indiens arrivent au lazaret de Camaran, provenant des Indes anglaises alors infectées de choléra. La mortalité de ces pèlerins pendant le voyage s'élève à 4,61 p. 1000, leur mortalité au lazaret pendant la quarantaine est de 1,80 p. 1000 ; durant le voyage et durant l'observation, aucun cas — même suspect — n'est constaté parmi eux [1].

Cette même année une épidémie de choléra ravageait les Indes Néerlandaises qui envoyaient 7586 pèlerins à La Mecque ; la moyenne de la mortalité de ces Javanais en cours de route a été de 3,93 p. 1000 ; au lazaret même elle fut de 1,13 p. 1000.

Tous ces chiffres étant égaux à la moyenne des années précédentes, on ne peut suspecter, ni du côté indien, ni du côté javanais, l'existence du choléra soit à bord, soit au lazaret, pour la bonne raison que, lorsque le choléra s'est manifesté à Camaran, il y a toujours donné lieu à une mortalité moyenne de 27.20 p. 1000 des arrivages infectés.

Et cependant malgré que tous les pèlerins soient demeurés indemnes jusqu'à leur arrivée au Hedjaz, le choléra n'en éclata pas moins à La Mecque, en 1902, *sans qu'on pût déterminer son mode de transport* depuis les Indes jusqu'à la ville sainte de l'Islam.

Toujours en 1902, les pèlerins qui, après avoir quitté La Mecque infectée, rentraient dans le bassin de la Méditerranée, furent envoyés au lazaret de El Tor. Ils y furent soumis à une longue observation, à des désinfections rigoureuses puisqu'une partie des objets suspects fut détruite par le feu ; enfin après le départ du lazaret, on ne constata plus aucun cas de choléra parmi les pèlerins, ni à bord des navires qui les ramenèrent vers la Méditerranée, ni dans les lazarets qui les reçurent une seconde fois. Et cependant — quarante jours environ après que les hadjis eurent quitté La Mecque — l'épidémie éclata en Égypte, dans une bourgade où venaient de rentrer une douzaine de pèlerins. La Commission chargée de faire une enquête à ce sujet en Égypte ne put que terminer son rapport par ces mots :

[1] F. BOREL. *Statistiques du lazaret de Camaran. Revue d'hygiène et de police sanitaire.* 1904.

« La filiation scientifique, le mécanisme intime et positif de l'infection de Moucha sont inconnus ; il y a des coïncidences, des probabilités, mais non l'évidence. La porte reste donc ouverte à toutes les hypothèses. »

En résumé — en 1865 comme de nos jours — on arrive à cette conclusion paradoxale, mais cependant exacte : le choléra *se transporte à longue distance* par l'intermédiaire des hommes embarqués sur les navires, bien que ces hommes demeurent indemnes dans la majeure partie des cas, ou que le choléra évident ait disparu de ces navires aussitôt après le départ du point infecté.

Mais ce qui se passe sur la voie maritime peut aussi bien se produire sur la voie terrestre, et c'était là — lors de la récente manifestation cholérique d'Allemagne — un des dangers qui avait le plus frappé le gouvernement de ce pays : à savoir l'extension possible de l'épidémie par l'intermédiaire d'hommes sains en apparence.

Deux cas des plus nets de ce transport du choléra se sont d'ailleurs produits en 1905, en Allemagne.

Vers le 23 août arrivait à Hambourg un émigrant provenant de Lomja, ville située dans une des provinces russes alors infectées. Cet émigrant tomba malade de pneumonie, mais bientôt une atteinte de choléra se manifesta chez lui ; le second malade fut son voisin de lit à l'hôpital, et quant au troisième cas il fut signalé sur une femme habitant un café voisin du campement des émigrants.

Plus tard — le 14 octobre — on constatait un cas de choléra à Strasbourg sur un jeune soldat arrivé depuis quelque temps de Thorn, ville située dans la Prusse orientale, c'est-à-dire dans la région infectée.

Ces deux cas, de Hambourg et de Strasbourg, représentent donc très nettement des exemples de transport de choléra à longue distance par la voie terrestre.

Devons-nous — comme Fauvel et la Conférence de 1865

— avouer que nous sommes à court d'explication ? Non, certes, car maintenant nous possédons la clef du problème.

Il est reconnu, à l'heure actuelle, que des microbes pathogènes, peuvent exister dans l'organisme humain sans y manifester leur présence par les phénomènes pathologiques qui leur sont propres : c'est le fait que l'on a dénommé *microbisme latent*.

L'hypothèse du transport possible du choléra par microbisme latent avait été signalée par l'un d'entre nous — dès 1902 et 1903 — au Conseil supérieur de santé de Constantinople à propos du pèlerinage musulman. Ce conseil ne semble pas, à ce moment s'être ému de ce problème, ni avoir provoqué des recherches en ce sens, recherches faciles à poursuivre au lazaret de Camaran et qui eussent éclairé d'un jour singulièrement nouveau la question de la propagation du choléra.

Le Conseil sanitaire maritime et quarantenaire d'Égypte, au contraire, s'y est intéressé vivement et, lors du pèlerinage de 1904-1905, il a entrepris une série d'expériences ayant pour but de rechercher la présence du vibrion cholérique dans l'intestin d'individus revenant du Hedjaz, bien que le choléra n'eût point fait son apparition cette année-là parmi les pèlerins musulmans.

M. le Dr Gotschlich [1] fut envoyé au lazaret de El Tor pour rechercher systématiquement les vibrions dans tous les cadavres sans exception. La preuve devait être fondée sur la réaction agglutinative obtenue par le sérum spécifique. C'est ainsi que l'on découvrit dans l'intestin de plusieurs pèlerins *russes et turcs* un vibrion qui était agglutiné à 1/2000 par le sérum spécifique ; le microbe du choléra de 1902 était agglutiné par ce même sérum à 1/4000. Or le choléra régnait

---

[1] *Bulletin quarantenaire d'Égypte*, nos 258, 271, 275, 276 et 277, 1905.

dans certaines parties de la Russie et de la Turquie au moment du départ de ces pèlerins.

Les expériences ont été poursuivies en dehors du lazaret de El Tor et les cultures envoyés à Berlin à l'Institut royal des maladies infectieuses. M. Gaffky, dans un rapport du 3 mai 1905, dit : « En supposant que la technique des expériences d'agglutination au lazaret de El Tor soit sans objection, il faut considérer les vibrions trouvés comme de vrais vibrions du choléra... Les pèlerins dans les intestins desquels ont été trouvés ces vibrions sont évidemment des *porteurs de bacilles*. Tous les savants au courant de l'épidémiologie du choléra savent que, parmi les personnes qui ont été en contact avec la matière infectieuse du choléra, il y en a beaucoup qui peuvent être dans ce cas. Nous savons que les malades atteints même légèrement de choléra peuvent héberger, jusqu'à quarante-huit jours après leur guérison, les vibrions du choléra dans leurs fèces. L'expérience prouvera si ce temps ne peut pas être beaucoup plus long dans certains cas exceptionnels... »

M. Köhler, président du Bureau sanitaire impérial allemand, tout en ratifiant le 8 juin 1905 les conclusions du précédent rapport, voulut pousser les recherches plus loin ; il lui sembla nécessaire de compléter les expériences d'agglutination dans tous les cas douteux par l'épreuve de Pfeiffer, telle qu'elle est prescrite dans l'Instruction allemande pour la constatation bactériologique du choléra. Le professeur Köhler ajoutait que, si le nouveau résultat était également positif, il serait démontré que les microbes du choléra peuvent pulluler pendant très longtemps dans l'intestin de personnes saines et être propagés de cette façon.

Les professeurs Kolle et Meinicke furent chargés de compléter les expériences précédentes ; en transmettant leur rapport, dont nous donnerons plus loin les conclusions, le professeur Gaffky s'exprimait ainsi (30 juin 1905) :

« Après les recherches très minutieuses de MM. les professeurs Kolle et Meinicke, je partage l'opinion des experts bactériologues d'Égypte qui disent qu'il s'agit sans aucun doute, dans tous les cas, de véritables vibrions du choléra. Le résultat de l'examen bactériologique ne peut même pas être ébranlé par ce fait que, pendant le pèlerinage, aucun cas n'a été constaté qui ressemblât au choléra au point de vue clinique ou anatomo-pathologique.

« Nous savions déjà que les personnes ayant été exposées à l'infection peuvent héberger les germes spécifiques du choléra dans leur intestin sans montrer cliniquement les moindres symptômes de la maladie. Nous savions aussi, par des observations antérieures, que des porteurs de bacilles cholériques peuvent — sans altération visible de leur santé — héberger dans leur intestin pendant sept à huit semaines des vibrions capables de se reproduire. Les observations de El Tor nous apprennent que ce temps peut être, selon les circonstances, encore plus long et que même plusieurs porteurs de choléra n'occasionnent pas toujours la maladie dans leur entourage.

« Pour le moment il nous est impossible de trancher la question de savoir si les vibrions du choléra perdent peu à peu leur virulence pour d'autres personnes par leur séjour prolongé dans l'intestin d'un homme : la dégénérescence de certaines des six colonies examinées semblerait prouver le fait. Dans le cas présent, il est probable que, si les pèlerins russes et turcs, hébergeant en eux le germe de la maladie, n'ont pas provoqué le choléra dans leur entourage, c'est que leurs vibrions étaient très rares ou que ces hommes ont manqué de l'occasion favorable pour les faire passer sur des individus accessibles à la maladie... »

Nous ne nous étendrons pas sur la nature des dernières expériences faites par MM. les professeurs Kolle et Meinicke ; nous citerons seulement les conclusions de leur rapport daté du 30 juin 1905 et portant sur six cultures provenant de six pèlerins différents décédés au lazaret de El Tor :

« 1° Les six cultures isolées à El Tor dans les cadavres des pèlerins doivent être considérées, dans l'état actuel de la science, comme de vraies cultures du choléra; elles sont tout à fait typiques au point de vue de leurs caractères biologiques (milieux de cultures, expérimentation sur les animaux); en outre, toutes les réactions d'immunité, même l'immunisation directe, ont donné un résultat positif.

« 2° L'utilité pratique et l'exactitude de l'épreuve d'agglutination ont été entièrement confirmées, ainsi que la doctrine de la spécificité absolue du vibrion du choléra. Sans l'emploi des réactions d'immunité, et tout spécialement de l'épreuve d'agglutination, il eût été impossible d'identifier les cultures soit à El Tor, soit plus tard.

« 3° Les individus qui hébergeaient ces vibrions du choléra et qui moururent de maladies intercurrentes sont donc des *porteurs de choléra*. Par des recherches faites lors de la dernière épidémie de choléra en Allemagne (1892), on savait que les vibrions cholériques peuvent persister dans les selles des personnes atteintes de cette maladie jusqu'à deux mois après leur guérison. Il n'y a aucune raison pour ne pas admettre que, suivant les circonstances, ils peuvent se maintenir encore plus longtemps dans l'intestin.

« 4° Plusieurs raisons nous font supposer que les pèlerins ont rapporté de leur patrie le germe du choléra. notamment le fait démontré par le professeur Gotschlich que tous les porteurs de choléra provenaient de la Turquie d'Asie ou de la Russie où le choléra régnait au moment du départ des pèlerins pour La Mecque (décembre 1904, janvier 1905). Parmi les porteurs de choléra, il n'y avait aucun pèlerin africain.

« 5° Il est impossible d'expliquer d'une manière sûre pourquoi une épidémie n'a pas éclaté parmi les pèlerins, bien que l'agent infectieux se soit trouvé chez quelques-uns d'entre eux. Le fait que les six cultures ont été obtenues par le procédé de l'eau peptonée, laisse supposer que les vibrions étaient peu nombreux chez les pèlerins en question. Peut-être aussi les pèlerins turcs se sont-ils tenus à l'écart des autres pèlerins? On ne sait pas non plus combien d'entre eux possédaient l'immunité contre le choléra. Enfin il ne faut pas rejeter la supposition que les cultures n'offraient qu'un faible pouvoir pathogène à l'égard des hommes. On ne peut conclure de la virulence des vibrions envers les cobayes à celle qu'ils possèdent vis-à-vis de l'homme. »

En résumé, tout individu provenant d'une localité infectée peut être porteur, dans son intestin, du vibrion cholérique à l'état latent. Deux cas se présentent alors :

1° Des individus — comme dans les exemples précédents observés au lazaret de El Tor — conservent pendant un temps très long ces vibrions dans leur intestin, sans créer autour d'eux une contagion quelconque.

2° Des individus — suivant l'hypothèse émise au sujet des pèlerins indiens qui ont traversé sans incident le lazaret de Camaran et n'ont rendu visible qu'à La Mecque le choléra qu'ils portaient en eux — arrivent d'un centre infecté et créent autour d'eux une nouvelle épidémie parce que leur vibrion rencontre tout à coup les conditions favorables à son développement, soit sur les porteurs de bacilles eux-mêmes, soit dans l'entourage immédiat de ces porteurs.

Mais si ces hommes — en état de microbisme latent — voyagent pendant qu'ils charrient cette culture intestinale, le cas initial pourra se produire très loin du foyer primitivement infecté et causer de la sorte une nouvelle épidémie fort distante de la première; ainsi se présente résolu le problème du transport du choléra.

Il reste cependant un autre point à éclaircir : pourquoi les matières fécales des hommes en état de parasitisme latent deviennent-elles subitement dangereuses au moment du débarquement, alors que pendant tout le cours de la traversée elles n'ont amené aucune atteinte dans un milieu même encombré ? La réponse est facile : sur le navire — et depuis la plus haute antiquité — a existé et existe le *tout à la mer* ; les matières fécales ne séjournent jamais à bord ; à peine émises, elles sont rejetées dans l'océan ; elles ne peuvent donc nuire.

Nous croyons pouvoir conclure de tout ce qui précède que le choléra *se transporte à longue distance* de la manière suivante :

Un navire emporte avec lui un certain nombre de personnes qui viennent de subir l'influence d'un milieu infecté ; presque tous ces individus sont porteurs, dans leur intestin, du vibrion cholérique qui persiste chez un ou plusieurs d'entre eux et devient au moment de l'arrivée en un pays indemne et où n'existe plus le *tout à la mer* — dangereux pour l'entourage nouveau.

Les mêmes faits peuvent se produire au moyen des chemins de fer ; mais les unités arrivant isolément seront toujours moins dangereuses. C'est d'ailleurs pour cela que le transport en grand nombre d'individus — tels les émigrants par exemple — doit être à redouter. Il est vrai que les chemins de fer à longue portée n'existent pas encore, que les rares voies déjà établies (Transsibérien) ont un trafic limité. Dès que les voies ferrées du golfe Persique ou de La Mecque seront installées et utilisées par les pèlerins de retour, il faudra s'attendre à constater des modifications dans l'itinéraire actuel du choléra.

L'épidémie est transportée — par la voie maritime ou ferrée — jusque dans une localité indemne ; comment va-t-elle se propager, c'est-à-dire s'étendre d'une ville à une autre ? Dans quelles limites et sur quelle distance peut avoir lieu cette *propagation* ? Le problème ainsi énoncé est assez difficile à

résoudre, car les limites de la propagation seront en rapport
avec les moyens de locomotion existant dans chaque pays. Il
est clair que le rayon de propagation du choléra ne sera pas
égal en Europe et en Arabie ; sur notre continent on parcourt
en douze heures les 850 kilomètres qui séparent Marseille de
Paris; en Arabie il faut six ou sept jours au moins pour
franchir les 240 kilomètres existant entre Médine et Yambo.

Ceci dit, étudions, dans les modes de propagation du choléra, le rôle joué par les divers intermédiaires déjà énumérés
à propos du transport.

1° et 2° *Les marchandises, les effets et les bagages.* — Il est
évident que ces objets peuvent avoir une influence dans la
propagation du choléra, bien que leur action — et surtout
celle des marchandises négligeable dans la pratique — soit
des plus limitées.

Les effets et les linges, d'une contamination plus facile que
celle des marchandises, ne nous ont point paru apte au
transport du choléra. En revanche, nous leur accordons un
rôle possible dans sa propagation. Une conclusion très nette
s'impose en conséquence : l'action nocive des effets et des
linges cesse à un moment donné, puisqu'ils propagent le
choléra, mais ne le transportent pas; il n'y a en réalité —
entre ces deux ordres de faits — qu'une question de longueur
de temps.

Les expériences de laboratoire prouvent que le vibrion
cholérique est un des microbes les plus fragiles : la dessiccation même assez lente, le détruit en trois ou quatre jours. Il
s'ensuit qu'après un long trajet, comme celui des Indes à
Marseille, ces microbes ne sauraient conserver leur vitalité
et redevenir subitement dangereux au moment de l'arrivée.
Au contraire, si ces mêmes germes sont transportés sur des
linges de Marseille au Havre, ou même de Constantinople à
Paris, ils pourront conserver leur pouvoir contagieux, malgré
le temps passé à faire le voyage.

Le choléra peut donc se propager par les effets et linges infectés, mais l'étendue de sa migration est forcément limitée à la distance qu'on peut parcourir pendant le temps où le microbe incriminé demeure vivant à la surface des objets.

3° *L'eau potable.* — Il nous paraît inutile de nous étendre sur la propagation du choléra par l'intermédiaire de l'eau potable transportée. Si, dans les pays lointains, les indigènes ont conservé — et pour cause — l'habitude de voyager avec la provision d'eau nécessaire à leur déplacement, il n'en est pas de même en Europe. Tout au plus pourrait-on entrevoir la possibilité d'une semblable infection par l'intermédiaire des wagons-restaurants.

4° *Les individus malades.* — Un individu malade se déplaçant rarement — surtout pour un voyage de plusieurs heures — on peut admettre que la propagation du choléra ne se fait pas de la sorte, bien qu'ici les conditions de contagion soient particulièrement à redouter.

5° *Les individus sains tout au moins en apparence.* — Les individus sains peuvent se diviser en deux groupes :

D'un côté ceux qui se trouvent en état de microbisme latent; de l'autre ceux qui sont dans la période d'incubation de durée normale.

Les premiers, capables de transporter le choléra, peuvent, à plus forte raison, le propager; l'action qui se fait sentir sur une grande étendue, s'exerce *a fortiori* sur un espace plus limité.

Le second groupe comprend les individus qui ne peuvent transporter le choléra à longue distance, mais qui jouent un rôle puissant dans sa propagation : ce sont les personnes en état d'incubation amenées par les navires ou la voie ferrée.

Citons quelques exemples de cette propagation, tout au moins par des navires, bien qu'elle soit aussi fréquente et aussi dangereuse par chemin de fer, mais parce que sur ce dernier élément de contagion il est plus difficile de relever des faits typiques[1].

Obs. XIV. — *Ismaïlia* : parti d'Alexandrie le 11 septembre 1902 ; arrivé à Clazomènes (lazaret de Smyrne) le 16.

Un chauffeur a des vomissements et de la diarrhée ; il est isolé comme suspect de choléra.

Obs. XV. — *Fayoum* : parti d'Alexandrie le 22 septembre 1902 ; arrivé à Port-Saïd le 23.

Un cas se déclare à bord pendant la traversée.

Obs. XVI. — *Royal* : parti d'Alexandrie le 11 janvier 1903 ; arrivé à Malte le 15.

Un décès par choléra se produit en cours de route, deux cas existent à l'arrivée, quatre autres cas se manifestent au lazaret.

Dans ces trois observations toutes les personnes devenues malades ultérieurement avaient quitté Alexandrie en très bonne santé. Sur ces neuf cas, quatre se sont produits en cours de route et ont par conséquent, pu être décelés par les autorités sanitaires, mais les cinq autres auraient pu devenir la cause de contaminations consécutives.

La récente épidémie d'Allemagne — en 1905 — est intéressante à étudier au point de vue de sa propagation. En effet, en faisant l'historique de cette épidémie, nous avons suivi ce choléra dans sa voie continue de fleuves et de canaux, depuis la Russie jusqu'au centre de l'Allemagne. Dans cette épidémie, la voie fluviale a représenté le véhicule certain du choléra ; c'est par elle qu'il s'est propagé. Doit-on admettre que l'eau des fleuves ait été contaminée et que c'est par sa consommation que bateliers et riverains ont été infectés ? Nous ne le pensons pas. Un simple regard jeté sur la carte montre que le choléra a marché d'une façon aussi rapide et aussi régulière en remontant les fleuves qu'en les descendant (voir carte III).

Ce sont bien plutôt les radeaux, les chalands, en un mot

[1] *Bulletin quarantenaire d'Égypte*. 1902-03.

toute la batellerie se mouvant sur les voies fluviales et les canaux qui ont été les instruments de la propagation. Pour s'en convaincre il suffit de parcourir les extraits des divers rapports adressés au Gouvernement français par ses consuls en Allemagne. Nous en citerons quelques passages :

Dantzig, 25 août..... C'est sur un bateau de navigation fluviale que se sont manifestés les premiers cas à Kulm.....

Dantzig, 28 août..... Les premiers malades constatés à Einlage furent des sujets russes conducteurs de trains de bois.....

Dantzig, 31 août..... Tous les cas se sont produits parmi les bateliers et conducteurs de trains de bois ou parmi les personnes ayant été à leur contact immédiat.....

Breslau, 15 septembre..... Il a été constaté un premier cas sur l'enfant d'un batelier.....

Dantzig, 15 septembre..... Un nouveau cas a été signalé sur l'enfant d'un batelier.....

Dantzig, 19 septembre..... A Dirschau, on a reconnu le microbe du choléra dans les selles de trois personnes appartenant à la famille d'un batelier.....

Dantzig, 23 septembre..... La grande majorité des cas continue à être fournie par le personnel de la batellerie fluviale.....

Dantzig, 24 septembre..... Le premier cas a été constaté sur un batelier.....

Cette nomenclature est instructive au plus haut degré : elle montre que la batellerie s'est infectée en un point central — qui fut Bromberg presque toujours — et que de ce point elle propagea le choléra dans toute l'Allemagne, sans qu'il fût possible d'entraver sa marche.

Mais comment cette batellerie a-t-elle propagé le choléra ? C'est ce qu'il faut déterminer. Dans un des rapports du consul de France à Dantzig nous lisons :

«... La navigation fluviale représente un grand danger pour la santé publique dans l'Allemagne du Nord. Les bateaux, et surtout ceux provenant de Russie, ont des installations rudimentaires, très insalubres pour les équipages et pour les

familles des bateliers. Hommes, femmes et enfants sont
entassés dans d'étroites cabines; tout ce personnel est très
mal nourri, mal vêtu et d'une malpropreté inévitable, étant
donné le salaire dérisoire des bateliers... La batellerie allemande a été améliorée, mais il n'en est pas de même pour
celles des Russes et des Autrichiens... »

Ces bateliers, entassés sur leurs chalands ou dans les
étroites cahutes qu'ils élèvent sur les trains de bois, y vivent
de longues journées : c'est leur maison ; ils y mangent et
y font tout... le baquet à ordures est voisin de la cuisine,
car l'espace habitable est parcimonieusement mesuré. Quoi
d'étonnant si le choléra se répand parmi eux et reste profondément attaché à un de ces bateaux lorsqu'il y a été apporté
une première fois? Sur les trains de bois il n'y a même pas de
baquet à ordures et chacun va s'exonérer sur une partie de
la grande surface flottante : le radeau emporte ainsi avec
lui, et sur de vastes distances, des matières fécales contaminées, offrant, à tous les modes de dissémination, la facilité
d'entrer en jeu. Tsukuki avait déjà signalé le même danger
pour la batellerie qui sillonne les fleuves chinois.

C'est donc par les individus en état d'incubation ou de
microbisme latent et plus encore par les radeaux considérés comme *habitations flottantes insalubres* que le choléra s'est propagé en Allemagne : les bateliers nomades
sont, en presque tous les pays, demeurés inconnus des lois
sanitaires ; ils ne sont soumis à aucune surveillance, ils
construisent leurs habitations suivant leur gré, et comme la
place dont ils disposent est très limitée il en résulte qu'ils
accumulent à leur bord toutes les conditions d'insalubrité.
On s'explique qu'au jour d'une épidémie, ces habitations flottantes deviennent un puissant moyen de propagation. Il n'est
donc pas nécessaire d'aller chercher, pour saisir la cause de
l'extension du choléra en Allemagne, l'hypothèse de centaines
de millions de mètres cubes d'eau infectée, de la pollution de

toutes les voies navigables : le fait que le choléra a remonté
les fleuves aussi bien qu'il les a descendus démontre l'inanité
de cette supposition. Combien il est plus simple de dire
qu'une seule matière fécale existant à proximité d'une cuisine
ou d'un réservoir d'eau, à bord d'un de ces chalands, a joué
un rôle plus actif que toute autre cause d'infection.

Nous conclurons donc que la *propagation* du choléra —
d'une ville à une autre — peut s'effectuer, comme le transport, par l'intermédiaire d'individus en état de microbisme
latent ; mais qu'à ce mode il faut ajouter d'autres procédés
d'extension : les effets et bagages infectés de déjections cholériques, l'apport par les bateaux de rivières de selles contaminées, et l'arrivée d'individus en état d'incubation. Quel
que soit le mode suivant lequel le vibrion cholérique s'introduit dans une ville indemne, on doit se souvenir que la
résistance de ce vibrion à la dessiccation ne dépasse pas trois
à quatre jours et que d'ordinaire les phénomènes d'incubation
ne s'étendent pas d'ordinaire au delà de quatre à cinq jours ;
c'est pourquoi, dans la pratique, le choléra ne peut se propager, d'un seul bond, dans un rayon plus étendu que celui qui
peut être parcouru par l'homme dans ce même laps de temps
de cinq jours, en tenant compte, bien entendu de la rapidité
des moyens de locomotion en usage dans chaque pays.

Permettons-nous une hypothèse : le choléra soit par *transport* à longue distance, soit par *propagation* de proche en
proche, est parvenu jusque sur le territoire français et notre
frontière a été envahie : comment la *dissémination* de l'épidémie va-t-elle s'opérer ? Comment va-t-elle s'étendre dans
un village de maisons en maisons ?

N'ayant dans cet ouvrage qu'un objectif, la défense de nos
frontières terrestres ou maritimes nous ne ferons qu'indiquer
en quelques mots suivant quels modes cette dissémination
pourra s'effectuer, car ici il ne s'agira plus de prophylaxie
internationale, mais de police sanitaire nationale.

Bien qu'arrivé à ce point le problème de l'étiologie cholérique paraisse se restreindre et le cercle d'investigations se
resserrer, c'est au contraire le moment où tous les modes
d'extension les plus divers, déjà cités, vont entrer en action
et déterminer ces soudaines explosions auxquelles on a pu
assister à plusieurs reprises dans notre pays même.

1° et 2° Les *effets* et les *linges* joueront un rôle puissant
de dissémination, parce qu'ils auront été récemment souillés
par les déjections cholériques n'ayant pas eu le temps nécessaire pour se dessécher, c'est-à-dire pour que leurs microbes
aient perdu tout pouvoir infectieux.

3° L'*eau potable* pourra devenir le véhicule de la contagion
si des déjections contaminées, récemment émises, ont pu se
frayer un chemin jusqu'à la nappe d'eau souterraine ou jusqu'aux puits et citernes.

4° Les *aliments* de toutes sortes pourront être contaminés et
recéler le microbe cholérique que des mouches ou d'autres
insectes y auront ensemencé, après l'avoir pris sur des
matières fécales.

5° Les *malades* infecteront leur entourage par leurs déjections renfermant d'énormes quantités de vibrions cholériques.

6° Les *hommes sains* eux-mêmes pourront devenir une
cause de contagion pour leurs voisins puisque leurs matières
fécales contiendront — dans un grand nombre de cas — le
bacille virgule resté sans prolifération chez eux, mais capable
de devenir pathogène chez un autre.

Quel que soit l'intermédiaire envisagé dans ces différents
cas, une source unique de l'infection apparaît chez tous :
les matières fécales, les vomissements, en un mot les
déjections, et tout aussi bien celles des hommes sains que
celles des malades. C'était d'ailleurs le principe admis par la
Conférence de 1865 lorsqu'elle disait : « La matière des déjections cholériques étant incontestablement le principal récep-

tacle de l'agent morbifique, il s'ensuit que tout ce qui est contaminé par ces déjections devient aussi un réceptacle d'où le principe générateur du choléra peut se dégager sous l'influence de conditions favorables. Il s'ensuit encore que la genèse du germe cholérique a lieu probablement dans les voies digestives à l'exclusion, peut-être, de tout autre appareil de l'organisme ».

La science moderne a depuis complété quelques-unes de ces données ; nous pouvons dire maintenant : les déjections de beaucoup de personnes — en temps de choléra — sont le réceptacle du vibrion cholérique : tout ce qui est contaminé par ces déjections devient, à son tour, un foyer dangereux, tant que la dessiccation, la désinfection, ou l'altération spontanée ne l'ont pas détruit. La multiplication du microbe du choléra a lieu dans les voies digestives à l'exclusion de tout autre appareil de l'organisme, mais cette multiplication peut, dans quelques cas, ne pas y manifester sa présence par des troubles pathologiques.

La prophylaxie applicable au choléra se restreint et s'amplifie donc tout à la fois : elle se restreint, puisque nous savons que la lutte ne doit viser que les seules déjections fraîches partout où elle se rencontrent; elle s'amplifie puisque nous apprenons que cette lutte doit porter sur toutes les déjections aussi bien sur celles des malades que sur celles des hommes sains en apparence.

Ce phénomène du microbisme latent domine pour une part les préoccupations de la police sanitaire maritime internationale, parce qu'il donne la clef du transport d'une épidémie — invisible et insoupçonnée — d'un lieu dans un autre fort éloigné du premier. Il est difficile de déterminer pendant combien de temps dure la période véritablement dangereuse de cet hôte dissimulé ; les données sur ce sujet ne sont pas encore nombreuses, on peut cependant entrevoir déjà quelques conclusions pratiques.

Kolle et Meinicke ont montré récemment, ainsi que nous l'avons dit, que le vibrion existait encore vivant dans l'intestin d'individus ayant quitté depuis cinq mois environ toute région infectée. Mais ces individus n'ont créé autour d'eux aucune épidémie, car leur microbe, bien que vivant, paraissait avoir perdu sa puissance d'infection. D'autre part les pèlerins retournant par voie de terre de La Mecque en Mésopotamie et en Syrie — voyage dont la durée est de soixante jours environ — n'ont jamais transporté le choléra avec eux jusque dans les pays situés au delà du désert.

Par contre les pèlerins venant des Indes à La Mecque contaminent fréquemment la ville sainte environ trente jours après leur départ des pays infectés. De même, en 1902, les pèlerins rentrés en Égypte avaient quitté le Hedjaz ravagé par l'épidémie depuis une trentaine de jours et ils purent néanmoins créer un nouveau foyer autour d'eux à Moucha. On peut donc admettre que la durée véritablement active du microbisme latent ne s'étend guère au delà de quarante-cinq jours. Il faut cependant ajouter que cette sorte de désinfection spontanée de l'intestin se produira seulement dans des conditions analogues à celles où se trouvent les pèlerins à la mer ou pendant la traversée d'un désert. C'est en effet dans ces deux seules conditions que les individus indemnes, accompagnant ceux qui sont en état de microbisme latent, se trouvent préservés des dangers résultant des matières fécales, lesquelles sont, dans ces deux cas rapidement mises hors de contact, projetées à la mer, ou abandonnées dans le désert derrière la caravane.

Il ne faudrait pas se hâter de conclure que tous les pays situés à quarante jours de distance d'une région contaminée de choléra soient sous la menace d'une épidémie. Des faits s'élèvent contre une telle conclusion : Marseille est à seize ou dix-sept jours de Bombay et, malgré cela, cette ville n'a jamais été infectée par le choléra arrivant *directement*

des Indes. Pour que le vibrion cholérique, conservé longtemps dans un intestin humain, récupère sa virulence première, il lui faut sans doute rencontrer, réunies, certaines
conditions de saleté, d'encombrement qu'on ne trouve guère
qu'au Hedjaz, lors du pèlerinage, et aussi en Égypte, tout au
moins dans le milieu auquel appartiennent les pèlerins de
ce pays. C'est pour cela que La Mecque a toujours été la
station de relais du choléra entre l'Europe et les Indes ; c'est
là seulement qu'il peut puiser les forces nécessaires pour
effectuer la seconde partie de son voyage. Quand l'épidémie
emprunte la voie du golfe Persique, c'est encore au milieu
de l'intense saleté qui règne à Bassorah qu'elle peut se régé-
nérer. Cependant nous devons prendre garde à ne pas
créer dans nos ports les conditions nécessaires pour que de
pareils accidents puissent se produire : or d'un côté l'émigration toujours grandissante, et de l'autre le nombre des
équipages indigènes augmentant de jour en jour, tendent à
créer dans quelques-unes de nos villes maritimes des collec-
tivités dangereuses qu'il importe de surveiller étroitement
au point de vue sanitaire et auxquelles nous devons fournir
des installations hygiéniques irréprochables.

Nous admettrons donc que le microbisme latent pourra
être encore actif au bout de quarante jours environ, à la condition que les porteurs de bacilles trouvent à leur arrivée
un milieu préparé pour la réviviscence de leur microbe.

Les règlements sanitaires actuels — internationaux ou
nationaux — prennent seulement en considération ce que
nous avons appelé la *propagation du choléra*. Leur lutte
contre le danger se circonscrit en quelque sorte autour du
malade, autour de l'individu en état d'incubation et autour
de leurs effets ; la plupart de ces règlements ont renoncé,
à juste titre, à prendre des mesures quelconques contre les
marchandises que l'expérience a démontrées être inoffen-
sives.

Malgré les précautions prises, l'épidémie actuelle a continué sa marche avec une régularité mathématique : de 1900 à 1903, chaque année a marqué pour elle un progrès nouveau.

Il faut ajouter toutefois que, plus l'épidémie s'est approchée des pays civilisés, moins ses ravages ont été grands.

Si sa marche est continue et si cette épidémie paraît moins active que jadis, on doit en conclure logiquement que la lutte engagée contre elle donne des résultats tout au moins partiels.

Pour remporter une victoire complète, il faut donc augmenter notre défense et lutter tout à la fois contre le *transport*, la *propagation* et la *dissémination* de l'épidémie.

CONCLUSIONS. — Le choléra parvient jusqu'à l'Europe par trois routes différentes qu'il a parcourues à des époques différentes.

Par l'Afghanistan, chemin qu'il n'a suivi qu'une fois et encore concurremment avec d'autres. Dans cette première voie la propagation s'opère lentement par terre, étant donné le peu d'activité des communications.

Par le golfe Persique le choléra s'est frayé un second trajet avec transport direct des Indes à Bassorah ou propagation lente de port à port dans le golfe, le tout suivi d'une propagation par voie de terre à travers la Mésopotamie et la Perse.

Par la mer Rouge, le Hedjaz et l'Égypte enfin la maladie s'est ouvert une troisième route où le transport maritime entre seul en jeu.

Mais — que le choléra suive l'un ou l'autre de ces chemins — il se transmet exclusivement par l'intermédiaire des hommes provenant des pays infectés ou plutôt de leurs déjections. L'homme voyageant aussi bien par voie de terre que par voie de mer, le choléra suit l'une de ces voies selon les circonstances. Toutefois les observations que nous avons recueillies — corroborées par les opinions antérieures de la Conférence de 1865 — prouvent que « le choléra s'éteint rapidement à bord des navires comme s'il lui manquait, dans les conditions ordinaires de l'habitation nautique, un milieu favorable à sa réviviscence... »

Les yeux fixés sur ces principes, nous allons déterminer les points généraux sur lesquels doit reposer l'édiction d'une police sanitaire anticholérique, en attendant que nous ayons dans la sérothérapie préventive un moyen de lutte plus puissant :

I. *Le choléra se transmettant par les hommes, la surveillance sanitaire doit donc porter sur eux à l'exclusion de mesures contre les marchandises et les navires eux-mêmes.*

II. *Le choléra, parvenant jusqu'à nos frontières aussi bien par la voie de terre que par celle de mer, les mesures prophylactiques seront donc identiques sur ces deux voies. Nous ne serons pas autorisés à être beaucoup plus rigoureux pour les passagers arrivant par navires de pays infectés que pour les voyageurs arrivant par chemin de fer.*

III. *Les déjections fraîches des hommes étant les plus dangereuses lorsqu'il s'agit de choléra, les mesures de désinfection partielle à édicter porteront donc seulement sur les locaux — des chemins de fer et des navires — pouvant recéler ces matières fécales, ou sur les linges, effets et locaux ayant été en contact avec des malades.*

CHAPITRE III

LA PESTE ET SON MODE DE PROPAGATION

Historique. — Théories anciennes sur la propagation de la peste.
Théories modernes. — La peste et le navire. — Conclusions.

HISTORIQUE. — Écrire l'histoire de la peste — même brièvement — depuis l'antiquité jusqu'à nos jours, sortirait du
cadre de ce travail. Nous retracerons simplement la marche
de la peste dans ses grandes lignes afin de montrer quelle
évolution elle a subi depuis les épidémies les plus anciennes
jusqu'à celle qui, partant de Chine en 1894, a envahi successivement tous les continents du monde.

La peste a régné de tout temps, au dire des historio-
graphes[1], et il semble impossible d'assigner une époque déterminée à son apparition. Moïse, Homère, les historiens latins,
Thucydide, Lucrèce, Pline, Diodore de Sicile, Galien nous
signalent l'existence de la peste en Orient.

Plus tard Grégoire de Tours, Procope, Évagrius, Agathias
et beaucoup d'autres nous donnent encore des descriptions
de ce qu'ils appellent toujours la peste d'Orient.

Jusque vers 1800 l'aire de la peste était très étendue[2] : elle
embrassait l'Europe, le nord de l'Afrique, l'Asie Mineure, la
Syrie, la Mésopotamie, le Turkestan, la Perse, le sud et
l'extrême-orient de l'Asie jusque sur les rives chinoises du
Pacifique. Mais jamais elle n'avait traversé l'Atlantique et
c'était une maladie essentiellement propre au vieux monde.

[1] CLOT-BEY. La peste observée en Égypte. Paris, 1840.
[2] FAUVEL. Travaux du comité consultatif d'hygiène. 1881.

« Elle paraît avoir oscillé, comme autour de son centre de gravité, sur les bords de la Méditerranée orientale, de la mer Rouge, du golfe Persique et de la Caspienne »

Puis peu à peu, au début du XIXe siècle, les limites de la peste se réduisirent singulièrement, se concentrant dans l'Assyr, le Kurdistan, la Perse, le Turkestan, sur les montagnes nord-occidentales de l'Himalaya et dans les contrées montueuses du Yun-Nam.

On constatait toujours dans les régions que nous venons de citer quelques épidémies de cette nature, mais le danger semblait définitivement éloigné, si bien que, depuis 1860 environ, la plupart des gouvernements européens avaient presque cessé — dans leurs règlements sanitaires — d'envisager l'éventualité d'une invasion de la peste.

Mais brusquement — au début de 1894 — la peste fit son apparition sur les côtes de Chine, où elle était arrivée du Yun-Nam. pour se répandre, chose inouïe, dans un nombre considérable de ports situés dans toutes les parties du monde.

En 1896, elle gagne les Indes qu'elle ravage depuis cette époque, puis elle se dirige par étapes successives vers l'Europe infectant la mer Rouge, l'Égypte, de nombreux ports de la Méditerranée. Elle marche aussi vers le sud atteignant Madagascar, Maurice, la Réunion, le Cap et même l'Australie. Du bassin de la Méditerranée elle gagne l'Amérique du Sud, qu'elle contourne peu à peu, contaminant tout aussi bien la rive du Pacifique que celle de l'Atlantique : chacun des ports infectés en infecte d'autres l'année suivante.

Nous savons que ses ravages — excepté aux Indes et en Égypte — n'ont pas en général été considérables; mais nul ne peut prévoir combien de temps durera cette actuelle invasion de la maladie, ni affirmer qu'elle ne s'installera pas à l'état endémique dans quelques-uns des centres contaminés. Les services sanitaires maritimes resteront encore pendant de longues années sous la menace d'une infection, d'autant plus redoutable qu'elle se produit toujours à l'improviste. Il importe donc d'établir d'une façon très précise le bilan de nos connaissances actuelles sur la propagation de la peste, afin d'instituer à cet égard une réglementation qui garantisse le maximum de sécurité à nos frontières et le minimum de restrictions au commerce international, lequel a déjà eu trop à souffrir de la présente épidémie et des craintes excessives qu'elle avait au début suscitées.

THÉORIES ANCIENNES SUR LA PROPAGATION DE LA PESTE. — Nous ne pouvons avoir recours ici — comme pour le choléra — à des textes précis élaborés par une conférence internationale ; la crainte de la peste ayant disparu depuis de longues années, c'était surtout à lutter contre le choléra que s'efforçaient les gouvernements européens.

Cependant, à l'époque où la peste apparaissait encore fréquemment en Égypte, l'Académie de médecine s'était émue de sa menace et, en 1840, elle avait nommé une commission chargée de présenter un rapport sur la peste [1] : c'est à ce travail que nous empruntons les renseignements suivants. Ils sont relatifs au mode de propagation de la maladie et mettent en lumière l'opinion que les savants de cette époque professaient sur son étiologie. Ils se résument en cinq propositions :

I. Un examen attentif et sévère des faits contenus dans la science établit, d'une part, que, dans les foyers épidémiques, le contact immédiat de milliers de pestiférés est resté sans danger pour ceux qui s'y sont exposés à l'air libre ou dans des endroits bien ventilés ; et, d'une autre part, qu'aucune observation rigoureuse ne démontre la transmissibilité de la peste par le seul contact des malades.

II. Des faits en très grand nombre prouvent que les hardes

[1] Prus. Rapport à l'Académie royale de médecine sur la peste et les quarantaines. Paris 1846.

et vêtements ayant servi à des pestiférés n'ont pas communiqué la peste aux personnes qui en ont fait usage, sans aucune purification préalable, et dans un pays actuellement ou récemment soumis à une constitution pestilentielle. Les faits qui sembleraient avoir donné un résultat opposé ne pourraient acquérir de valeur que s'ils étaient confirmés par des observations nouvelles faites en dehors des foyers épidémiques, loin des foyers d'infection miasmiatique, loin des pays où la peste est endémique.

III. La transmissibilité de la peste par les marchandises, dans les pays où la peste est endémique ou épidémique, n'est nullement prouvée.

IV. La classification admise dans nos lazarets pour les objets susceptibles et non susceptibles ne repose sur aucun fait ni sur aucune expérience dignes de confiance.

V. L'étude des moyens propres à désinfecter les vêtements, hardes et marchandises, est encore à faire. Pour être rationnelles, des recherches à ce sujet devraient être précédées de la preuve que ces différents objets peuvent réellement se charger du principe de la peste.

Il restait alors à déterminer pour la Commission de 1840 comment la peste pouvait en dehors des pays infectés se transporter par l'intermédiaire des navires. Le problème était assez embarrassant à résoudre pour cette Commission qui ne reconnaissait ni l'action nocive du contact des malades, ni celle des hardes ou effets, ni celle des marchandises de quelque nature qu'elles soient.

Elle répondit alors que la peste se propageait par *l'air chargé de miasmes exhalés du corps des pestiférés ; ces foyers d'infection pestilentielle une fois formés à bord d'un navire, par la présence d'un ou de plusieurs pestiférés, peuvent être transportés, même à de grandes distances.*

Clot-Bey[1], qui avait longtemps étudié la peste en Égypte et qui avait été consulté par cette Commission, donna sur le mode probable de transport de la maladie une conclusion à peu près analogue :

« Un navire part d'une localité infectée ; un ou plusieurs de ses gens d'équipage, de ses passagers sont atteints de peste pendant la traversée ; le navire, en arrivant dans le port, est mis en quarantaine ; on prépose à sa garde des surveillants, des médecins et ceux-ci contractent la maladie. Des cas de ce genre prouvent l'importation ; mais prouvent-ils la contagion de la peste ? Nous ne le pensons pas. Ceci nécessite quelques explications de notre part.

« Quand un navire a séjourné plus ou moins longtemps dans le port d'une ville infectée, il s'est trouvé soumis, comme toutes les choses comprises dans le rayon du foyer épidémique, à l'action des causes morbides. Il s'est laissé pénétrer, il s'est imprégné de l'air atmosphérique, véhicule probable de l'agent pestilentiel. Cet air renfermé dans la cale, dans le faux-pont du navire, où la ventilation ne s'opère pas, où il ne peut être renouvelé, à cause de l'encombrement produit par les marchandises à bord des navires de commerce ; cet air, disons-nous, pris dans un foyer épidémique, peut conserver assez longtemps ses propriétés délétères ; de telle sorte que, pendant la traversée, il peut influer sur la santé des passagers du navire, et, plus tard, sur celles des personnes qui seront exposées à l'action des causes morbides ; c'est ainsi que des gens de l'équipage et des gardes de santé mis à bord des bâtiments ont dû contracter la maladie... »

Nous retrouvons ici une hypothèse identique à celle qu'avaient émise les anciens auteurs au sujet du transport de la fièvre jaune. Pour la peste — comme pour le typhus amaryl — les savants qui avaient conduit sur place des recherches

[1] CLOT-BEY. *Loc. cit.*

sérieuses étaient forcément amenés à conclure que malades, effets ou marchandises n'avaient aucun rôle dans la contagion ; ils comprenaient que celle-ci leur était extérieure, que le navire la renfermait bien, mais qu'elle était indépendante de lui : impuissants à formuler une autre conclusion, les savants admettaient alors l'existence de miasmes particuliers, insaisissables pour eux et transportés par la voie maritime.

Nous ne nous attarderons pas plus longtemps à ces recherches historiques et nous constaterons seulement que — dès 1840 — l'Académie de médecine avait reconnus exacts d'une manière générale les points suivants qui ont été vérifiés par l'observation moderne :

1° La peste n'est pas contagieuse par les malades ;

2° La peste n'est pas transmissible par les effets et les hardes des pestiférés ;

3° La peste ne se propage pas par les marchandises ;

4° Le principe contagieux est pris par le navire dans le pays infecté, il est transporté par lui mais il lui demeure extérieur.

THÉORIES MODERNES SUR LA PROPAGATION DE LA PESTE. — A peine la peste commençait-elle son actuelle pérégrination que les gouvernements européens s'empressèrent de réunir à Venise, en 1896, une nouvelle conférence sanitaire internationale destinée à élaborer une réglementation protectrice. En effet, comme nous l'avons déjà dit, tous les services sanitaires avaient depuis longtemps perdu de vue la peste et se trouvaient désarmés devant sa réapparition soudaine.

Il eut été logique que la Conférence prît, comme point de départ de ses discussions, les derniers travaux faits sur la peste et, parmi ceux-ci, il n'en était pas de plus considérable que le rapport présenté à l'Académie de médecine dont nous avons cité les principales conclusions. Ce rapport avait nécessité plusieurs années de préparation ; pour l'établir on avait

consulté successivement par écrit les médecins de toutes les
nationalités qui avaient eu l'occasion d'étudier la peste en
Égypte et en Turquie ; on avait recueilli un certain nombre
de documents émanant de divers consuls accrédités auprès
de ces pays ; en un mot ce travail était le fruit d'un effort considérable qu'on eut le grand tort de négliger. On était ébloui
par la découverte récente (1894) du microbe de la peste faite
par Yersin et ce microbe on le constata de suite partout sans se
préoccuper, comme il eut fallu, de son habitat de prédilection,
sans s'inspirer de la connaissance de ses principales propriétés biologiques telles que sa résistance à la dessiccation, etc.

Aussi les mesures édictées par la Conférence de Venise
furent-elles uniquement dirigées contre les hommes, contre
leurs effets et contre les marchandises, alors que la Commission de 1840 avait si bien établi que les uns et les autres
étaient d'ordinaire impuissants à transporter l'épidémie.

La peste continua donc sa marche en avant puisqu'aucune
des mesures édictées contre elle ne pouvait entraver sérieusement sa propagation ; mais de partout, bactériologistes et
expérimentateurs se mirent à l'œuvre, et des travaux consécutifs à la découverte du microbe se dégagèrent un certain
nombre de notions nouvelles, parmi lesquelles deux surtout
étaient importantes au plus haut degré en matière de propagation pesteuse, à savoir :

1° Le rôle du rat et des insectes ;

2° La classification clinique de la peste en bubonique, septicémique, ou pneumonique chez l'homme et gastro-intestinale
ou septicémique chez le rat.

Grâce à ces deux notions on peut arriver aujourd'hui à
se rendre un compte précis de la grande majorité des faits
épidémiologiques observés en ces années dernières.

Le rat, les insectes et la peste. -- Cette notion du rôle des
animaux et des insectes est aussi vieille que l'histoire de la
peste elle-même ; mais jamais jusqu'à nos jours aucun auteur

n'avait établi entre les épidémies et les épizooties une relation de cause à effet; on les constatait parallèlement sans établir un lien quelconque entre elles; pour quelques auteurs, elles étaient déterminées par les mêmes causes, mais pour personne, l'une n'était sous la dépendance de l'autre.

Moïse, Isaïe, Hérodote, Aristote, Strabon, Pline, Rufus d'Éphèse, Avicenne, Nicephorus Gregoras, Ambroise Paré, Fracastor, François Valleriola, Laurent Joubert, Skène, Lodge, Guy de la Brosse, Hodges et beaucoup d'autres ont, depuis l'antiquité jusqu'au xviiie siècle, associé des épizooties quelconques aux épidémies de peste qu'ils ont relatées.

Le seul qui ait insisté à cet égard est le médecin persan Avicenne lorsqu'il dit : « *Avant l'apparition de la peste on voit les rats et les animaux qui habitent sous terre fuir vers la surface du sol et s'agiter de-ci de-là comme des animaux ivres.* »

Cette notion persistait dans le Levant et les Européens habitant cette région avaient grand soin quand ils se mettaient en quarantaine de fermer les portes et les fenêtres pour empêcher les chiens, les chats, les rats ou les oiseaux de pénétrer chez eux et de leur apporter le germe pestilentiel.

En Chine également les indigènes avaient depuis longtemps remarqué la coïncidence de la mortalité des rats et de la peste humaine.

Le Dr Planck, qui avait étudié la peste aux Indes et en Chine, avait signalé qu'à la veille de l'apparition de la peste dans une maison on trouvait des rats morts le matin comme suffoqués par les miasmes des appartements. Les serpents mouraient aussi près des villages ainsi que les chacals qui les mangeaient.

Nous terminerons là ces citations que nous pourrions faire plus nombreuses et nous ajouterons que c'est Yersin qui le

---

[1] PLANCK. *Medical Times and Gazette*, 23 novembre 1878.

premier, en 1894, a montré la connexion étroite existant entre les épizooties et les épidémies pesteuses, les premières étant la cause déterminante des secondes.

En effet la mortalité des rats est toujours un avant-coureur de l'épidémie; citons-en quelques exemples dont un certain nombre ont pu être observés personnellement par nous.

A Bombay, le transport de la peste par les rats des docks, initialement infectés, jusque dans les différents quartiers, a été nettement montré par un grand nombre d'auteurs[1].

A l'Ile Maurice[2], le rôle des rats dans la propagation de la peste s'est manifesté non moins clairement.

A Diégo-Suarez (Madagascar), il y eut une forte épizootie dans les magasins situés sur les quais.

A Smyrne — environ un mois avant le premier cas de peste et alors que personne ne songeait à la présence de cette affection — un gros négociant en farines ayant des entrepôts situés sur les quais, écrivait naïvement une lettre à un journal local pour se plaindre qu'on empoisonnait les rats chez lui, ce qui risquait d'avarier ses marchandises.

A Nha-Trang, à la Réunion, à Tamatave, à Sydney, à Mascate, à Bouchir, à Port-Saïd, à Alexandrie, à Beyrouth, à Bassorah, à Constantinople, à Oporto, à Marseille (sept. 1903), dans les ports du Sud-Amérique partout et toujours, semblable fait a pu être constaté.

Pour terminer nous donnerons un document paru récemment à ce sujet; c'est une note que le Bureau sanitaire de la ville de Bombay communiquait à la presse indienne le 2 février 1906 et dont voici quelques extraits :

« Pendant les huit derniers mois le Bureau sanitaire de la municipalité s'est activement occupé de capturer, d'empoi-

---

[1] SIMOND. Propagation de la peste. *Annales de l'Institut Pasteur*. novembre 1898.

[2] LORASS. Rapports officiels sur l'épidémie de l'Ile Maurice.

sonner et de recueillir les rats. A l'heure actuelle plus de
30 000 rats par mois sont réunis et envoyés au laboratoire
de Parel pour être examinés au point de vue bactériologique.
La Commission de la peste dirige le travail et chaque jour
un rapport sur l'examen de chaque rat est envoyé au bureau
sanitaire... On peut avoir une idée du rapport entre la peste
du rat et celle de l'homme si l'on remarque que, depuis que
les observations ont commencé en juillet dernier, la proportion des rats contaminés par rapport au nombre total des rats
recueillis chaque jour est passée de 2 p. 100 à 20 p. 100... »

Or, pendant le même temps, la peste humaine subissait sa
recrudescence annuelle et le nombre de cas qui était en août
de 50 environ par semaine, était en février de 160 pendant un
même laps de temps.

On peut donc affirmer que l'épizootie est pour ainsi dire
le canevas sur lequel vient se tracer le dessin de l'épidémie.

Reprenons quelques-uns des exemples cités plus haut. A
Port-Louis, dans l'île Maurice, la peste était d'abord cantonnée dans un quartier bien délimité facile à indiquer sur
le plan de la ville, car celle-ci, étant bâtie régulièrement, est
composée de rues se coupant à angles droits. Dans un qua-
drilatère — formé de la plupart des entrepôts de riz et de
grains — les cas de peste se montraient multiples en chaque
maison. En dehors de cette zone, quelques cas — toujours
isolés — se manifestaient chez des individus que leurs occu-
pations ou leurs achats avaient amenés dans la région contaminée. Lorsque la peste se répandit dans les autres parties
de l'île, l'expansion se fit en suivant une route déterminée
qui, chaque matin, était jalonnée de cadavres de rats.

Or si les malades avaient joué un rôle quelconque dans la
diffusion de la maladie, tout autre eût été sa marche. Il est
clair que chaque cas nouveau eût créé dans chaque maison
un foyer nouveau et que les malades, dont quelques-uns sont

allés mourir en diverses parties de l'île, eussent contaminé tout au moins leur entourage immédiat.

Les personnes qui avaient approché les contagieux étaient enfermées de suite dans des camps d'isolement, quelquefois au nombre de 50 ou 60. Quelques-unes eurent la peste, mais toujours quatre ou cinq jours au maximum à partir de la date de leur internement et sans infecter les autres isolés, ce qui prouve que ces gens étaient déjà, au moment de leur mise en observation, dans la période d'incubation et qu'ils ne furent, par la suite, la source d'aucun danger pour ceux qui les entouraient.

Le rôle pathogénique des objets s'est montré tout aussi dénué de valeur. En effet, nul cordon sanitaire ne fut institué, nulle entrave à la circulation des choses et des gens ne fut imposée à la population de l'île Maurice ; chaque jour les trains partaient librement de Port-Louis. Il est donc certain que des milliers d'objets touchés par les malades ont voyagé dans l'île sans créer un foyer quelconque.

La marche de l'épidémie dans la ville, dans ses environs et dans l'île entière ne put s'expliquer que par la propagation au moyen des rats. Cette constatation a été si bien établie que l'on a eu bientôt recours à l'évacuation pure et simple des maisons contaminées. Tout un quartier a été de la sorte abandonné, les habitants ont été transportés à la campagne. Les cas de peste cessèrent immédiatement parmi ces déracinés pour faire leur apparition quelques jours après dans une autre partie de la ville.

Semblables faits, plus frappants peut-être encore, se produisirent à Diégo-Suarez. Ce furent les ouvriers noirs du magasin, où l'on avait constaté la plurimortalité des rats, qui furent les seuls atteints sur une population civile et militaire d'environ 3 000 Malgaches et métis.

On pourrait supposer que l'arrêt de l'envahissement de la peste a été obtenu, dans la ville, par l'isolement immédiat des

malades. Ce serait là une grave erreur ; à Diégo-Suarez les cas
n'ont été connus, la plupart du temps, qu'après le décès, lorsqu'il devenait impossible pour les noirs de cacher le cadavre,
et tous les malades ont été soignés dans les cases indigènes par
leur entourage dans lequel il n'y a eu aucun cas de contagion.

Quant aux objets et aux effets ayant appartenu aux décédés, il eut été bien inutile de songer à les détruire, les
familles les faisant rapidement disparaître.

A Smyrne, l'épidémie resta cantonnée dans le quartier des
épiciers et débitants de denrées alimentaires, et les cas qui
se produisirent dans le reste de la ville purent être rattachés
au foyer initial ; ils se montrèrent d'ailleurs impuissants à
créer une nouvelle contagion autour d'eux.

Dans son rapport[1] sur cette épidémie, le Dr Mizzi, inspecteur sanitaire de Smyrne, s'exprime ainsi : « Cette épidémie est caractérisée par l'absence de toute relation directe
et saisissable de l'un à l'autre cas... Non seulement elle n'a
pas franchi la ville pour envahir les faubourgs, les environs,
la province, à l'époque des récoltes, mais elle n'est pas
sortie des quelques quartiers sud de la ville. Elle a même
suivi presque toujours le parcours d'une seule rue. »

A Sydney, le Dr Frank Tidswell[2] observe que la mortalité
sur les rats s'est produite plusieurs semaines avant le premier cas humain et il ajoute qu'il n'a pu trouver aucun cas
de contagion directe du malade à l'homme sain, ni aucun cas
de transmission par les objets.

A Djeddah, en 1899, l'inspecteur sanitaire note dans son rapport sur la peste[3] que deux malades étant partis pour La Mecque
ont été impuissants à créer un nouveau foyer dans cette ville.

[1] E.-F. Mizzi. Rapport sur l'épidémie de peste de Smyrne présenté au Conseil
supérieur de santé de Constantinople. 1900.

[2] Frank Tidswell. Some praticals aspects of the plague at Sydney. *Journal
of the sanitary Institute*. janvier 1901.

[3] Xanthopoulidès. Rapport présenté au Conseil supérieur de santé de Constantinople, 1899.

Enfin, dans son travail sur la peste en Égypte, M. le Dr Rist a résumé tous ces faits en disant qu'il paraît difficile d'incriminer les individus ou les bagages transportés par eux. Il ajoute que c'est pourtant de ce côté que se porte généralement tout l'effort des administrations quarantenaires.

D'ailleurs, si la peste se propageait par les malades, on pourrait — au milieu des contaminations multiples de ces années dernières — citer l'exemple net et précis d'un navire transportant un contagieux à son bord et ayant, par son intermédiaire, infecté une ville. Or, aucun exemple de ce genre n'est cité par les nombreux auteurs ayant étudié les diverses épidémies, et chaque fois l'origine de ces dernières, malgré des enquêtes répétées, est restée obscure et même l'enquête n'a que très rarement permis de remonter jusqu'au premier cas.

On pourrait multiplier les exemples du genre de ceux cités plus haut, car partout les mêmes faits ont été relatés. Si la peste se transportait par les malades ou par les objets, comment ne serait-elle pas sortie des ports qui — étroitement enfermés du côté de la mer — communiquaient librement avec l'intérieur des terres?

La peste s'échappant de Sydney, de Smyrne, d'Oporto, s'est-elle propagée dans la province environnante, même à quelques centaines de mètres de la ville? Aucun exemple de ce genre n'a été cité, et si la peste partant de Bombay a envahi le reste de l'Inde, c'est lentement, toujours par l'intermédiaire de la migration des rongeurs et sans que les malades ou les objets aient joué un rôle dans sa propagation.

On pourra nous objecter que la peste est sortie d'Alexandrie pour envahir une partie de la Basse-Égypte ; mais cela tient à des conditions topographiques toutes spéciales. En effet,

---

[1] Rist. La peste en Égypte de mai 1899 à juillet 1900. *Presse médicale*, mai 1900.

cette partie de l'Égypte est sillonnée par des bras du Nil ou des canaux dont quelques-uns ont leur embouchure à Alexandrie même, et c'est par la navigation fluviale qu'ont été transportés les rats malades qui ont contaminé le pays.

Il en est de même pour Bagdad qui fut infecté par l'intermédiaire des bateaux fluviaux qui remontent le Chat-El-Arab et l'Euphrate. Enfin, la peste a également parcouru les grands fleuves de l'Amérique du Sud contaminant tour à tour les villes situées sur leurs rives. Que la navigation soit maritime ou fluviale elle joue toujours dans la propagation de la peste un rôle identique.

La peste est donc une maladie des rongeurs qui se transmet à l'homme ; mais de quelle manière s'opère cette transmission ?

Au début, on croyait que le simple contact avec le rat malade, ou plutôt avec les cadavres de ces animaux, suffisait pour déterminer la contagion. Mais bientôt on put entrevoir — grâce aux travaux faits sur le paludisme — le rôle joué par les insectes dans la transmission des maladies infectieuses.

En étudiant l'épidémie de Cutch Mendavi dans l'Inde, au printemps de 1897, Simond [1] fut frappé de rencontrer dans un certain nombre de cas une lésion initiale qui avait quelque apparence d'une piqûre de puce avant de constituer une phlyctène. Le même auteur ajoute :

« Nos recherches continuées à Bombay, à Kuratchi, à Karad, à Masur, à Mundra, nous amenèrent à considérer que, dans chacun de ces foyers, si le rat pouvait être accusé de convoyer le bacille de Yersin, ce n'était ni par le simple contact du rat malade, ni par ses déjections que le microbe passait de son oganisme dans celui du rat sain ou de l'homme sain. La constatation que le bacille se cultivait dans le corps

[1] Simond. La question du véhicule de la peste, 1905.

des puces nourries sur des rats malades, et le succès de deux expériences effectuées en vue de transmettre la peste d'un rat malade à un rat sain, par l'intermédiaire de la puce, nous confirmèrent définitivement dans l'opinion que cet insecte était le véhicule ordinaire, sinon unique, chargé de faire passer le virus pesteux d'un rat à un autre, de ceux-ci à l'homme et de l'homme à l'homme... »

Ogata et Nuttal arrivaient en même temps à des conclusions identiques, puis toute une série d'autres auteurs vérifièrent les expériences faites par ces premiers chercheurs.

Nous voici donc en possession de deux premiers faits : la peste est une maladie du rat, maladie que la puce transmet à l'homme par inoculation.

Les formes cliniques de la peste chez le rat et chez l'homme. — Mais les notions précédentes ne suffisent pas pour rendre compte de tous les faits épidémiologiques et certains échappent aux explications qu'on en pourrait fournir avec leur aide.

En effet, la peste n'est pas une affection à forme unique — aussi bien chez le rat que chez l'homme ; — elle revêt même quelquefois, suivant les saisons, des aspects tout différents les uns des autres, aussi divers au point de vue de la contagion que peuvent l'être, par exemple, le paludisme et la pneumonie infectieuse.

Chez le rat, la peste se manifeste sous deux formes : l'une dite gastro-intestinale et l'autre septicémique. Dans l'une le microbe aura pour habitat principal l'intestin de l'animal et il en sortira avec les déjections. Dans l'autre le microbe de Yersin existera dans le sang du rat et seule la piqûre d'un insecte pourra l'y puiser pour l'inoculer ensuite soit à un autre animal, soit à l'homme.

Si le microbe a chez le rat un double habitat, sa transmission à l'homme pourra s'effectuer de manières différentes et les formes cliniques de la peste humaine varieront également.

Une puce inocule le microbe de Yersin à un individu :

chez lui se produit une forme bubonique lorsque le ganglion résiste, ou septicémique d'emblée si l'infection se généralise de suite.

Le microbe se trouve dans les déjections des rongeurs : il arrive à l'homme soit par les voies respiratoires, soit par les voies intestinales charrié par les aliments. Dans le premier cas nous aurons une pneumonie pesteuse et dans le second cas une forme abdominale ou entérique [1] ; cette dernière forme a été discutée, elle paraît néanmoins réelle, quoique très rare.

Nous voici obligés d'apporter à la théorie de la non-contagion de la peste par les malades une restriction certaine. En effet, dans quelques-unes de ses formes la peste peut se transmettre d'homme à homme. Ce sont peut-être ces faits isolés qui, généralisés, ont pu faire croire à la fréquence d'un semblable mode de propagation. Nous allons voir quelle minime influence ils possèdent en réalité dans l'extension des épidémies.

Nous serions mal venus à prétendre, que des malades atteints de pneumonie pesteuse ne sauraient contaminer les personnes de leur entourage. Les faits observés à Vienne et dans plusieurs autres endroits prouvent le contraire ; un autre exemple d'une telle étiologie s'est également produit à Smyrne où une malade atteint de pneumonie pesteuse a contaminé un certain nombre de membres de sa famille ou de son voisinage immédiat.

Une autre forme de la maladie peut, indirectement, se propager d'homme à homme : c'est la septicémie pesteuse. Dans ce cas, le microbe charrié dans le sang même de l'homme peut être transporté et inoculé sur un autre sujet par l'intermédiaire de certains insectes, moustiques ou puces.

---

[1] F. Clemow. Des formes cliniques de la peste. Constantinople. 1900.

Un exemple frappant de ce mode de contagion s'est produit au lazaret du Frioul, à Marseille : tous les cas éclos pendant une petite épidémie furent des cas de septicémie pesteuse et la présence du bacille de Yersin fut signalée dans le sang des malades. Or, à cette saison-là, le lazaret était infecté de moustiques (culex pipiens). Des recherches plus étendues ne purent être tentées, les deux médecins présents ayant été atteints à leur tour de la peste.

Ces faits de transmission sont donc indéniables ; mais si l'on consulte les statistiques des diverses formes de la peste, on verra que la pneumonie et la septicémie pesteuses fournissent à peine 10 p. 100 de la totalité des cas, et encore la plupart de ceux-là sont secondaires, c'est-à-dire consécutifs à une atteinte bubonique qui se généralise. Ce pourcentage peu élevé est une preuve de la rareté de ces localisations anatomiques.

A ne considérer ce chiffre qu'en lui-même, on peut le trouver assez fort pour craindre que ces formes ne constituent un facteur important de diffusion. Mais les faits du genre de ceux qui se sont produits à Vienne, à Smyrne et en plusieurs autres endroits — en Russie notamment — ont prouvé qu'une épidémie de famille, de maison, de voisinage tout au plus pouvait être causée de la sorte et que jamais une expansion pesteuse ne s'était ainsi répandue dans toute une ville, encore moins transportée d'un pays à l'autre.

D'ailleurs, dans toutes les villes où de semblables cas de pneumonie et de septicémie pesteuses ont été observés, ils avaient toujours été précédés — à Vienne, épizootie et épidémie de laboratoire; à Marseille (1903, épizootie et épidémie d'atelier) — de mortalité sur les rats et de cas buboniques humains Ils relevaient donc de ces derniers cas et ne formaient qu'un épisode de l'épidémie.

---

[*] R. Jacques et J. Gautier. Courte épidémie de peste atypique. *Presse médicale*. juillet 1901.

Il est possible néanmoins que la forme septicémique ait eu autrefois une certaine importance lors des époques où les hommes abritaient sur eux-mêmes de nombreux parasites dont la civilisation les a amenés à se séparer ; cette même cause de propagation peut exister dans les régions où le progrès n'a pas encore pénétré ; en Europe, la contagion d'individu à individu par l'intermédiaire des parasites de l'homme ne joue qu'un rôle effacé à l'époque actuelle.

En résumé, on constate, chez l'homme, trois grandes formes de peste, aussi différentes au point de vue clinique qu'au point de vue des mesures prophylactiques qu'elles réclament respectivement.

Conclusions sur la peste dans les villes. — Grâce aux faits précédemment exposés, on peut résumer ainsi l'évolution de l'épidémie qui se déroule dans une ville contaminée de peste.

La mortalité des rats précède d'environ un mois l'apparition des premiers cas humains. Le rôle des objets dans la contagion est nul. Quant aux malades, les uns, souffrant de la forme bubonique, sont impuissants à contagionner les hommes sains ; les autres, atteints de formes pneumoniques ou septicémiques, peuvent propager la maladie, mais jamais au delà de leur entourage immédiat. Les formes septicémiques ou pneumoniques ne s'établissent d'ailleurs jamais d'emblée, mais relèvent toujours d'une épidémie bubonique précédente ou concomitante.

Il en résulte qu'en consultant le plan d'une ville infectée de peste, et qu'en dressant une statistique pathologique — comme il a été fait à Bombay l'an dernier, — des divers quartiers et même des diverses maisons de la ville, on peut diviser ces habitations en trois catégories :

1° Habitations où a été constatée la mortalité des rats et où les cas de peste humaine ont été ultérieurement multiples.

2° Habitations où ne s'est pas produite la mortalité des rats et où les cas de peste bubonique, contractée dans les quartiers contaminés, sont demeurés uniques et n'ont pas créé de foyers secondaires.

3° Habitations sans mortalité constatée des rats, où se sont manifestés des cas de peste soit septicémique soit pneumonique ayant contagionné l'entourage immédiat des malades.

Il est évident que l'application des mesures prophylactiques doit différer suivant la catégorie à laquelle appartiennent ces habitations. Il faut évacuer les premières, éminemment dangereuses et y détruire les rats, sans même attendre que des cas humains se soient manifestés. La prophylaxie doit entrer en jeu ici dès la constatation de la mortalité des rongeurs. La seconde catégorie d'habitations ne nous arrêtera pas longtemps, car elle ne peut constituer un danger d'aucune nature. Quant à la troisième, elle impose l'isolement du malade, dont les crachats sont nocifs, et le soin de placer une moustiquaire si des moustiques existent dans le pays.

Il importe d'établir très nettement la distinction, car la tendance de la police sanitaire maritime est de considérer le navire arrivant d'un port infecté comme une maison qui, détachée de ce port, vient faire partie intégrante d'une collectivité encore indemne. Si les habitations de la ville contaminée peuvent être infectées à des degrés divers, si des mesures prophylactiques différentes les unes des autres doivent leur être appliquées suivant le degré de leur infection, les navires partis de ce port présentent eux aussi un degré de contamination variable ; ils doivent donc être classés en catégories distinctes et rester justiciables de mesures prophylactiques diverses suivant leur dose de contamination.

Étudions maintenant l'évolution de la peste sur les bateaux afin de nous assurer s'il est réellement juste d'assimiler ces navires aux habitations du port infecté qu'ils viennent de quitter.

LA PESTE ET LE NAVIRE. —Depuis 1894, époque à laquelle la

peste a débuté en Chine, jusqu'à nos jours, nombreux sont les bateaux sur lesquels ont été constatés des cas de peste. Si l'on rapproche l'histoire de tous ces navires, si l'on écrit leur observation on s'aperçoit qu'ils se rangent naturellement en quatre grandes catégories[1].

1° Navires avec absence de mortalité sur les rats et présence d'un ou de plusieurs cas de peste humaine bubonique survenus dans les six jours après le départ de l'escale infectée.

2° Navires avec absence de mortalité sur les rats et présence d'un ou de plusieurs cas de peste septicémique ou pneumonique ayant entraîné une contamination dans le voisinage immédiat des malades.

3° Navires avec présence de mortalité sur les rats et absence de cas humains.

4° Navires avec présence de mortalité des rats et présence de cas humains.

Voici que l'énoncé de ces quatre catégories répond précisément à la classification que nous avons proposé au sujet des diverses maisons d'une ville infectée.

Citons maintenant — pour chacune des catégories indiquées ci-dessus — un ou plusieurs exemples d'épidémies navales et voyons ce qui s'est passé à bord, dans chacun des cas.

Navires avec absence de mortalité sur les rats et présence d'un ou de plusieurs cas de peste bubonique survenus dans les six jours après le départ de l'escale infectée.

Obs. I. — Le navire *Pékin* quitte Bombay le 28 décembre 1897 avec 1 045 pèlerins. Le 28 décembre au soir, c'est-à-dire le jour même du départ, un pèlerin entre à l'hôpital et meurt de peste bubonique le 2 janvier. Le 3 janvier un autre pèlerin est atteint de peste bubonique.

Aucun autre cas ne se manifeste pendant la traversée jusqu'au lazaret de Camaran, ni dans ce lazaret, ni entre Camaran et Djeddah. Il n'y a eu aucune mortalité des rats sur le navire.

[1] F. Borel. Observations sur la peste et son mode de propagation. *Revue d'hygiène et de police sanitaire*, n° 8. 1902.

Obs. II. — Le voilier *Hashim* quitte Aden le 8 mars 1900 ; 33 hommes d'équipage ; 13 pèlerins passagers. A l'arrivée au lazaret de Camaran il y avait un homme atteint de peste bubonique quelques jours après le départ. Pas d'autres cas, pas de mortalité sur les rats.

Obs. III, IV, V. — Le vapeur *Hosseïnie* venant de Bombay arrive en avril 1898 à Bassorah avec un cas de peste bubonique.

Le même navire, en avril 1899, venant de Bombay arrive encore à Bassorah avec un cas de peste bubonique.

Le navire *King-Arthur*, venant de Bombay, arrive à Bassorah en mai 1900 avec un cas de peste bubonique.

Ces trois cas se sont produits quatre à cinq jours après le départ de Bombay ou de Kuratchee et n'ont créé aucune contagion autour d'eux. Pas de mortalité sur les rats.

En parcourant la collection du *Bulletin quarantenaire d'Égypte* on trouve la mention fréquente de cas semblables, et il n'est peut-être pas de mois, depuis 1900, où le service sanitaire de Suez n'ait signalé un navire arrivant des pays infectés et ayant eu un cas de peste bubonique quelques jours après son départ du port contaminé ; or tous ces cas de peste n'ont jamais eu le moindre retentissement sur la santé du bord.

Ces exemples prouvent donc qu'un navire ayant eu à son bord un, ou même plusieurs cas de peste bubonique humaine, déclarés dans les cinq à six jours suivant le départ de l'escale infectée — c'est-à-dire avant que la période normale d'incubation ne soit écoulée — et non accompagnés de mortalité sur les rats, *ne saurait être considéré comme contaminé.* Il est bien évident que ces cas humains qui se sont montrés impuissants à faire naître une épidémie sur le navire lui-même, dans les conditions cependant les plus favorables (navire à pèlerins, à équipages indigènes), seraient encore moins capables de créer un foyer nouveau au port d'arrivée.

Navires avec absence de mortalité sur les rats et présence d'un ou de plusieurs cas de peste septicémique ou pneumonique ayant entraîné une contamination dans le voisinage immédiat des malades.

Obs. VI. — Le navire *Niger* a eu, du 22 au 26 août 1900, trois cas de septicémie pesteuse. Les malades ont été débarqués l'un au lazaret de Clazomènes, les autres au Frioul ; là deux nouveaux cas se sont produits encore parmi le personnel médical.

L'épidémie n'a pas procédé a bord de ce navire comme une épidémie de peste bubonique. En effet cette dernière forme atteint en général d'abord les hommes habitant le même poste ou travaillant dans un même local comme la cambuse. Au contraire sur le *Niger*, des trois malades en question deux furent le médecin et le commissaire qui soignèrent le contagieux isolé. Il y a donc là une preuve de contagion d'homme à homme — non par l'intermédiaire de moustiques rares a bord, — mais plus probablement par l'intermédiaire d'insectes parasites dont sont abondamment pourvus les passagers de pont parmi lesquels figurait le malade initial.

Les contagieux furent débarqués au Frioul, isolés et soignés par deux médecins qui contractèrent eux aussi — peut-être par l'intermédiaire des moustiques nombreux au lazaret — une forme atypique de peste, mais toujours de nature septicémique.

Il n'y eut pas de mortalité des rats à bord, ni aucun autre cas humain après le débarquement des contagieux.

Obs. VII. — Le vapeur *Mirzapor* provenant de Chittagong (Inde) arrive au lazaret de Camaran le 12 mars 1899 avec 1003 pèlerins. Le lendemain de l'arrivée, pendant le débarquement, le médecin chargé de surveiller les quarantenaires signale un individu présentant de la fièvre, de la prostration et de la toux.

Ce malade est isolé et l'examen bactériologique décèle dans ses crachats la présence de microbes de la peste.

Une enquête est faite à bord du navire et sur le registre médical on retrouve que, pendant le voyage, environ quinze individus avaient souffert de bronchite avec état général grave (fièvre, prostration, crachats muco-sanguinolents). Le premier de ces malades s'est présenté à la visite environ trois jours après le départ du navire. Sur ces 15 individus 3 étaient décédés et l'un d'entre eux avait présenté avant de mourir un notable gonflement dans la région des parotides.

Des prélèvements sont faits au lazaret dans la cavité buccale de quelques-uns de ces anciens malades et chez tous on retrouve le microbe de la peste.

Aucune mortalité sur les rats à bord. L'épidémie a été enrayée après l'isolement du dernier malade.

Obs. VIII. — Le vapeur *Aïda* quitte Suez le 4 février 1905 pour se rendre a Port-Saïd par le canal. Pour compléter l'équipage on engage un homme a Suez ; le 5, vingt-quatre heures après avoir quitté Suez, cet homme commence à se plaindre et cesse le travail, le 8 il succombe après avoir présenté, au dire des officiers, un peu de bronchite et de la toux.

Le 8 février un second matelot voisin de lit du précédent tombe malade; le 10 il meurt et le diagnostic de peste — forme pneumonique — est posé.

Suez étant alors contaminé et d'autre part la pneumonie pesteuse y ayant été constatée à plusieurs reprises, on doit donc admettre que le premier malade était en incubation au départ et qu'il a infecté son voisin de lit.

Ces trois observations suffisent à démontrer qu'à bord d'un navire, des cas de septicémie ou de pneumonie pesteuses, relevant d'un cas initial embarqué durant la période d'incubation, ne sauraient avoir une influence de contagion dépassant l'entourage immédiat du malade, à condition bien entendu qu'il n'y ait pas de mortalité sur les rats du navire.

Dans le second exemple, se trouvaient réunis les facteurs les plus favorables à la propagation d'une épidémie, c'est-à-dire l'agglomération d'un grand nombre d'indigènes dans de mauvaises conditions d'hygiène et de nutrition. En tous cas l'isolement des malades, au moment de l'arrivée, a toujours suffi à enrayer l'épidémie, ce qui montre que de semblables cas ne sauraient constituer un danger réel pour une ville indemne.

Navires avec présence de mortalité sur les rats et absence de cas humains.

OBS. IX. — Le navire *Yang-Tsé* arrive à Diégo-Suarez le 10 octobre 1898, provenant de Marseille et ayant touché en dernier lieu à Port-Saïd et à Aden.

Pendant la traversée d'Aden à Diégo-Suarez — c'est-à-dire du 2 au 10 octobre — une forte mortalité sur les rats s'est produite à bord dans les cales. Le médecin n'est pas informé du fait et un des matelots — afin de toucher la prime accordée à semblable destruction — s'en attribue le mérite, prétendant avoir placé dans les cales un poison de sa composition.

La cargaison du *Yang-Tsé* comprenait une assez grande quantité de pommes de terre embarquées dans des caisses à claire-voie.

Le *Yang-Tsé* toucha le 12 octobre à Diégo-Suarez et du 14 octobre au 13 novembre, tant à l'aller qu'au retour, il fit escale à Tamatave, à La Réunion et à l'île Maurice. Puis le navire rentra en Europe; aucun cas de peste humaine n'eut lieu à bord, et même aucun malade ne put être suspecté.

Voilà donc l'observation d'un navire qui eut une forte mortalité sur les rats, sans présenter néanmoins aucun cas humain. Le fait peut paraître étrange tout d'abord et l'on pourrait être tenté d'admettre l'explication fournie par le matelot. Cette immunité doit-elle être attribuée à ce que dans les escales successives et rapprochées les derniers rats vivants ont fui le navire? Ou bien doit-on l'attribuer à d'autres causes que nous chercherons à établir plus loin?

Nous ne nous en occuperons pas ici, cherchant à montrer que le *Yang-Tsé*, a été très vraisemblablement dangereux pour les ports qu'il a visités.

C'est en effet à cette même époque et au même moment que Diégo-Suarez, Tamatave, La Réunion et l'île Maurice furent infectés.

Nous donnons ici les dates auxquelles le navire a fait escale dans ces différents ports et nous indiquons en regard l'époque à laquelle ces mêmes ports furent déclarés infectés sur la constatation de cas de peste humaine.

	DATE DE L'ESCALE	DATE DE LA CONTAMINATION
Diégo-Suarez.	13 octobre.	novembre.
Tamatave	15 octobre.	novembre.
La Réunion	18 octobre.	novembre.
Ile Maurice	20 octobre.	décembre.

S'il ne s'agissait ici que d'un seul port on pourrait admettre peut-être une simple coïncidence, mais il est étrange de voir que quatre ports ont été successivement et presque simultanément déclarés contaminés dans un laps de temps très court suivant le passage, dans ces mêmes ports, d'un navire présentant une forte mortalité sur les rats.

En disant que quatre ports furent contaminés, nous pourrions être taxés d'inexactitude; en effet Diégo-Suarez n'eut pas de cas humains — cette année-là du moins, — mais un navire qui s'y trouvait sur rade et qui prit une partie du chargement du *Yang-Tsé* fut contaminé et eut par la suite à son bord, non seulement de la mortalité sur les rats, mais encore des cas de peste humaine. L'observation de ce navire est citée plus loin.

Il est donc établi qu'aussitôt après le passage d'un bateau présentant une mortalité anormale sur les rats, cette mortalité des rongeurs s'est reproduite dans les ports où le

bateau s'est arrêté et qu'elle a été suivie, à peu de temps de
là, de cas de peste humaine. Conclusion : un navire peut souffrir
d'une très forte épizootie, sans cependant présenter de cas
humains — critérium d'immunité adopté jusqu'à présent par
la majeure partie des autorités sanitaires — et être néanmoins une cause de contamination pour les ports touchés.

*Navires avec présence de mortalité sur les rats, et présence
de cas humains.*

Obs. X. — Le navire *Turkistan*, venant de Port-Saïd, eut en fin
décembre 1899 et au commencement de janvier 1900 une forte épizootie sur les rats, épizootie dont le début fut nettement remarqué
comme s'étant produit dans la cambuse. Environ trois semaines
après, le cuisinier tomba tout à coup malade avec des symptômes tels
que le capitaine reconnut de lui-même la peste bubonique. Ce malade
qui pouvait causer des difficultés quarantenaires au navire, fut trans-
bordé dans un port de la côte indienne sur un autre navire de la
même compagnie rentrant en Europe. Le *Turkistan*, après avoir
effectué ce transbordement, continua sa route et toucha vers le
8 janvier 1900 à Mascate et quelques jours après à Bender-Abbas. Il
n'y eut aucun autre malade. Les marchandises furent débarquées
dans ces deux ports et Mascate fut contaminé par la peste en fin
janvier 1900 et l'île de Kichm en février de la même année.

Nous retrouvons là un fait à peu près semblable à celui du
Yang-Tsé ; mais le point remarquable a été la présence d'un
malade à bord. Malgré l'éloignement de ce malade, le navire
a continué d'être dangereux, tandis qu'aucun cas de peste ne
s'est produit pendant le même temps à bord du bateau qui
avait assumé la responsabilité de recevoir en transbordement
le contagieux lui-même.

Obs. XI. — La *Gironde*, ayant Diégo-Suarez pour port d'attache,
prenait en transbordement, le 13 octobre 1898, une partie des marchandises transportées par le *Yang-Tsé* (voir l'observation de ce
navire). Elle embarqua une assez grande quantité de pommes de
terre. Fait à noter : ces pommes de terre étant — comme nous
l'avons dit plus haut — contenues dans des caisses à claire-voie, les
matelots chargés de les manipuler purent apercevoir des cadavres
de rats dans quelques-unes de ces caisses.

Le navire part le 13 au soir pour la côte orientale d'Afrique ; le 15 il fait escale à Mozambique et le 17 à Beïra, dans les mêmes conditions.

C'est à cette date — c'est-à-dire le 17 octobre — que débuta la mortalité sur les rats qui se manifesta tout d'abord dans la cambuse. Cette mortalité apparut encore plus clairement à l'ouverture des cales. le 21 octobre, dans le port de Lourenço-Marquez, et c'est à ce moment que l'on trouva dans les divers compartiments du navire un grand nombre de cadavres de rats.

Le médecin ne fut pas informé de ce fait, auquel on n'attacha d'ailleurs aucune importance, un matelot ayant affirmé que cette destruction des rats était due au poison qu'il avait placé et qu'il tenait, disait-il du matelot du *Yang-Tsé*; il toucha donc la prime habituelle.

Le déchargement commença le 21, et une partie des marchandises fut transportée dans les docks de la douane de Lourenço-Marquez. Pendant ce même temps le service des approvisionnements fut fait et le navire entra en relations également avec un autre point du quai où était située la glacière de la ville.

La *Gironde* quitte Lourenço-Marquez le 28 et fait retour par les mêmes escales qu'au voyage d'aller, toujours sans y laisser de marchandises et n'opérant qu'un échange de passagers.

Le 2 et le 3 novembre, c'est-à-dire la veille et l'avant-veille de l'arrivée à Diégo-Suarez, deux hommes tombèrent malades à bord, présentant des symptômes suspects : le premier était un Malgache employé au service de la cambuse, et le second était le deuxième cambusier, un Européen.

L'indigène meurt avant d'arriver à Diégo-Suarez; quant à l'Européen il était encore vivant et devait guérir par la suite.

Au moment de l'arraisonnement à Diégo-Suarez, le médecin de la *Gironde* porte ces faits à la connaissance de l'autorité sanitaire, la priant d'examiner le malade. Après examen le médecin de la santé écarte le diagnostic peste et pose celui de malaria ; un des considérants qu'il mit en avant était que la peste n'avait jamais passé l'équateur. C'était en effet le premier cas de peste qui se produisait dans l'hémisphère austral.

La libre pratique est donc accordée et le malade envoyé à l'hôpital ; aucun examen bactériologique n'est pratiqué, le matériel bactériologique faisant défaut, mais le symptôme bubonique est nettement constaté.

Le 11 novembre suivant — c'est-à-dire dix jours plus tard — la *Gironde* repart pour un nouveau voyage sur la côte orientale d'Afrique. Le jour même du départ, après que le navire eût pris la mer, vers le soir et le lendemain 15 novembre, deux autres Malgaches sont atteints et, avec des symptômes tellement nets que le médecin du bord, n'hésitant plus déclare en arrivant à Mozambique avoir deux pesteux buboniques.

Le navire, repoussé de ce port, ne continue pas son voyage et l'on décide de retourner en pays français, c'est-à-dire à Diégo-Suarez, où l'on pouvait trouver du secours ; en effet aucun des ports portugais du littoral ne disposait d'un lazaret et la *Gironde* aurait été infailliblement repoussée de partout. Du 16 au 18 novembre cinq autres indigènes — chauffeurs et matelots — sont atteints successivement.

Cette observation — plus complète que toutes les autres — a sur elles l'avantage de fournir un tableau de l'évolution de la peste à bord d'un navire depuis le moment où il a été contaminé, jusqu'à l'éclosion des cas de peste humaine, y compris l'épizootie intermédiaire. Elle a été recueillie au jour le jour par le Dr Hamel, médecin sanitaire maritime de la *Gironde*, et tous les faits ont été contrôlés par l'un nous qui succéda au Dr Hamel comme médecin sanitaire maritime et prit son service à bord aussitôt après la fin de cette épidémie.

Il est facile de remarquer que — exactement comme dans les villes — l'épizootie débute presque immédiatement après la contamination initiale et que les cas humains ne se manifestent que trois semaines plus tard environ. A bord d'un navire nul doute n'est possible ; les moindres indispositions sont connues du médecin surtout lorsqu'elles frappent des indigènes qui se font de suite porter malades afin de tâcher, par ce moyen, d'échapper au travail. Enfin la date de la contamination est ici certaine puisque la *Gironde* faisait un service annexe, qu'elle ne quittait jamais les parages où elle naviguait et qu'elle était dans l'Afrique du Sud depuis plus de deux ans sans avoir jamais été en contact avec un pays infecté. Il n'en existait d'ailleurs aucun dans les régions par elle parcourues.

De même que dans les villes les épiciers et les débitants de denrées alimentaires sont atteints les premiers par la peste, à bord les premières victimes sont les cambusiers, c'est-à-dire les hommes qui passent la majeure partie de leur temps dans le local où sont placées les provisions. Rien dans cette épidémie n'a pu faire soupçonner la contagion d'homme à homme, les malades atteints ayant été tour à tour des chauffeurs arabes et des matelots malgaches logeant séparément, ne mangeant pas ensemble et communiquant fort peu entre eux. De même aucun de ceux qui furent appelés à soigner les malades n'a été contaminé.

Nous retrouvons donc ici, en raccourci, un tableau identiquement semblable à celui que nous avons signalé dans les habitations des villes infectées.

Il reste à trancher un point plus particulièrement intéressant : la *Gironde* a-t-elle été cause de propagation pesteuse dans ses diverses escales ? A cette interrogation les faits répondent d'une manière précise. C'est quelques jours après son passage à Lourenço-Marquez — où le navire avait laissé ses marchandises — que la mortalité des rats débuta à la fois dans les docks et à la glacière ; un mois environ après le passage de la *Gironde* le premier cas humain se produisit à cette même glacière, située à une des extrémités de la ville, tandis qu'au même moment d'autres cas se montraient dans le quartier indien, à côté des docks de la douane, à l'autre extrémité de Lourenço-Marquez.

C'est donc, comme dans l'épidémie du *Yang-Tsé*, pendant que se produisait la mortalité des rats à bord que le navire a été dangereux et dangereux avant même d'avoir présenté des cas humains. Dans les escales où elle n'a pas laissé de marchandises, débarquant seulement des passagers, la *Gironde* n'a pas créé de foyer pesteux.

Il est nécessaire maintenant de mettre en parallèle ces deux observations qui, au point de vue épidémiologique, se complètent l'une par l'autre.

Sur la carte de la région dont il s'agit traçons l'itinéraire des deux navires en question : nous voyons que le *Yang-Tsé*, arrivant à Diégo-Suarez le 30 octobre avec de la mortalité sur les rats, est cause de la contamination de quatre escales con-

sécutives en y comprenant la *Gironde* et que ce dernier
navire ayant pris le germe de l'infection avec les marchandises du *Yang-Tsé*, transporte la peste dans une de ses
escales, la seule où il opère un déchargement.

En ce qui concerne Diégo-Suarez il n'a pas été possible
d'établir si des cas humains s'y produisirent en 1898 ; un décès
suspect y fut enregistré cette année-là, mais le doute
subsiste, aucun examen bactériologique n'ayant été pratiqué.
Toutefois, l'année suivante, à la même époque, onze cas de
peste furent diagnostiqués avec examen microscopique positif.
N'est-il pas bien probable que ces onze cas ont été la répétition d'une petite épidémie demeurée inaperçue l'année précédente ?

Il est presque inutile d'ajouter que, dans les deux observations du *Yang-Tsé* et de la *Gironde* la bonne foi de quiconque ne saurait être suspectée au point de vue des déclarations sanitaires ; les capitaines et les médecins des deux
navires firent exactement leurs déclarations aux autorités
des divers ports, mais à ce moment — 1898 — le rôle des
rats dans la propagation de la peste avait à peine droit de
cité dans la presse scientifique et la question étiologique
était encore fortement discutée.

Voici enfin deux observations du même genre que les
précédentes.

Obs. XII. — Le *Laos* séjourne dans le port contaminé de Hong-Kong
du 1er au 5 juin 1901. Il arrive à Saïgon le 8 juin suivant et c'est
après le départ de ce port qu'est constatée la mortalité sur les rats.
Cette épizootie passe sur le moment inaperçue et ce n'est que plus
tard que son existence et son début sont établis. D'après les renseignements recueillis ultérieurement elle avait commencé dans la
cambuse pour se généraliser ensuite dans tout le navire et à l'arrivée au Frioul on trouva des cadavres de rats dans les divers compartiments du bateau.

Le premier malade vient à la visite le 29 juin, c'est-à-dire environ
trois semaines après le début de l'épizootie. Ce malade est présenté
aux autorités sanitaires de Suez qui écartent le diagnostic peste. Le

navire est donc admis en libre pratique et traverse le canal; c'est en
Méditerranée et au Frioul que se produisent les vingt autres cas,
tous sur des chauffeurs arabes et tous de peste bubonique.

Lorsque tout le monde eut été débarqué du navire la peste dispa-
rut parmi l'équipage et personne ne fut plus atteint dès le 11 juillet, c'est-à-dire aussitôt que la période d'incubation eut été écoulée.

Obs. XIII. — Le *Sénégal* touche à Alexandrie contaminée le 22 août
1901, et arrive à Marseille le 26 du même mois, sans que rien d'anormal
se soit produit durant la traversée. Le navire séjourne dans le port
jusqu'au 14 septembre.

A cette date le *Sénégal* part pour un nouveau voyage et le 16 on
constate à bord un premier cas de peste bubonique. Le *Sénégal*
rentre aussitôt à Marseille, est envoyé au Frioul et le lendemain 18 un
nouveau cas de peste se produit à bord. C'est alors seulement qu'on
s'aperçut qu'une épizootie sur les rats avait eu lieu antérieurement
sur le navire et qu'on put trouver encore un assez grand nombre de
rats malades ou morts. L'examen bactériologique démontra chez eux
la présence du microbe de la peste.

Tout le monde est débarqué et la courte manifestation épidémique
se termine.

Nous avons là deux exemples superposables, et nous pourrions en citer beaucoup d'autres : contamination du navire
dans une escale infectée, épizootie qui demeure inaperçue
parce qu'elle se produit dans les fonds du bateau, et enfin,
environ trois semaines après le départ du lieu infecté, constatation du premier cas humain.

Il ne manque à ce tableau — pour représenter les événe-
ments survenus sur le *Yang-Tsé* et la *Gironde* — que la contamination par le navire des ports d'escale visités. On pourra
nous objecter, par exemple, que Marseille ne fut pas conta-
gionnée malgré la présence dans son port, durant quinze jours,
d'un bateau ayant une épizootie à bord. A cela nous répondrons qu'en 1901 et 1902 le service sanitaire a été amené
à plusieurs reprises à constater chez les rats, à Marseille, des
symptômes plus que suspects, et que, quelques mois plus
tard (septembre 1903), une trentaine de cas de peste humaine

ont éclaté parmi les ouvriers d'une fabrique de papier à Marseille : six sont morts[1].

Reste une autre condition étiologique qui apporte à son tour des éclaircissements. En effet, dans cette question de la propagation de la peste on ne peut méconnaître le rôle joué par la chaleur et le climat ; ils ont sur l'épidémie une très grande influence. Depuis longtemps déjà les auteurs qui se sont occupés de la peste ont remarqué que la température, les vents régnants, l'humidité, en un mot que tous les agents climatériques ou atmosphériques exerçaient une action réelle sur l'éclosion, la durée, l'extinction ou la répétition des épidémies de cette nature.

Dans un article sur la peste, Mahé[2] résume ainsi son opinion : « La peste n'aime pas les régions ultra-tropicales, dont la chaleur paraît en neutraliser les germes, ou en arrêter le développement... En plusieurs villes on a remarqué l'action des vents du sud... l'humidité aidée de la chaleur et accompagné des vents du sud, telles semblent être les conditions les meilleures pour l'éclosion d'une épidémie... »

Grâce aux découvertes microbiologiques nous pouvons être plus précis et dire que la dessiccation et la chaleur ont une action certaine sur le bacille de la peste, puisque, en une heure, ce microbe est tué à +58°.

Si l'on dresse un tableau des principales villes successivement contaminées en ces années dernières, qu'on ajoute à ce tableau l'indication de leur latitude nord ou sud, et qu'on inscrive en regard deux dates, celle à laquelle ces villes ont été infectées pour la première fois et celle où

<hr/>

[1] Enquête faite par M. Chantemesse à la suite de laquelle fut pris le décret qui exigeait la dératisation des navires suspects *avant* le déchargement. L'application de ce décret fut suspendue après la décision de la Conférence de 1903 : elle vient heureusement d'être rétablie grâce à l'initiative de M. Mirman, directeur de l'Assistance et de l'Hygiène publiques, au Ministère de l'Intérieur.

[2] Mahé. Article *Peste. Dictionnaire de Dechambre.*

leurs épidémies se sont réveillées, les constatations suivantes
s'imposent aux yeux de l'observateur :

1° La zone équatoriale proprement dite a été jusqu'à présent fort peu touchée par l'épidémie ; et encore, dans les
régions chaudes où la peste s'est montrée, l'épidémie n'a toujours frappé que les contrées assez élevées, celles où la température était par conséquent moins torride.

2° Une double zone — s'étendant de chaque côté de la précédente — et située à peu près sous la latitude de Bombay
voit la peste durer toute l'année avec des alternatives de crois-
sance et de régression.

3° Au delà des tropiques les épidémies se produisent à des
époques différentes de l'année, mais toujours de plus en plus
tardivement au fur et à mesure que l'on va en remontant vers
le pôle, c'est-à-dire au commencement des chaleurs dans
chaque pays ; exemples : Djeddah en mars, Glasgow en août.

4° La même marche s'observe dans l'hémisphère austral en
tenant compte du renversement des saisons ; exemple :
Beyrouth (33° 50' N.) en mai et le Cap (33° 56' S.) en janvier,
saisons à peu près correspondantes.

5° Enfin plus on s'élève en latitude dans l'hémisphère boréal
ou plus on descend dans l'hémiphère austral, toujours en prenant Bombay comme centre, plus la durée de l'épidémie est
brève dans chacune des villes.

D'autres facteurs interviennent, qui apportent des modifications à ce tableau : ce sont en particulier les vents spéciaux
à chaque région et les moussons qui amènent dans certains
pays de latitude égale un refroidissement ou une élévation
notable de la température.

Nous avons vu que le navire — au point de vue de la
police sanitaire maritime — doit être considéré comme une
portion détachée d'un territoire contaminé, avec cette restriction que le navire, en se déplaçant, devient justiciable des
conditions de température, quelquefois les plus diverses.

imposées par son itinéraire. Il est évident que pour une maladie sur laquelle l'action de la température est des plus nettes, ce point a une importance particulière. Par exemple du fait que les régions de l'hémisphère austral sont restées indemnes pendant longtemps, ne peut-on pas conclure qu'un navire séjournant un temps assez prolongé dans la zone équatoriale ait pu — malgré une contamination antérieure — y redevenir indemne par la seule action d'une chaleur très élevée?

Si Mahé pouvait écrire autrefois : « La peste n'a jamais été signalée dans l'hémisphère austral. Jamais elle n'a franchi l'Atlantique pour gagner le Nouveau Monde », il ne pourrait avancer cette proposition aujourd'hui, car la peste a gagné l'hémisphère austral à la fois dans ses parties les plus éloignées : Australie, Afrique du Sud, Amérique du Sud.

Comment ces pays qui avaient pu conserver si longtemps leur immunité dans les temps anciens l'ont-ils vu disparaître tout à coup, à la première invasion moderne de la peste? N'est-ce point dans les conditions nouvelles, créées par la vie moderne, qu'il faut chercher la cause de cette cessation de l'immunité des régions australes?

Sans doute les relations commerciales avaient moins d'intensité jadis et les chances de contagion étaient moindres. Mais semblable immunité ne saurait être due à la seule cause d'une faiblesse de transactions. Plusieurs conditions ont dû intervenir pour faire cesser l'état réfractaire et, parmi elles, l'abréviation de la durée des traversées a sans doute été l'une des plus importantes.

Si la navigation était autrefois moins active, elle était surtout moins rapide et les navires, séjournant un temps assez long sous les tropiques, finissaient par y subir une véritable désinfection qui les rendait inoffensifs au delà de la ligne. Il est permis de croire que les pays de l'hémisphère austral ont été contaminés de nos jours parce que des navires plus rapi-

des, ont franchi en un temps plus court la ceinture de défense
formée par la zone équatoriale, cuirasse suffisante jusqu'alors et devenue caduque aujourd'hui.

Une autre constatation de même ordre, visant l'action de la
température sur la peste à bord des navires, s'impose quand
on étudie la marche de l'épidémie actuelle. Si les contaminations dans un sens parallèle à l'équateur et sous une latitude
à peu près égale se sont faites à de longues distances, par
contre les contaminations qui se sont opérées verticalement
à l'équateur ont été lentes. Ainsi l'étape Hong-Kong (22° 16′ N.)
à Bombay (18° 55′ N.) a été parcourue par la peste en un seul
voyage ; au contraire il a fallu près de quatre années à la
peste pour passer de Bombay à Bassorah (30° 45′ N.).

CONCLUSIONS. — Les exemples cités, les constatations concernant l'action des conditions climatériques et atmosphériques
permettent de comprendre maintenant comment la peste a pu
sortir du Yun-Nam pour infecter le monde entier par escales
successives.

Dans cette région du Yun-Nam la peste règne à l'état
endémique avec de petits éclats de recrudescence printanière.
A cette période annuelle elle s'étend peu à peu et gagne, par
la migration des rats qui infectent leurs congénères, une
région plus ou moins étendue. Supposons qu'en une certaine
année les conditions climatériques soient devenues plus
favorables, soit par l'élévation du degré thermique, soit
par sa durée, alors il sera possible de comprendre que la
peste ait atteint un des nombreux ports fluviaux de l'intérieur de la Chine, et trouvé là une jonque ou un sampan
pour se porter soit à Canton, soit à Hong-Kong, soit à Chang-
Haï.

Tholozan pouvait écrire, en 1882, dans une note à l'Académie des sciences : « Dans aucune des épidémies auxquelles
nous faisons allusion, la transmission à grande distance n'a

pu être démontrée; tout s'accorde, au contraire, pour faire
penser qu'aucune contamination de ce genre n'a eu lieu. » Il
s'agissait en effet de la Perse, c'est-à-dire d'une contrée sans
navigation fluviale. Si le Yun-Nam était semblable à la Perse
au point de vue de la géographie physique, la peste n'en
serait pas sortie, l'épizootie des rongeurs ne pouvant avoir
qu'un rayon relativement restreint, surtout dans un pays où
elle est enrayée par l'hiver. La formule de Tholozan aurait
pu paraître représenter toute la vérité. Mais que l'on four-
nisse à ces mêmes rongeurs un moyen de transport et on
parviendra sans peine à effectuer une propagation rapide
et lointaine de la maladie.

La peste arrive de la sorte dans un port maritime de la
côte chinoise; la mortalité des rats s'y produit un mois avant
l'apparition des cas humains et sans que l'attention des autorités soit mise en éveil; les navires continuent donc à prendre
leurs chargements et partent avec des patentes nettes.

L'un deux va jusqu'à Marseille — traversée demandant
quarante jours, par exemple; — durant le voyage l'épidémie
évoluera donc à bord dans ses diverses phases depuis la mortalité des rats jusqu'aux cas humains, puisqu'elle aura tout
le temps nécessaire pour l'apparition successive de cette
série de phénomènes. A l'arrivée à Marseille les autorités
sanitaires seront par conséquent averties par les cas humains :
c'est là l'observation du *Laos*.

Mais si ce navire, au lieu de se rendre directement à Marseille, fait escale à Bombay, — traversée ne demandant plus
que quinze à dix-huit jours, — la peste n'aura encore exercé
son action que sur les rats, les autorités sanitaires ne seront
pas mises en éveil par la présence de cas humains : la libre
pratique sera accordée et Bombay deviendra contaminé.

Alexandrie sera ensuite et de la même façon infecté par
Bombay, par exemple.

A ce moment du voyage de la peste les traversées deviennent

de plus en plus courtes; en Méditerranée elles ne durent guère
plus de quarante-huit heures en général. Un navire partant
d'Alexandrie apportera à Smyrne des rats malades et les d'bar-
quera, après leur avoir laissé à peine le temps d'infecter ceux
du bord et une nouvelle épidémie aura lieu. Celle-ci se trans-
portera à Constantinople, de là à Batoum, de ce port à Odessa
ou à Trébizonde, toujours de la même façon et sans que rien
puisse mettre sur la trace de la cause réelle de ces contaminations successives.

Voilà la difficulté qu'on rencontre à déterminer quel est le
navire qui est responsable de la contamination d'une ville.
Il l'infecte en effet en venant d'un port non encore déclaré
dangereux la plupart du temps, et où seule l'épizootie des rats
dans les docks aurait pu mettre l'attention en éveil. Lorsque
les cas humains se manifestent, il n'est plus temps d'agir,
car des navires contaminés ont quitté la ville depuis près
d'un mois. Ils ont emporté avec eux, non pas des microbes
à l'état sec sur des linges ou effets, par exemple, mais des
animaux fraîchement inoculés qui en contamineront d'autres
en cours de route si le voyage est assez long, de façon à
introduire dans une nouvelle ville, pour l'infecter, une culture
fraîche et virulente conservée dans un organisme vivant.

D'après ces données nous devons ranger les navires susceptibles d'apporter la peste en trois catégories :

I. Navires où s'est produit un ou plusieurs cas de peste
bubonique — sans mortalité sur les rats, — cas de peste se
manifestant sur des personnes embarquées pendant la période
d'incubation ; ces cas auront toujours ce caractère d'éclater
dans les six jours après le départ.

Ces navires ne sont pas dangereux pour les ports.

II. Navires où se sont produits — toujours sans mortalité
sur les rats — des cas de pneumonie ou de septicémie pesteuses relevant d'un cas initial embarqué dans une escale.

Ces navires cesseront d'être dangereux pour les ports dès le moment où les malades auront été convenablement isolés et les locaux désinfectés.

III. Navires où a été constatée de la mortalité sur les rats. On ne doit tenir aucun compte ici de la présence ou de l'absence à bord de cas humains, puisque ceux-ci n'auront peut-être pas même eu le temps de se manifester.

Ces navires sont extrêmement dangereux pour les ports, d'autant plus que la seule cause véritable de danger — l'épizootie des rats — demeure la plupart du temps inconnue [1].

[1] Comment s'exerce la contagion du rat pesteux à l'homme sain? Le *Journal of Hygiene* vient de publier récemment (septembre 1906) un résumé des rapports de l'advisory Committee de l'Inde, patronné par le secrétaire d'État de l'Inde, la Société royale de médecine de Londres, et l'Institut Lister. Les divers auteurs qui ont écrit ces rapports ont assumé la tâche de soumettre à un contrôle expérimental les diverses assertions soutenues au sujet du rôle des puces dans la transmission de la peste et ils ont élucidé plusieurs points. Ils ont reconnu que :

1° Les rats de l'Europe septentrionale et centrale sont porteurs d'une variété de puces (Ceratophylus fasciatus) qui ne pique pas l'homme, tandis que les rats de l'Inde, de l'Australie, des Philippines, etc., servent de support à une autre race de puces (pulex chéopis), laquelle attaque l'homme et le pique.

2° Un rat pesteux garni de cette variété de pulex communique la peste à un rat sain avec lequel il n'a aucun contact, dont il est séparé par plusieurs grillages épais, à condition que les mailles des grillages laissent passer les puces.

3° Quand les puces sont absentes les cobayes pesteux ne communiquent pas la maladie à leurs congénères avec lesquels ils vivent en contact intime ; les femelles cobayes pesteuses n'arrivent même pas à infecter les petits qu'elles allaitent.

4° Dans une maison infectée de peste, il suffit de lâcher la nuit deux cobayes ; le lendemain on retire ces animaux couverts de puces et ils succombent bientôt à la peste.

5° Des cobayes laissés en liberté dans une maison pesteuse, même après qu'elle avait été désinfectée par le sublimé à 1 p. 750 et par l'acide sulfureux, ont pris la peste dans la proportion de 29 p. 100.

6° Dans les maisons infectées on trouve des bacilles pesteux dans l'estomac des puces une fois sur cent quand il s'agit de puces de l'homme et trente fois sur cent quand on a affaire à des puces de rats (pulex chéopis).

7° Les bacilles pesteux virulents se conservent à peine quarante-huit heures dans le sol terreux des maisons et moins encore dans les sols revêtus d'un plancher.

8° Avant sa mort le rat pesteux peut avoir dans son sang jusqu'à cent millions de bacilles par centimètre cube ; son urine n'en renferme qu'une petite quantité et seulement encore dans le tiers des cas, et ses déjections ne sont pas non plus très infectées de germes.

9° Dans le sang de l'homme, le bacille pesteux ne se rencontre pas dans les cas légers, ne s'y montre même pas toujours dans les cas graves ; dans les cas mortels on trouve d'ordinaire environ mille germes dans un centimètre cube de sang.

10° Dans les contrées où la peste est endémique mais où n'existe pas actuellement une poussée épidémique, l'observation attentive des rats permet de constater chez quelques rares spécimens de ces rougeurs, jouissant en apparence d'une bonne santé, l'existence de petits abcès à évolution chronique. Le pus de ces abcès contient des bacilles pesteux. Ainsi se perpétue le virus jusqu'au réchauffement nouveau.

Tels sont les faits mis en lumière jusqu'ici sur le rôle des puces. Il est regrettable que les auteurs ne donnent pas de renseignements plus précis sur la durée de temps pendant laquelle une puce qui a absorbé du sang de rat pesteux est capable de transmettre la peste à l'homme.

CHAPITRE IV

PARALLÈLE ENTRE LES TROIS MALADIES PESTILENTIELLES EXOTIQUES

Nous réunissons, dans un même ensemble, les maladies pestilentielles exotiques, pour comparer entre eux le choléra, la peste et la fièvre jaune et faire mieux saisir combien la lutte exige des armes différentes et par conséquent une réglementation spéciale.

Jusqu'en 1903, les conférences sanitaires internationales avaient confondu la lutte contre les trois grandes maladies pestilentielles exotiques et appliqué contre elles une tactique uniforme. Après ce qui vient d'être dit sur chacune de ces épidémies on se convaincra sans peine qu'une telle conduite était illogique.

La Conférence de 1903 n'est pas tombée dans cette erreur et elle a séparé les mesures à appliquer contre la peste, le choléra et la fièvre jaune, sans toutefois avoir tranché les différences assez nettement.

Deux chapitres doivent envisager successivement le transport par voie terrestre et celui par voie maritime des épidémies exotiques.

La fièvre jaune peut-elle se transporter par terre d'un pays d'Europe contaminé jusqu'en France? Nous n'hésitons pas à répondre par la négative ; les multiples épidémies qui ont eu lieu en Espagne, même dans les provinces limitrophes de notre pays, ne sont jamais arrivées jusqu'à lui. L'absence de stegomya fasciata, en France, l'impossibilité pour ce moustique de s'acclimater chez nous rendent ce danger illusoire. Par conséquent et, quand même une épidémie nouvelle de fièvre jaune se produirait dans un des pays du sud de l'Europe, nous n'aurons aucune défense sanitaire à installer sur nos frontières terrestres.

Seconde hypothèse : la peste règne épidémiquement en une région quelconque de l'Europe à proximité de nos frontières terrestres : quelle conduite devrons-nous tenir ? Le grand danger consistera surtout dans la migration des rats contaminés ; or, contre ce danger il nous paraît bien difficile de nous prémunir par une réglementation quelconque. Plus efficace pourrait être la lutte contre le transport des rats par la navigation fluviale ; nous sommes maintenant armés contre cette éventualité de telle sorte que nous aurons peu à la redouter ; il nous suffira de sulfurer la batellerie fluviale à son point d'entrée sur le territoire français. Considérons maintenant le transport par les hommes : les individus atteints de la forme bubonique ne pourront constituer un danger, et quant aux malades envahis par la pneumonie pesteuse, une visite médicale à la frontière et la distribution de passeports sanitaires permettront de déceler les accidents et de se mettre à l'abri de craintes ultérieures. Pour les effets et bagages, les nombreux exemples que nous avons cités nous montrent que nous n'avons rien à redouter de ce côté.

Arrivons enfin au choléra, la seule des trois épidémies qui affectionne la voie terrestre puisqu'elle est transportée par l'homme et qu'elle le suit dans ses pérégrinations. Là encore la sauvegarde ne pourra venir que de la visite médicale et de la délivrance de passeports sanitaires ; la navigation fluviale devra être surveillée non plus au point de vue du bateau lui-même — comme dans la peste — mais dans la personne des mariniers.

C'est aussi la double considération, du navire d'un côté

et de ceux qui le montent de l'autre, qui doit guider dans
la réglementation sur la voie maritime.

La fièvre jaune — aussi bien par la voie maritime que par
la voie terrestre — ne peut susciter une épidémie chez nous.
Néanmoins nous devons sauvegarder l'existence de ceux,
douaniers ou ouvriers, qui montent à bord d'un navire
entaché d'une suspicion de cette nature. Si donc le typhus
amaryl s'est manifesté sur un navire pendant sa traversée,
il faut détruire le stegomya à bord dès le moment de l'arrivée. Là se bornera notre défense.

Pour la peste notre gros objectif sera la destruction du rat
avant que le navire ait débarqué la moindre parcelle de marchandises ; quant aux hommes il nous suffira de les isoler
surtout lorsqu'ils sont atteints de la forme pneumonique ;
les effets et bagages ne sauraient nous intéresser en
l'espèce.

La lutte prophylactique contre le choléra portera exclusivement sur les hommes, passagers et équipages ; sur le navire
nous aurons tout au plus à effectuer des désinfections partielles
dans les water-closets ou dans les cabines des malades,
désinfections qui s'étendront aux effets et linges placés au
contact des patients. Les malades seront naturellement isolés
et les hommes sains soumis à la surveillance sanitaire.

En résumé, dans la fièvre jaune et dans la peste c'est le
navire qu'il faut redouter, dans le choléra ceux qui le montent.

Voici un navire mouillé au large et à bord duquel existe la
peste dans sa seule forme dangereuse : une épizootie pesteuse.
Débarquons tous les hommes qui sont à bord et parmi lesquels l'épidémie exerce ses ravages : l'épidémie cessera chez
eux. Ceci fait, remplaçons l'ancien équipage par un équipage neuf, et négligeons de prendre aucune mesure contre le
navire lui-même ; l'épidémie reprendra son action sur les
hommes nouveaux.

Pour la fièvre jaune il en est de même et les faits qui se sont passés à Saint-Nazaire, en 1861, sur l'*Anne-Marie* en donnent un exemple frappant.

Pour le choléra, l'évolution de l'épidémie se fera suivant une marche tout à fait contraire. Plaçons des hommes neufs sur le navire infecté ; ceux-ci demeureront indemnes tandis que la contagion restera attachée à l'équipage ancien débarqué et que celui-ci la sèmera partout sur son passage.

Ces faits observés depuis longtemps paraissaient inexplicables aux savants même à une époque peu éloignée de nous. Il manquait à la science une notion : celle du véhicule véritable de chacune de ces épidémies exotiques, car sous des aspects qui paraissent divers, elles se transportent cependant toutes trois d'une manière qui leur est propre et unique.

Les savants anciens pressentaient le germe infectieux ; ils ne pouvaient en contester l'existence. Ceux qui ont observé plus près de nous ont manié le microbe de chacune de ces affections ; ils ont tenu celui de la peste et du choléra ; ils savent parfaitement comment évolue celui de la fièvre jaune.

Si le vibrion du choléra, si le bacille de la peste, si le microbe encore invisible de la fièvre jaune peuvent être transportés à longue distance, c'est qu'ils ont la chance tous trois de pouvoir trouver place dans un milieu de culture nécessaire à la conservation de leur vitalité et de leur pouvoir pathogène.

Leur fortune commune c'est d'être apportés par l'intermédiaire d'organismes vivants : le vibrion du choléra à l'état latent se conserve dans un intestin humain, son milieu de culture de choix ; le bacille de la peste évolue chez le rat, son animal préféré ; le microbe de la fièvre jaune poursuit son évolution chez son moustique favorable.

Des trois côtés nous rencontrons l'action conservatrice

d'un organisme vivant à l'égard du microbe. De sorte que,
malgré les différences qui séparent les trois maladies pestilentielles exotiques, c'est, dans tous les cas, contre un organisme vivant que la lutte doit être dirigée ; les aspects seront
divers, mais le point de départ unique.

———————

DEUXIÈME PARTIE

LA PROPHYLAXIE

CHAPITRE PREMIER

LE RÈGLEMENT SANITAIRE MARITIME EN GÉNÉRAL

La police sanitaire maritime, depuis sa création jusqu'à nos jours, et chez tous les peuples qui furent les premiers trafiquants, a été tout d'abord dirigée contre la peste, unique épidémie alors redoutée. Cette police sanitaire visait les marchandises et les passagers auxquels elle imposait une quarantaine prolongée comme le nom l'indique. C'était la méthode passive, la seule applicable en un temps où l'on ignorait les causes des maladies pestilentielles et où par conséquent les craintes étaient plus grandes et plus vagues. Peu à peu la méthode offensive se fit jour sous forme de désinfections empiriques applicables aux marchandises et aux effets, mais elle ne songea pas à modifier la pratique respectée de la quarantaine des individus. Vers cette époque entrèrent en scène deux autres épidémies : la fièvre jaune, puis le choléra. Contre l'une et l'autre on adopta immédiatement les mesures utilisées contre la peste et on engloba les trois maladies pestilentielles dans une réglementation uniforme.

Bientôt les découvertes bactériologiques et les investigations épidémiologiques se précisèrent ; on arriva à connaître les modes exacts de propagation de chacune de ces trois maladies. Enfin s'ouvrit la période actuelle qui devait être non plus défensive, mais offensive, c'est-à-dire qui devait aller à l'attaque de l'épidémie avant qu'elle ait réalisé son invasion.

La première période avait pour arme unique le lazaret avec ses vastes dépendances pour renfermer les marchandises, ses hôtelleries pour recevoir les passagers pendant une durée de temps quelquefois très longue.

La seconde période a conservé le lazaret réservé aux individus, mais y a joint des procédés de désinfection qui, empiriques au début, se sont perfectionnés peu à peu jusqu'à devenir rigoureusement scientifiques.

Nous voici au début de la troisième période : elle a été ouverte par la Conférence sanitaire internationale de 1903. Il faut préciser maintenant dans quel sens doit être orienté notre nouveau règlement sanitaire maritime et quel est l'outillage qui nous est devenu nécessaire. Telle est la question qui se pose aujourd'hui pour notre pays.

D'ores et déjà — après les chapitres précédents — nous pouvons prévoir quelle doit être dans ses grandes lignes l'orientation de notre police sanitaire maritime. Les divers modes de propagation des affections pestilentielles étant connus, il faut nous attaquer à chacun de ces modes. Ce sera la désinfection que nous appliquerons, mais une désinfection appropriée à chacune des épidémies ; c'est-à-dire que nos moyens d'action comme notre outillage seront variables.

La quarantaine des temps anciens ayant été abolie et reconnue inutile par la Conférence de 1903, une conclusion logique s'impose : le grand lazaret — et nous ne parlons que de celui-là — doit disparaître de notre outillage et surtout, coûteux instrument, il ne doit plus surcharger nos comptabilités d'un poids excessif et presque toujours inutile.

Le mot d'ordre de notre nouveau règlement peut se formuler

ainsi : désinfection sous toutes ses formes, surveillance sanitaire des navires dans le port et des passagers partis en diverses directions. Par conséquent tout dans le service sanitaire maritime doit répondre à ces deux exigences : outillage, bâtiments, personnel viseront les besoins nouveaux et tâcheront de s'y adapter.

Lorsqu'on étudie notre règlement actuel de police sanitaire maritime on constate qu'il se compose de deux parties : l'une renferme les généralités administratives et l'autre contient l'énumération des mesures contre les maladies pestilentielles exotiques.

Or, si la seconde partie a subi avec le temps un certain nombre de changements amenés par les diverses conférences sanitaires internationales, la première, par contre, est restée immuable dans sa forme. Elle se montre dans le règlement de 1896 ce qu'elle était dans celui de 1876 : son intangibilité doit-elle persister ? Nous ne le croyons pas.

Cette partie qui renferme toutes les questions administratives relatives aux patentes de santé, aux interrogations, aux attributions du personnel, aux bâtiments, aux taxes sanitaires, aux amendes est demeurée là immuablement quarantenaire ; elle n'a jamais varié et c'est elle qui — dans les discussions nombreuses de ces dernières années — a fait le poids mort que personne n'a pu soulever. Elle a toujours entraîné dans sa chute un édifice qu'on allégeait bien dans ses œuvres vives, mais qui, par ses œuvres mortes, restait profondément enraciné dans le sol quarantenaire.

Tout d'abord nous allons parcourir article par article notre règlement de 1896 que la conférence de 1903 a condamné à disparaître ; nous dirons tout ce qui doit y être, à notre sens, modifié, ajouté ou retranché. Nous ne nous bornerons pas à suivre les prescriptions de la conférence de Paris, nous envisagerons d'autres points sur lesquels elle a jeté les yeux, mais qu'elle n'a pu insérer dans son texte.

Nous tiendrons compte des progrès modernes accomplis dans la navigation et nous n'aurons garde non plus d'oublier les améliorations qui se sont installées peu à peu, au grand bénéfice du service sanitaire, telle la régularité actuelle qui préside à la rédaction des registres de bord, celle des manifestes douaniers relatifs tant aux marchandises qu'aux passagers et aussi le perfectionnement des modes d'information dont il est si facile de profiter aujourd'hui. Les éléments d'information rapide étaient plus sommaires autrefois et les règlements sanitaires avaient le droit strict de conserver une perpétuelle méfiance. Il n'en est plus de même de nos jours ; la navigation est une industrie étroitement surveillée en tous pays, tenue à des règles fixes de police internationale et consulaire ; nous ne devons ni ignorer ces règles ni les négliger. Elles nous permettront ainsi d'élaguer des prescriptions surannées et partant d'alléger le texte.

Il importe aussi, pour guider notre conduite générale, de considérer ce qui est fait à l'étranger, notamment dans les pays qui ne sont pas comme le nôtre en perpétuel état de suggestion quarantenaire, qui n'ont pas comme nous un long passé de lazarets dont il leur est difficile de se détacher.

Nous consulterons le règlement sanitaire maritime des États-Unis qui ont une marine jeune et qui ont rejeté l'influence de la vieille Europe, puisqu'ils ont entièrement refait leur réglementation sanitaire quelques mois à peine avant la réunion de la Conférence de 1903. Ils ont tenu à montrer que s'ils venaient au rendez-vous commun, ils se sentaient assez forts pour agir seuls.

L'Allemagne nous servira aussi d'exemple. Sa marine marchande, née d'hier, est cependant presque arrivée à son apogée parce que là tout est neuf, aussi bien le matériel navigant que les lois qui le régissent.

Peut-être notre plan sera-t-il regardé comme un peu révolutionnaire, puisqu'il voudrait substituer à l'état de choses ancien un organisme non pas refondu, mais entièrement nouveau dans ses principes comme dans ses applications. Il faudra pour le faire adopter lutter contre des résistances, abattre des préjugés. Sans nous en douter, l'opinion est demeurée en France ultra-quarantenaire : nous nous effrayons du mot, mais nous sommes tellement habitués à la chose que nous semblons entretenir nos lazarets — tels qu'on les comprenait autrefois — avec la piété réservée aux souvenirs de famille.

Nous voudrions cependant à une police sanitaire maritime tracassière et qui fait par à-coups sentir de temps en temps une main lourde, substituer désormais une surveillance discrète, mais constante.

CHAPITRE II

LES TITRES Ier ET II DU RÈGLEMENT DE POLICE SANITAIRE MARITIME

Objet de la police sanitaire maritime. — La patente de santé.

Notre règlement s'intitule *Règlement de police sanitaire maritime;* devons-nous actuellement conserver ce titre? Nous ne sommes plus au jour où la police sanitaire donnait ordre d'enfermer étroitement et longtemps, toute personne arrivant d'un pays où régnait la peste ou le choléra. L'individu malade nous le mettons dans un pavillon d'isolement et nous le soignons ; celui qui est suspect nous lui appliquons de simples mesures de surveillance. De même le navire qu'autrefois nous reléguions pendant de longs jours dans le bassin du lazaret, maintenant nous lui laissons dans le port sa liberté d'action, après toutefois lui avoir appliqué les mesures de désinfection prolongées par la surveillance de son déchargement.

Notre règlement a donc cessé d'avoir pour moyens des mesures de police, il est tout entier fondé sur la surveillance et doit désormais s'intituler : *Règlement de surveillance sanitaire maritime.*

OBJET DE LA POLICE SANITAIRE MARITIME. — Ce changement de titre ne constitue pas la substitution banale d'un mot à un autre : il nous entraîne immédiatement dans un tout autre ordre d'idées et il élargit l'horizon jusqu'à présent très borné de la police sanitaire maritime.

En effet, celle-ci a pour but d'empêcher, par des mesures spéciales, l'introduction sur le territoire français de la peste, du choléra et de la fièvre jaune. Le règlement ajoute que certaines maladies, notamment le typhus et la variole, peuvent donner lieu exceptionnellement à des mesures restrictives.

Mais depuis notre dernier règlement de police sanitaire, la loi du 15 février 1902 est entrée en vigueur; elle rend déclarables un certain nombre de maladies et soumet à la désinfection les locaux dans lesquels ont été traités les malades. Un navire qui entre dans un port est une nouvelle habitation qui va faire, pendant quelques jours, partie intégrante de la ville elle-même; or — par une anomalie bizarre — ce navire se trouve, au point de vue des règlements d'hygiène, absolument en dehors de toute loi. Si un cas de fièvre typhoïde se déclare à bord le médecin appelé pour traiter le malade fera peut-être une déclaration, mais en tous cas personne ne se souciera d'appliquer les mesures de désinfection. Bien plus si le navire est étranger et qu'il comprenne un médecin dans son état-major aucune déclaration ne sera faite et c'est ainsi que l'on a pu voir des varioles évoluer tranquillement sur des navires à quai, sur lesquels une centaine de travailleurs de la ville allaient et venaient.

Étant donnée la loi du 15 février 1902, le règlement doit, ce nous semble, édicter que les maladies visées par le décret du 10 février 1903 sont déclarables à bord des navires, au moment de l'entrée de ceux-ci en France ou pendant leur séjour dans le port, et que ces déclarations seront faites à la direction de la santé du port ou à l'agence sanitaire. Les mesures de désinfection et d'isolement seront prises par le chef du service sanitaire lorsque celui-ci sera médecin. Dans les ports où il n'y a pas de médecins, ces déclarations seront transmises à la municipalité par l'officier de douanes chargé des fonctions sanitaires. Le règlement ajoutera que seuls la peste, le choléra et la fièvre jaune donnent lieu à des mesures spéciales, ces maladies étant d'ailleurs visées par le décret du 10 février 1903.

L'article 2 dit : des mesures de précaution peuvent toujours être prises contre un navire dont les conditions hygiéniques sont jugées dangereuses par l'autorité sanitaire. Il faut bien avouer que cet article n'a qu'une portée très relative ; la rédaction en est beaucoup trop vague et si on voulait l'appliquer strictement il n'y a guère de navires — surtout français — qui pourraient opérer librement dans un port de notre pays. En effet qu'entend-on par conditions hygiéniques dangereuses ? A-t-on le droit de dire : tel poste est trop encombré, mal aéré, mal ventilé ? Pour qu'une telle affirmation fut possible il faudrait qu'un critérium soit d'abord établi, qu'une loi d'hygiène à bord des navires ait été promulguée ; alors seulement on pourrait constater, à l'arrivée d'un navire, si les prescriptions de la loi ont été ou non appliquées. En réalité l'article 2 du règlement met entre les mains du service sanitaire une sanction applicable à des délits que la loi ne définit pas.

La réglementation allemande est beaucoup plus juste ; elle possède un code d'hygiène de la marine marchande et, partant de ce code, la police sanitaire des navires à Hambourg contient l'article suivant : « le médecin en chef du port peut prendre toute mesure utile pour la bonne tenue, la propreté, la ventilation, le chauffage, la bonne disposition des postes d'équipage, la surveillance des provisions et celle de l'eau de boisson [1]. » Si donc le médecin en chef du port de Hambourg intervient au sujet de l'un quelconque des points visés, c'est pour faire appliquer l'intégralité d'une loi.

De même à bord des navires anglais ou américains, au-dessus de la porte de chaque local habité, se trouve une inscription tracée au fer chaud où figure le nombre d'hommes pouvant être logés dans ce poste ou cette cabine. Lorsque ce nombre est dépassé l'autorité sanitaire a le droit absolu

[1] Extrait des ordonnances du port de Hambourg, 1er juillet 1897.

d'intervenir et ce en connaissance de cause. Il y a plus : ces marques apparentes sont placées même à bord des navires étrangers faisant un service régulier entre la France et les États-Unis. Par conséquent en allant de France en Amérique, tel local ne pourra contenir que tant d'hommes ; toute infraction donnerait lieu, lors de l'arrivée en Amérique, à une amende sévère. Mais au retour le nombre d'hommes pourra être impunément doublé ou triplé, sans que personne puisse élever une protestation, puisque nulle limitation n'existe dans la loi française.

Donc, tant qu'une loi d'hygiène de la marine marchande n'aura pas été votée, l'article 2 du règlement de police sanitaire maritime demeurera lettre morte.

La patente de santé. — Si le modèle de patente de santé en usage actuellement était rapproché de celui utilisé en 1850, on se convaincrait que les deux documents sont demeurés identiques ; l'un et l'autre enregistrent gravement le chiffre de canons existant à bord, mais passent sous silence nombre de points sur lesquels il serait fort utile d'être renseigné.

Le modèle de patente en usage porte également les cinq rubriques suivantes :

État hygiénique du navire...
État hygiénique de l'équipage (couchage, vêtements)...
État hygiénique des passagers...
Vivres et approvisionnements divers...
Eau...

En l'absence de toute loi d'hygiène de la marine marchande, il est impossible à un directeur de la santé de répondre aux deux premières et aux deux dernières des questions posées ci-dessus. Sur quel texte de loi pourrait s'appuyer ce fonctionnaire pour aller visiter l'approvisionnement des vivres ? Quel sera son critérium pour apprécier la valeur du couchage donné par une compagnie à des matelots ou la qualité des vêtements que ceux-ci emporteront ? Comment pourra-t-il apprécier la pureté d'une eau provenant de caisses où se sont mélangées successivement des eaux prises sur tous les points du globe aussi bien aux sources les plus pures que dans les rivières les plus infectées ?

Quant à s'assurer de l'état hygiénique des passagers comment le faire, à moins de placer un médecin à bord des navires en partance jusqu'au moment où ils lèvent l'ancre !

Par conséquent, tant que·nous ne posséderons pas une loi d'hygiène spéciale à la marine marchande, tant que nous n'aurons pas un texte légal pour point de départ de nos appréciations, nous ne pourrons établir une patente de santé d'une manière convenable.

Lorsque nous serons armés de cette loi, nous devrons modifier le modèle de patente adopté jusqu'à présent et le mettre en rapport avec les besoins actuels. Nous devrons notamment y indiquer : la présence d'équipages indigènes, le nombre d'hommes pouvant être embarqués, la manière dont le chargement a été fait (en rade, à quai, dans un fleuve) l'existence d'épizooties sur les rats, etc.

Voici d'ailleurs comme modèle la patente de santé élaborée par le *Public Health and marine hospital Service* des États-Unis (voir tableau III).

L'article 9, dans son second paragraphe, indique que la patente de santé est visée par le consul français dans chaque port d'escale, qui y relate l'état sanitaire du port et ses environs. Les consuls de France à l'étranger appliquent donc ce texte de loi et indiquent soit au dos de la patente originale. soit sur des imprimés par eux disposés, que le navire est arrivé à telle date, reparti à telle autre en un temps où la santé publique était parfaite, que le chargement est *divers* et de même que les passagers sont *divers*.

Et comment veut-on qu'un consul sache ce que contient un navire lorsqu'il prend du chargement jusqu'à la dernière minute ainsi que des passagers et que ces passagers, en

SERVICE DE LA SANTÉ PUBLIQUE ET DES HOPITAUX

de la Marine marchande

Port de

ÉTATS-UNIS D'AMÉRIQUE

PATENTE DE SANTÉ

Je _____ (le fonctionnaire autorisé à délivrer les patentes), au port

de _____, déclare que le navire désigné ci-dessous quitte ce port dans les

conditions suivantes :

Nom du navire. _____ : Nationalité. _____

Capitaine. _____ : Tonnage brut. _____ : net. _____ : Fer ou bois. _____ : Nombre des

compartiments pour marchandises. _____ : pour passagers d'entrepont, _____ : pour l'équipage,

Nom du médecin _____

Nombre d'officiers. _____ : Nombre des membres des familles d'officiers, _____ : Nombre de l'équipage y compris les maîtres.

Nombre des passagers de cabine, _____ : Nombre des passagers d'entrepont. _____ : Nombre de personnes à bord tout compris.

Port de départ.

Provenance antérieure.

Nombre de cas de maladies et leurs caractères durant le dernier voyage.

Nombre de cas de maladies et leurs caractères pendant le séjour du navire dans le port

Histoire sanitaire des passagers à entrepont, ...

Histoire sanitaire et condition de leurs bagages, ...

Maladies existant dans le port et les environs, ...

Emplacement du navire pendant le déchargement et le chargement   Rade ouverte ou quai ? ....

NOMBRE DES CAS ET DES DÉCÈS DUS AUX MALADIES SUIVANTES PENDANT LES DEUX DERNIÈRES SEMAINES

MALADIES	NOMBRE DE CAS	NOMBRE DE DÉCÈS	REMARQUES Toute condition affectant la santé publique du port de départ et de ses environs doit être mentionné ici. S'il n'y a eu aucun cas ou de maladies, l'indication du fait doit être mentionnée.
Fièvre jaune			
Choléra asiatique.			
Choléra nostras ou cholérine .			
Variole.			
Typhus			
Peste.			
Lèpre			

Je certifie que ce navire a accompli toutes les mesures et règles prévues par la loi du 15 février 1898, et qu'il quitte ce port expédié .... *pour* .... , *États-Unis d'Amérique, via* ....

Donné de ma main et sous mon sceau ce .... *jour de* .... 190 ....

(Signature de l'officier consulaire.)

(Sceau.)

TABLEAU III

ÉTATS-UNIS D'AMÉRIQUE

SERVICE DE LA SANTÉ PUBLIQUE
ET DES HOPITAUX
DE LA MARINE MARCHANDE

PATENTE DE SANTÉ COMPLÉMENTAIRE

Port de ...., États-Unis

Navire : ....

Partant de .... pour ....

Conditions sanitaires du port : ....

Maladies existant dans le port et dans les environs : ....

Nombre de cas et de décès dus aux maladies suivantes pendant les deux dernières semaines :

MALADIES	NOMBRE DE CAS	NOMBRE DE DÉCÈS	REMARQUES (Toute condition affectant la santé publique dans le port doit être mentionnée ici.)
Fièvre jaune.			
Choléra asiatique.			
Choléra nostras ou cholérine.			
Variole.			
Typhus.			
Peste.			
Lèpre.			

Nombre et condition sanitaire des équipages et des passagers pris dans le port et condition sanitaire de leurs bagages.

Nombre de passagers de cabine ....; condition sanitaire et historique : ....

Nombre de passagers d'entrepont ....; condition sanitaire et historique : ....

Nombre d'équipage ....; condition sanitaire et historique : ....

Condition sanitaire des effets : ....

Histoire sanitaire du navire depuis son départ du dernier port :

A. — A ma connaissance..... ⎱ aucune maladie soumise à la quarantaine n'est apparue à bord après le
(Formule à employer lorsque le navire n'entre pas dans le port.)

B. — Je me suis assuré que..... ⎰ départ de ....
(Formule à employer lorsque le navire entre dans le port.)

C. — Depuis le départ de .... la maladie suivante soumise à la quarantaine est apparue à bord .... et je certifie que les mesures sanitaires nécessaires ont été prises.

Je certifie également que, en ce qui concerne les passagers, leurs bagages et le chargement pris dans le port, le navire a accompli les mesures et les règles prévues par la loi du 15 février 1893.

Donné de ma main et sous mon sceau ce .... jour de .... 190 .

(Signature de l'Officier consulaire) ....

(Sceau.)

TABLEAU IV.

certains pays, viennent à bord comme nous allons à la gare ? Ces indications pouvaient être fournies autrefois, lorsque les paquebots étaient rares et que les voyageurs peu nombreux se préparaient de longue date pour leur départ ; mais maintenant il faut renoncer à obtenir ces renseignements, tout au moins en s'adressant à cette source.

Si nous voulons connaître avec précision le nombre de passagers qui ont transité, pendant le voyage à bord d'un navire, dans les escales successives, il faut consulter le registre médical du médecin sanitaire maritime ou exiger qu'il soit gardé copie des manifestes de passagers. Ces manifestes sont établis à bord après le départ et remis au consul français non plus de l'escale où les passagers ont été embarqués, mais de l'escale suivante. De même pour les marchandises ce sera par l'examen des manifestes que nous nous rendrons compte de leur nature et de leur provenance. Enfin il serait nécessaire que les consuls nous fassent profiter de certains renseignements qu'ils seraient en mesure de fournir : par exemple l'indication de l'existence d'épizootie sur les rats, du fait d'avoir pris de l'eau, de la nature des maladies pour lesquelles ont été débarqués les hommes d'équipage malades, etc.

En ce qui concerne les épizooties sur les rats, nous savons que la Conférence sanitaire internationale a résolu qu'elles ne seraient pas notifiables aux puissances étrangères. Bien que ce soit là une grosse lacune dans la Convention, on a considéré que certains pays étaient outillés, avaient le personnel nécessaire pour poursuivre ces recherches, alors que d'autres ne pourraient établir aussi aisément la nature pesteuse des épizooties ; il en résulterait pour les premiers un état d'infériorité commerciale vis-à-vis des autres par le fait même de leurs déclarations et des précautions qu'ils prendraient pour la protection de la santé publique. Nous n'avons pas à apprécier l'argument mais nous pouvons dire que si une puissance étrangère n'est pas obligée de nous notifier les épizooties pesteuses, il est parfaitement du devoir d'un consul français de nous les faire connaître lorsqu'il a appris ou constaté leur existence réelle.

De même que nous avons donné le modèle de patente de santé américaine, nous plaçons ici le modèle uniforme employé dans tout l'univers par les consuls des États-Unis pour leur visa des patentes. Un modèle semblable ou voisin de celui-ci serait utilement adopté et amènerait ainsi une unité dans les visa de patentes, unité qui n'existe pas chez nous (voir tableau IV).

Les articles 10, 11 et 12 mentionnent les pays dans lesquels les capitaines doivent se munir de patentes de santé. Dans les pays d'Europe, exception faite du littoral de la mer Noire, des côtes de la Turquie d'Europe situées sur l'archipel et de la mer de Marmara, les capitaines n'ont plus besoin de prendre des patentes.

Il nous semble que ces limites de libération pourraient être heureusement étendues à tout le bassin de la Méditerranée, y compris la mer Noire. En effet que craignait-on autrefois? Les provenances d'Orient et surtout d'Égypte ou de Turquie; les craintes ne sont plus les mêmes aujourd'hui. A Constantinople, siège le Conseil supérieur de santé, à Alexandrie, a été installé le Conseil sanitaire maritime et quarantenaire d'Égypte; ces deux assemblées sont internationales et nous y avons notre délégué. Elles ont organisé deux administrations sanitaires comprenant des médecins dans tous les ports du littoral: le moindre incident sanitaire est porté télégraphiquement à la connaissance des gouvernements européens. Il est donc devenu inutile de maintenir cette exigence de la présentation d'une patente de santé pour les provenances de ces pays. Cette exigence paraît encore plus excessive quand on est averti que ces patentes sont la plupart du temps préparées d'avance, au consulat, sur la demande du représentant de la compagnie intéressée, et qu'on se remémore les très vagues renseignements qu'elle contient. On peut supprimer une inutile formalité.

La même réflexion se fait jour à l'égard des provenances de l'Amérique du Nord ; nous n'avons aucun besoin de demander aux navires qui font le service entre la France et New-York de nous présenter une patente, puisque, par le télégraphe, nous connaissons, bien avant l'arrivée de ces navires l'état sanitaire du pays qu'ils ont quitté.

En supprimant de telles patentes — Méditerranée et États-Unis du Nord — on allégera sensiblement le fardeau de formalités anciennes qui pèsent sur notre navigation et qui sont devenues sans objet avec les progrès modernes.

D'ailleurs, et quelle que soit la formule de patentes adoptée, on peut se persuader que ce document devient — avec le télégraphe — de plus en plus inutile. Comme l'antique passeport, cette pièce doit disparaître tout au moins de nos relations avec les pays civilisés.

On peut même dire que si dans un pays d'Europe une épidémie vient à se manifester il est inutile — comme le prévoit le règlement — de rétablir momentanément l'obligation de la patente. Que nous apprendra la lecture de ce document ? Rien de nouveau, sinon que le choléra existe en tel endroit : nouvelle que notre consul nous a depuis longtemps annoncée par le télégraphe. Voulons-nous tirer de cette patente des renseignements sur le nombre d'hommes qui existent à bord ? Ce nombre est faux, la plupart du temps, et il conviendra beaucoup mieux de consulter le rôle d'équipage qui se trouve à bord de tout navire, à quelque pavillon qu'il appartienne, sous peine d'être considéré comme pirate par les navires de guerre de toutes les nations civilisées ? Redoutons-nous qu'un capitaine ait voulu cacher un décès ? La fraude a certes existé à ce sujet autrefois, mais elle ne saurait se reproduire ; tout décès survenu en route est inscrit de suite sur le livre de bord du capitaine et ce même livre contient, énoncées successivement, toutes les escales faites par le navire ; cette inscription est rendue obligatoire soit par les compagnies d'assurances, soit par les lois sur les primes. La liste et les dates exactes des escales sont rigoureusement consignées dans le livre de bord.

Par conséquent la patente est devenue inutile dans la plupart des cas parce que les renseignements nécessaires sont tous relatés sur les divers registres du navire et aussi parce que l'existence des épidémies, tout au moins dans la majeure partie des pays, nous est connue télégraphiquement.

CHAPITRE III

LE TITRE III DU RÈGLEMENT DE POLICE SANITAIRE MARITIME
LES MÉDECINS SANITAIRES MARITIMES

Origine des médecins sanitaires maritimes. — Obligation d'embarquer un médecin sanitaire maritime. — Examen des médecins sanitaires maritimes. — Devoirs des médecins sanitaires maritimes. — Du traitement des malades à bord des navires de commerce. — Registre médical des médecins sanitaires maritimes. — Rôle et garanties des médecins sanitaires maritimes. — Les médecins sanitaires maritimes et les Invalides de la marine marchande. — Les médecins sanitaires maritimes et la Caisse de prévoyance entre les marins français. — Situation militaire des médecins sanitaires maritimes. — Les médecins convoyeurs de troupes et les médecins sanitaires maritimes. — Les médecins convoyeurs d'émigrants et les médecins sanitaires maritimes. — Difficulté de recrutement des médecins sanitaires maritimes. — Services rendus par les médecins sanitaires maritimes. — Conclusions.

ORIGINE DES MÉDECINS SANITAIRES MARITIMES. — Une des innovations du règlement du 4 janvier 1896 fut d'organiser les médecins sanitaires maritimes et d'imposer leur présence à bord des navires remplissant certaines conditions. De toutes les prescriptions de ce règlement, ce fut celle qui suscita les plus grandes difficultés dans son application. Elle fut fortement attaquée par les compagnies de navigation qui redoutaient l'entrée à bord de médecins dont le recrutement leur échappait en grande partie ; elle fut critiquée par certains syndicats médicaux qui voyaient dans le nouveau règlement une restriction apportée au libre exercice de la médecine sur le territoire français ; il faut ajouter de suite que ces syndicats étaient poussés dans cette voie par des médecins se faisant en l'espèce les défenseurs de sociétés maritimes auxquelles ils étaient étroitement rattachés.

Malgré les attaques venues de toutes parts, la réforme s'accomplit progressivement, le corps médical des navires de commerce se renouvela peu à peu et maintenant toutes les compagnies de navigation ont recours à des médecins sanitaires maritimes dont elles apprécient les services.

Les difficultés de début auraient pu être en grande partie aplanies si l'on avait mieux indiqué en vertu de quels textes de loi s'opérait cette réforme. Il ne s'agissait pas en effet d'une innovation, mais d'un regain de vigueur donné à des textes de lois, anciens mais jamais abrogés.

ORDONNANCE DU ROI DU 4 AOUT 1819

concernant les chirurgiens qui s'embarquent sur les navires de commerce. etc.

ART. 4. — Nul ne pourra dorénavant être embarqué en qualité de chirurgien sur un navire de commerce s'il n'a été reçu officier de santé suivant la loi du 19 ventôse an XI (10 mars 1803) relative à l'exercice de la médecine ; ou s'il n'a été employé comme officier de santé de 2e classe sur les vaisseaux ou dans les hôpitaux de la marine, soit, à la suite des troupes de terre ou dans les hôpitaux militaires ; ou enfin si, antérieurement à la présente ordonnance, il n'a fait deux voyages au long cours en qualité de chirurgien sur un navire de commerce, et s'il n'est muni de certificats satisfaisants délivrés soit par les armateurs, soit par les capitaines des navires sur lesquels il aura servi.

ART. 5. — Il y aura dans chaque port une Commission composée d'un médecin, un chirurgien et un pharmacien chargés d'examiner et de vérifier les titres des chirurgiens qui se présenteront pour être employés sur des navires de commerce...

L'administrateur en chef de la marine et le président du tribunal de commerce se réuniront pour choisir les trois membres de cette Commission et les désigner au ministre secrétaire d'État de la Marine et des Colonies qui fera expédier à chacun d'eux une lettre de nomination. Dans les ports de commerce où un officier de santé de la marine déjà commissionné sera employé pour ledit service il sera membre de la Commission d'examen et les deux autres examinateurs seront nommés ainsi qu'il est prescrit par le présent article.

ART. 6. — Les officiers de santé qui se présenteront à la Commission d'examen pour être embarqués en qualité de chirurgiens de navires de commerce devront produire les titres constatant leur

réception, ainsi que leurs services antérieurs et un certificat de bonne
conduite délivré soit par les professeurs, docteurs, officiers de santé
en chef sous les ordres desquels ils auront servi, soit par l'administration municipale du lieu de leur domicile, soit enfin par les capitaines des navires à bord desquels ils auront servi.

Art. 7. — Lorsque la Commission d'examen aura reconnu la vali-
dité des titres et certificats qui lui auront été produits, elle en délivrera une attestation à l'officier de santé qui se sera présenté; et sur
le vu de cette attestation déposée au bureau du commissaire de la
marine chargé de l'Inscription maritime, ledit commissaire remettra
à l'officier de santé un permis d'embarquement en qualité de chirurgien de navires de commerce.

Art. 8. — L'examen des titres des officiers de santé qui se présenteront pour être embarqués en qualité de chirurgiens de navires de
commerce sera gratuit.

. . . .

Art. 15. — Tout chirurgien embarqué à bord d'un navire de commerce
tiendra exactement un journal sur lequel il décrira les maladies qu'il
aura traitées pendant le cours du voyage, les remèdes qu'il aura
administrés et ce, à peine de ne pouvoir servir en ladite qualité; ce
journal sera visé par le capitaine.

Il devra également tirer du capitaine du navire un certificat de la
conduite qu'il aura tenue pendant le voyage.

Il remettra le journal et le certificat au commissaire de l'Inscription
maritime dans le port où le navire fera son retour. Ledit commissaire
visera l'une et l'autre pièce; il requerra la Commission établie en
vertu de l'article 5 de la présente ordonnance d'examiner le journal,
de certifier l'examen qu'elle en aura fait et d'exprimer son opinion
sur ledit journal.

La commission délivrera son certificat en double expédition, l'une
restera déposée au bureau de l'Inscription maritime, l'autre sera
remise au chirurgien après avoir été visée par le commissaire.

. . . .

Art. 19. — Tout chirurgien qui aura navigué sur un navire de
commerce et qui se présentera pour être employé de nouveau en
cette qualité devra exhiber l'attestation de la commission qui aura
examiné son journal et le certificat du capitaine du bâtiment sur
lequel il aura été embarqué.

. . . .

Art. 21. — Les Commissaires de la marine chargés de l'Inscription
maritime tiendront une matricule spéciale des chirurgiens embarqués sur les navires de commerce; ils y mentionneront les certificats
que ces chirurgiens auront produits aux commissions d'examen; les
attestations qu'ils auront reçues desdites Commissions; les permis-

sions d'embarquer qui leur auront été délivrées ; les avis donnés par
les commissions d'examen sur les journaux remis par les chirurgiens lors du désarmement des navires et les certificats de conduite
expédiés par les capitaines des navires à bord desquels ils auront
été employés...

De la lecture de cette ordonnance il résulte que, dès 1819.
le ministère de la Marine et des Colonies avait reconnu la
nécessité de surveiller l'embarquement des médecins du
commerce ; il faisait vérifier leurs titres, enquêter leur conduite antérieure par une commission d'examen. Cette surveillance était continuée pendant la durée des services du
médecin, de telle sorte que l'État pouvait ne pas accorder une
autorisation d'embarquer ou retirer celle antérieurement
donnée. Le libre exercice de la médecine sur le territoire
français n'existe donc plus, pour tous les médecins français,
depuis 1819 ; ce n'est cependant qu'au moment du décret
du 4 janvier 1896 que quelques-uns ont fini par s'en apercevoir.

Constatons de suite que l'ordonnance royale est muette au
sujet des questions de police sanitaire maritime : il y a plusieurs raisons à ce mutisme. En effet. en 1819, la peste était
en grande partie oubliée et l'on ne paraissait plus craindre
une nouvelle invasion du fléau qui, depuis 1720, semblait
avoir abandonné la France. Le choléra n'avait pas encore
fait son apparition dans la science épidémiologique. Quant à
la fièvre jaune, on n'en avait vu quelques cas que sur les
navires revenant des Antilles. A cette époque de notre colo-
nisation, presque tous nos rapports avec l'Amérique centrale
s'effectuaient au moyen de transports de l'État sur lesquels
étaient embarqués des médecins de la marine de guerre.

En outre, les questions de police sanitaire maritime ne
regardaient pas le pouvoir central : elles étaient gérées par
des intendances sanitaires purement locales et dans lesquelles
l'élément médical était presque annihilé. Ces intendances

étaient en grande partie composées de négociants, d'armateurs et d'administrateurs ; elles édictaient un certain nombre
de mesures que des médecins attachés à leur service avaient
charge de mettre à exécution, sans qu'ils eussent aucune
influence dans leur promulgation.

Quelques années plus tard, le gouvernement français sentit
la nécessité d'introduire une certaine unité au milieu des
intendances sanitaires dont les règlements variaient suivant
les ports. Quelques-unes en étaient même arrivées à se faire
une concurrence déloyale ; celles qui siégeaient dans les
ports de seconde importance diminuaient, par exemple, la
durée de leurs quarantaines pour attirer chez elles des navires
qui auraient dû subir de plus longues formalités dans les
grands ports. Enfin la fièvre jaune faisait de multiples appa-
ritions en Espagne, tout près de la frontière française — à
Barcelone — et l'on savait qu'une nouvelle épidémie — le
choléra — se trouvait sur les bords de la Caspienne se dirigeant à pas lents vers l'Europe.

A ce moment parut la loi du 3 mars 1822. Muette sur le
rôle des médecins des navires, elle est non moins silencieuse
au sujet des mesures à prendre en cours de route. Elle se
borne à prescrire un ensemble de restrictions pour l'admission des navires de provenances infectées. Elle charge néanmoins d'une responsabilité spéciale les médecins des navires de commerce puisqu'elle prévoit des pénalités très fortes
pour ceux qui se rendraient coupables de fausses déclarations.

En 1840, à la suite des conclusions présentées par la Commission de l'Académie de médecine chargée d'étudier la
peste, on a demandé au gouvernement d'édicter les mesures
suivantes :

Tout bâtiment de la marine royale, tout paquebot-poste venant du
Levant, aura à bord un médecin. Il est à désirer que le médecin placé
à bord ressorte de l'administration de la Santé en France.

Ces médecins veilleront à l'observation rigoureuse des lois de l'hygiène, surtout en ce qui concerne l'aération des navires.

Ils inscriront chaque jour sur un registre tout ce qui est relatif à la santé des personnes du bord. En cas de maladies, ils s'attacheront à indiquer avec précision les antécédents des malades; les symptômes, la marche, le traitement, le mode de terminaison de toutes les affections observées. Tous les soirs le capitaine arrêtera et signera ce registre,dont les feuillets seront cotés et paraphés par l'autorité désignée à cet effet... Le médecin du bord tiendra note exacte de toutes les communications accidentelles ou autres qui pourront avoir lieu pendant la traversée ainsi que de toutes les circonstances importantes pour la santé qui pourront se rattacher à ces communications.

... Pour les navires venant d'Égypte et ayant un médecin sanitaire à bord... la quarantaine sera de dix jours *à partir du départ*... Pour les navires n'ayant pas de médecin, cette même quarantaine sera de dix jours *à partir de l'arrivée*...

La majeure partie du décret de 1896 se trouvait donc inscrite, dès 1840, dans les vœux émis par l'Académie de médecine : principe des médecins du bord rattachés au service sanitaire maritime, principe de la réduction des quarantaines pour les navires ayant un médecin à leur bord.

L'ordonnance royale du 18 avril 1847 donne pour la première fois le titre de médecins sanitaires aux médecins embarqués sur les navires de commerce.

ART. 9. — Les médecins sanitaires embarqués à bord des bâtiments veilleront, pendant la traversée, à l'exécution exacte des dispositions qui seront ordonnées par notre ministre secrétaire d'État de l'Agriculture et du Commerce pour la purification en mer des effets et vêtements des passagers.

Puis le décret du Président de la République, rendu le 10 avril 1849, précise le rôle de ces médecins sanitaires et les avantages que leur présence à bord entraînera pour le navire :

ART. 2. — Lorsqu'il se sera écoulé huit jours pleins à dater du départ les bâtiments à vapeur tant de la marine militaire que de la marine postale et de la marine marchande venant des mêmes lieux en patente nette seront immédiatement admis à la libre pratique dans les ports de la Méditerranée, les premiers lorsqu'ils auront à bord un médecin de la marine militaire et les autres lorsqu'ils auront un médecin sanitaire. *Ces médecins seront tous commissionnés par le ministre de l'Agriculture et du Commerce.*

Nous arrivons maintenant au décret du 24 décembre 1850 qui se trouva modifié par celui du 4 juin 1853 à la suite de la première Conférence sanitaire internationale réunie à Paris en 1851.

Art. 23. — ... Indépendamment de ces agences ou commissions et conformément à l'ordonnance du 18 avril 1847 et du décret du 10 août 1849 des médecins français établis en Orient et des médecins commissionnés par le ministre de l'Agriculture et du Commerce et embarqués sur les bâtiments à vapeur sont chargés de concourir à l'exercice de la police sanitaire en ce qui concerne le Levant.

C'est à la suite des délibérations de la Conférence de 1851 que nous trouvons enfin le premier règlement relatif aux médecins sanitaires maritimes ; ce document fut publié le 21 mai 1855.

Règlement concernant les médecins sanitaires commissionnés à bord des bâtiments à vapeur.

Le ministre secrétaire d'État au Département du Commerce et de l'Agriculture arrête :

Art. 1. — Les commissions de médecins sanitaires à bord des bâtiments à vapeur destinés au transport des voyageurs continueront d'être délivrées par le ministre de l'Agriculture, du Commerce et des Travaux publics, sur l'avis du Comité consultatif d'hygiène publique de France.

Toutefois, en cas d'urgence, les directeurs de la santé dans les ports de la Méditerranée sont autorisés à délivrer des Commissions provisoires à des médecins réunissant les conditions requises pour remplir les fonctions de médecin sanitaire. Ces commissions ne pourront servir que pour un voyage.

Art. 2. — Nul ne pourra être commissionné comme médecin sanitaire à bord des bâtiments à vapeur, s'il n'a été reçu docteur dans une Faculté française, ou si, ayant été reçu dans une Faculté étrangère, il n'a obtenu l'autorisation d'exercer la médecine en France, ou s'il n'a servi au moins deux années dans la marine militaire, en qualité de chirurgien entretenu ou de chirurgien auxiliaire de deuxième classe.

Les chirurgiens de la marine qui, antérieurement au présent arrêté, ont été commissionnés comme médecins sanitaires, sont maintenus dans leurs fonctions et pourront obtenir de nouvelles commissions, s'il y a lieu, sans être obligés de justifier des titres énoncés dans le paragraphe précédent.

Art. 3. — Les compagnies qui ont établi ou qui établiront un service de bâtiments à vapeur, assujettis à la condition d'avoir un médecin sanitaire, désigneront au directeur de la santé du port de départ les médecins pour lesquels elles demandent ce titre ; à l'appui de cette présentation les candidats aux postes de médecins sanitaires produiront leur diplôme, l'exposé de leurs services et de leurs travaux antérieurs, et des certificats de bonne conduite délivrés soit par les maires des localités où ils auront exercé leur profession, soit par leurs chefs respectifs à bord des bâtiments sur lesquels ils auront servi.

Le directeur de la santé transmettra ces pièces au ministre avec son avis.

La compagnie des Messageries Impériales qui est liée envers l'État par un traité particulier pour le service des paquebots-poste du Levant, continuera à faire la présentation par l'intermédiaire du ministre des Finances ; elle donnera en même temps avis de ces présentations au directeur de la santé de Marseille, et ce directeur adressera directement au ministre de l'Agriculture, du Commerce et des Travaux publics des observations sur les titres des candidats proposés.

Art. 4. — Aucune commission de médecin sanitaire ne pourra être délivrée avant que la compagnie ait fait connaître le traitement et la position qu'elle se propose d'assurer au médecin commissionné.

Art. 5. — Le nombre des commissions de médecin sanitaire demandées par une compagnie ne pourra dépasser les besoins de son service constatés par le directeur de la santé.

Art. 6. — Les commissions de médecin sanitaire ne peuvent être retirées que par le ministre qui les a délivrées. Toutefois le directeur de la santé peut suspendre provisoirement, soit d'office, soit sur la demande d'une compagnie ou de ses représentants, un médecin sanitaire qui aurait donné lieu à de graves reproches et dont le remplacement serait jugé nécessaire. Il en sera référé sur-le-champ au ministre qui prononcera en dernier ressort.

Art. 7. — Si une compagnie réduit le nombre des bâtiments qu'elle emploie pour le transport des voyageurs et si, par suite de cette mesure, il y a lieu de réduire également le nombre des médecins sanitaires de bord, la compagnie désignera au directeur de la santé les noms des titulaires des commissions dont elle demande la suppression.

Les commissions seront adressées par le directeur au ministre qui statuera définitivement si les réductions ne portent pas sur les médecins les plus récemment attachés à la compagnie.

ART. 8. — Si par tout autre motif que celui qui a été énoncé dans l'article précédent une compagnie veut renvoyer de son service un chirurgien commissionné comme médecin sanitaire, elle avertira le directeur de la santé qui, après informations, fera connaître son avis.

En ce qui concerne les médecins sanitaires attachés à la compagnie des services maritimes des Messageries Impériales il ne sera statué sur leur révocation, par le ministre compétent, qu'après que le département des Finances aura été entendu.

ART. 9. — Tout médecin sanitaire qui quittera volontairement le service de la compagnie sur la proposition de laquelle il aura été commissionné est tenu de remettre sa commission au directeur de la santé qui la renverra au ministre.

ART. 10. — Si un médecin sanitaire est autorisé par la compagnie qui l'emploie à cesser temporairement son service, la compagnie en donnera avis au directeur de la santé, en demandant, s'il y a lieu, une commission temporaire pour un médecin sanitaire suppléant.

Les commissions temporaires seront délivrées par le directeur de la santé, sauf approbation du ministre, les cas d'urgence exceptés, elles ne seront valables que pour une année au plus.

Nous passons sur certaines circulaires, entre autres celles du 12 avril 1866, prescrivant d'embarquer des médecins ayant plus de vingt-huit ans et celle du 17 juin 1870 abrogeant la précédente, et nous arrivons au règlement de police sanitaire maritime de 1876 qui apporte quelques modifications aux décrets antérieurs.

ART. 23. — Les navires affectés au transport de nombreux voyageurs et qui font des trajets dont la durée, pour atteindre le point extrême de la ligne, dépasse en moyenne quarante-huit heures, sont tenus d'avoir à bord un médecin pourvu du diplôme de docteur ou d'officier de santé.

Les médecins embarqués peuvent être commissionnés par le ministre de l'Agriculture et du Commerce; ils prennent alors le titre de médecin commissionné.

Avec le règlement de 1876, nous faisons donc un

pas en arrière ; la commission devient facultative, il n'est
plus question des garanties pour le médecin instituées par la
circulaire du 21 mai 1855. Le résultat ne tarda pas à se faire
sentir et bientôt on vit embarquer sur les navires, notamment des petites compagnies, non seulement des praticiens
d'un passé plus ou moins douteux, ou de simples étudiants
en médecine prolongeant leurs études au delà des termes
normaux, mais même des individus qui n'avaient jamais
passé sur les bancs d'une école quelconque. Des scandales
éclatèrent et le ministère de la Marine, qui avait laissé
jusque-là soit le ministère de l'Agriculture et du Commerce,
soit celui de l'Intérieur substituer leur action à la sienne au
point de vue de l'embarquement des médecins, se vit forcé de
rappeler les commissaires de l'Inscription maritime à la
stricte observation de l'ordonnance du 4 août 1819 dans les
termes suivants :

CIRCULAIRE DU 8 MAI 1884.

*Les étudiants ne peuvent être embarqués comme médecins sur les
navires de commerce si ce n'est à titre exceptionnel et en cas de force majeure.*

MESSIEURS,

Au mois de novembre 1881, l'autorité maritime à Marseille a
demandé à l'un de mes prédécesseurs d'autoriser par dérogation aux
dispositions de l'ordonnance du 4 août 1819, l'embarquement sur les
paquebots desservant le bassin de la Méditerranée d'étudiants en
médecine justifiant d'au moins seize inscriptions de doctorat, d'un an
d'internat dans les hôpitaux et de trois examens probatoires passés avec succès.

Après avoir pris l'avis du Conseil supérieur de Santé, le ministre
décida qu'il n'y avait pas lieu d'accueillir ces propositions. Par une
dépêche du 17 décembre 1881, le chef du service de la marine à Marseille fut donc invité à n'autoriser l'embarquement des étudiants
comme médecins qu'à titre exceptionnel et en cas de nécessité absolue. Cette règle a été appliquée depuis lors dans ce port; mais d'après
les indications qui m'ont été fournies il n'en serait pas de même dans
les autres grands centres maritimes.

Afin d'établir à cet égard une réglementation uniforme, je crois devoir vous tracer la ligne de conduite à suivre en pareille matière.

Les étudiants en médecine, même quand ils présentent les garanties particulières indiquées ci-dessus, ne peuvent être autorisés à embarquer comme médecins que dans des cas exceptionnels, lorsqu'il s'agit de pourvoir à des nécessités extraordinaires et urgentes, et que les praticiens pourvus du diplôme de docteur ou d'officier de santé font absolument défaut. Cette tolérance devra d'ailleurs être toujours temporaire et ne sera jamais admise pour les navires qui desservent des lignes à service régulier.

Je vous invite à tenir strictement la main à l'exécution des présentes instructions : car si dans certains cas le recrutement du personnel médical des bâtiments du commerce présente des difficultés, cela tient surtout à la modicité des honoraires offerts par les armateurs. Or l'Administration ne saurait, sans compromettre la santé des équipages ou des passagers, favoriser de pareils calculs d'économie. L'obligation d'avoir un chirurgien est maintenant restreinte aux navires embarquant plus de cent personnes d'équipage ou passagers (Décret du 17 septembre 1864), c'est-à-dire aux grands armements qui sont en état de supporter la dépense résultant de cette obligation...

Le décret du 4 janvier 1896 arrive enfin et organisant les médecins sanitaires maritimes les soumet à un recrutement par voie d'examen ; il édicte en outre les devoirs de ces médecins. Nous examinerons plus loin ce règlement dans tous ses détails, mais nous devons signaler de suite que les commissaires de l'Inscription maritime parurent tout d'abord ignorer ce décret et que malgré sa promulgation ils continuèrent à inscrire sur les rôles des médecins non pourvus du certificat spécial. Cet état de choses cessa à partir du 23 novembre 1897 lorsqu'ils reçurent la circulaire suivante :

Notification du décret du 4 janvier 1896 portant règlement général sur la police sanitaire maritime.

MESSIEURS,

Sur le rapport du Président du Conseil, Ministre de l'Intérieur, qui agissait d'accord avec ses collègues des départements ministériels intéressés et notamment avec mon honorable prédécesseur, M. le Président de la République a rendu le 4 janvier 1896, un décret portant règlement général de la police sanitaire maritime. Ayant eu récemment l'occasion de constater que ce décret, promulgué au *Journal officiel* du 21 janvier 1896, était demeuré inaperçu de plusieurs officiers, fonctionnaires ou agents de mon Département. j'ai décidé de publier au *Bulletin officiel* un extrait de cet acte renfermant les dispositions qui intéressent plus spécialement les diverses autorités maritimes.

Parmi ces dispositions, que vous trouverez ci-après, je vous signale celles du titre III, relatif aux médecins sanitaires maritimes. Le nombre de ces médecins étant aujourd'hui plus que suffisant pour les bâtiments affectés au service postal, ou au transport d'au moins 100 voyageurs, les commissaires de l'Inscription maritime ne devront plus porter sur les rôles d'équipage des navires de l'espèce. sans l'assentiment de l'autorité sanitaire locale, les docteurs en médecine non pourvus du certificat institué par l'article 16 (dernier paragraphe) du décret.

En résumé, l'embarquement des médecins à bord des navires de commerce se trouve soumis à deux réglementations très différentes :

1° Ordonnance royale du 4 août 1819, modifiée par le décret du 17 septembre 1864, disant que : *Tout bâtiment de commerce expédié pour une destination au long cours est tenu d'avoir un chirurgien s'il a à bord cent personnes, tant hommes d'équipage que passagers.*

2° Décret du 4 janvier 1896 édictant que : *Tout bâtiment à vapeur français affecté au service postal ou au transport d'au moins cent voyageurs qui fait un trajet dont la durée, escales comprises, dépasse quarante-huit heures, est tenu d'avoir à bord un médecin sanitaire. Ce médecin doit être Français et pourvu du diplôme de docteur en médecine ; il prend le titre de médecin sanitaire maritime.*

La première de ces réglementations est imposée par le ministère de la Marine, la seconde par le ministère de l'Intérieur : nous allons saisir de suite combien elles présentent d'anomalie entre elles.

Un grand cargo-boat mixte, moderne est monté par 80 hommes d'équipage et il possède des installations pour

50 passagers, il a donc à bord 130 personnes en tout ; strictement ce navire tombe sous la première réglementation ; il doit avoir à son bord un chirurgien.

Prenons un navire de Méditerranée avec 32 hommes d'équipage, mais faisant un service postal ou ayant des aménagements pour 100 passagers; il pourra par exemple avoir également 50 passagers qui, joints à ses 32 hommes d'équipage, constitueront un total de 82 personnes : ce navire doit avoir un médecin sanitaire maritime.

Qu'est-ce qu'un chirurgien, tel qu'il est visé par l'ordonnance du 4 août 1819 et le décret du 14 septembre 1864? Nous l'ignorons. Nous savons seulement que ce soi-disant chirurgien ne saurait être en aucun cas un étudiant en médecine (Circulaire du 8 mai 1884) ; en dehors de cette élimination nous ignorons absolument ce que désigne ce titre.

Enfin, dans les charte-parties établies entre les différents ministères et les armateurs, soit pour le transport des troupes, soit pour celui des condamnés, soit pour la pose des câbles télégraphiques il n'est jamais fait mention que le médecin embarqué sur le navire dont il s'agit doive être un médecin sanitaire maritime.

Il est donc urgent de conclure une entente entre les divers ministères intéressés — Intérieur, Marine, Colonies, Postes et Télégraphes — et de préciser les conditions qui déterminent le chiffre des personnes à bord, la nature et la durée du voyage, de façon à déterminer quand devra se trouver à bord, soit un docteur en médecine ordinaire — le titre de chirurgien de la marine n'étant plus qu'un souvenir historique — soit un médecin sanitaire maritime.

OBLIGATION D'EMBARQUER UN MÉDECIN SANITAIRE MARITIME. — Deux préoccupations fort différentes ont guidé le ministère de l'Intérieur et celui de la Marine qui voulaient rendre obligatoire la présence d'un médecin à bord d'un navire de commerce.

Le premier a visé une mesure de prophylaxie : la protection des frontières maritimes et la lutte contre l'invasion du territoire français par les maladies pestilentielles exotiques. Le second n'a envisagé qu'une seule chose : la sauvegarde de la santé des équipages et des passagers en cours de route.

Mais voici qu'indépendamment des ministères de l'Intérieur et de la Marine un nouvel intéressé vient d'entrer en scène : c'est la Caisse nationale de prévoyance entre les marins du commerce contre les risques et accidents de leur profession (loi du 27 décembre 1905). La loi, à laquelle nous faisons allusion, a pour but de payer des indemnités temporaires ou des pensions viagères à toute personne appartenant à la navigation de commerce et ayant encouru un risque de maladie ou d'accident à l'occasion de sa profession. La caisse de prévoyance est alimentée par des cotisations provenant d'une part des armateurs et de l'autre des participants — c'est-à-dire des navigateurs de tout ordre. — Il est clair que les uns et les autres ont un intérêt commun, à savoir que le service médical soit bien fait, là où il est imposé. En effet un accident de peu d'importance convenablement traité pourra ne donner lieu qu'à une indemnité temporaire peu élevée, tandis que, s'il est mal soigné, cet accident pourra — lors du retour en France — avoir causé une incapacité permanente partielle de travail, et grever le budget de la caisse d'une pension dont le versement aurait pu être évité.

C'est pourquoi la caisse nationale de prévoyance ne considérera l'embarquement du médecin qu'au point de vue purement médical d'un service strictement thérapeutique si l'on peut dire et ses intérêts se confondront étroitement avec ceux du ministère de la Marine. On peut néanmoins concevoir que, d'après la législation des accidents du travail, l'assuré ayant toute liberté pour choisir son médecin, le conseil d'administration de la caisse de prévoyance entre les marins du commerce, jouisse, pour ce même motif, d'un

certain droit moral de consultation dans toute réglementation concernant le service médical à bord.

Donc, d'une part intérêt des équipages, de l'autre intérêt
de la santé publique, voilà les deux raisons sur lesquelles
repose l'obligation pour tout navire ayant cent personnes à
bord et faisant une navigation dont la durée, escales comprises, dépasse quarante-huit heures, d'avoir un médecin.

Le titre vague de chirurgien de la marine ayant disparu, l'embarquement des étudiants étant interdit et enfin
l'officier de santé n'existant plus, il est clair que le médecin
prévu ne peut être qu'un docteur en médecine. C'est dans ce
sens que doit être modifiée l'ordonnance royale du 4 août 1819;
il faut, à bord des navires de commerce, la présence d'un
docteur destiné à la protection de la santé des équipages et
des passagers.

Mais si la navigation s'étend au loin et devient internationale, si elle dépasse les limites de notre empire colonial
du bassin de la Méditerranée, ce n'est plus seulement le souci
de la vie des équipages et des passagers, mais les intérêts
de la santé publique qui vont entrer en jeu et le service sanitaire maritime doit intervenir dans le choix de ce médecin,
d'autant plus que ce service accrédite en quelque sorte ce
médecin auprès des gouvernements étrangers dans le pays
desquels le navire fait successivement escale. De là s'impose, pour le ministère de l'Intérieur, la nécessité de s'assurer que ce docteur en médecine possède les connaissances
spéciales, nécessaires pour exercer la fonction spéciale qui va
lui être confiée, c'est-à-dire pour protéger efficacement la
santé publique à la fois sur les frontières maritimes de notre
pays et sur celles des pays visités par notre navire.

Un autre argument va maintenant s'adresser à la fois au
ministère de la Marine et à celui de l'Intérieur : le médecin
qui prend charge du traitement des malades sur le navire
et de la prophylaxie des maladies pestilentielles est seul

à bord ; un malade quelconque ne peut s'adresser, en cours
de route, à un autre qu'à lui. Il importe donc beaucoup que
le ministère de la Marine et celui de l'Intérieur réclament
du candidat à un poste de médecin de la marine de commerce les preuves certaines non seulement de son savoir,
mais de son honorabilité et de son passé irréprochable; tout
médecin qui ne serait pas à l'abri d'une suspicion légitime
ne saurait être imposé à une collectivité, et si même ultérieurement des plaintes justifiées se font jour, on ne doit pas
hésiter à se priver des services de celui qui ne saurait remplir dignement sa tâche.

En résumé le navire qui a cent personnes à bord — équipage et passagers compris — doit avoir un médecin s'il fait
une navigation dépassant quarante-huit heures : ce médecin
doit être exclusivement un docteur en médecine français
ayant prouvé son honorabilité.

Si la navigation du navire est internationale, sans sortir
des conditions précédemment fixées, le docteur en médecine
doit être, en outre, médecin sanitaire maritime [1].

EXAMEN DES MÉDECINS SANITAIRES MARITIMES. — En dehors
des critiques de principe, dont nous avons parlé plus haut,
de nombreux reproches de fait ont été formulés contre l'examen de médecin sanitaire maritime. Les principaux sont :
grande inégalité dans la sévérité des divers jurys, questions
posées ne se rapportant que très indirectement à la police
sanitaire maritime ou à la pathologie exotique. Quelques-uns
de ces reproches sont fondés. On dut en effet — au début de
la réforme — constituer des jurys dans les différents ports,
parce qu'il était nécessaire de faire subir l'examen à de nombreux médecins dont le temps de navigation n'était pas d'une

[1] Devant l'accroissement constant du tonnage des navires, suivi naturellement de l'augmentation continue du chiffre des équipages et du nombre des
passagers, il deviendra nécessaire, un jour prochain, d'embarquer deux médecins sur les grands paquebots; les Allemands sont déjà entrés dans cette voie.

durée suffisante pour obtenir *de plano* le titre de médecin sanitaire maritime. S'il fut relativement facile de recruter des jurys
dans les grands ports, le choix fut moins aisé dans les
ports où n'existait aucune Faculté ou École de médecine. Et
même, dans ces jurys, la plupart des membres — à l'exception du directeur de la santé — étaient peu familiarisés
avec les matières sur lesquelles portent l'examen, si bien que
les interrogations déviaient rapidement.

Aujourd'hui les nécessités d'antan n'existent plus, et des
ressources nouvelles se sont créées. Il est devenu inutile
de répartir dans un grand nombre de ports des jurys puisque
tous les médecins en cours de route sont actuellement munis
de leur certificat et que, seuls, les nouveaux venus doivent
désormais subir l'examen. Il est indispensable en outre que
dans cet examen une part importante soit donnée à l'épreuve
de bactériologie, car sans la connaissance de cette science
les notions d'épidémiologie et de désinfection restent toujours incomplètes.

C'est pourquoi les sessions d'examen ne doivent plus
avoir lieu que dans des centres scientifiques où il est possible de réunir un jury compétent et de disposer du matériel
nécessaire : Paris, Bordeaux et Marseille nous semblent
présenter les conditions requises.

L'article 17 prévoit que le nombre des médecins sanitaires
peut être à un moment donné insuffisant et il ajoute comme
correctif que le ministre de l'Intérieur pourvoit aux nécessités
du service médical sur la proposition du comité de direction
des services de l'hygiène. Cet article n'aura pas souvent
l'occasion d'être utilisé puisque, à l'heure actuelle, plus de
600 docteurs en médecine sont inscrits au tableau des médecins sanitaires maritimes.

DEVOIRS DES MÉDECINS SANITAIRES MARITIMES. — Nous tou-
chons ici à une question des plus délicates ; les devoirs des

médecins sanitaires sont énoncés tout au long dans un certain nombre d'articles, mais ils ne sont suivis d'aucun texte indiquant les droits de ces mêmes médecins. L'arrêté du 21 mai 1855 était à cet égard beaucoup plus explicite puisqu'il édictait qu'aucun médecin commissionné ne pouvait être exclu d'une compagnie de navigation sans l'avis du directeur de la santé, du ministre du Commerce et même en certains cas de celui des Finances. Ces prescriptions très sages ont disparu de nos règlements ; le fait est surprenant puisque, si l'on parcourt les textes successifs des arrêtés ou décrets en matière de police sanitaire, on s'aperçoit vite que dans leurs parties administratives ils sont presque toujours copiés les uns sur les autres.

Cette garantie accordée au médecin commissionné a donc été refusée au médecin sanitaire maritime : or, celui-ci ne pourra jamais remplir tout son devoir, tant qu'il n'aura pas été mis à l'abri d'un renvoi injustifié.

Il importe donc que notre règlement donne à la navigation de réels avantages attachés à la présence à bord d'un médecin sanitaire maritime afin que cette même navigation accorde en regard certaines immunités au médecin sanitaire maritime.

Passons rapidement sur les mesures à prendre en matière de prophylaxie à bord des navires, ce sont là choses professionnelles ; arrêtons-nous toutefois à l'article 21 indiquant que le médecin sanitaire maritime est appelé à traiter en cas de maladie l'équipage et les passagers. Or, ce n'est pas tout de dire qu'un médecin traitera un certain nombre de malades, encore faut-il qu'il ait à sa disposition les moyens d'intervention médicale ou chirurgicale, les locaux indispensables, et même le personnel utile. Mais voici que le vœu que nous formulons nous ramène dans le domaine du ministère de la Marine, ce qui montre une fois de plus l'extrême difficulté que l'on rencontre à faire régir convenablement

par deux autorités différentes des choses étroitement con-
nexes. Tant que les efforts du ministère de la Marine et de
celui de l'Intérieur n'auront pas trouvé un terrain commun
d'entente au sujet d'un navire, le malade continuera à pâtir de
cette insuffisance d'accord.

Du traitement des malades a bord des navires de commerce. — L'ordonnance royale du 4 août 1819 prescrit que
tous les navires de commerce doivent être munis d'un coffre
à médicaments, et, — lorsqu'il y a un médecin à bord, —
d'une caisse d'instruments de chirurgie. La même Commission chargée de vérifier les titres des chirurgiens embarqués avait encore le devoir d'inspecter les pharmacies et
les instruments ; l'ordonnance (article 8, paragraphe 3)
imposait au chirurgien l'obligation d'une trousse person-
nelle. Une nomenclature de produits médicamenteux, d'instruments de chirurgie et d'ustensiles divers était jointe à
cette ordonnance. La liste en fut revisée par un décret
du 3 juillet 1856. En 1886, on substitua à la visite des
coffres, précédant chaque voyage, une visite semestrielle
pour les navires faisant un service régulier, et même
annuelle pour ceux qui avaient à leur bord un docteur en
médecine.

Le dernier texte que nous trouvons sur la matière est le
plus intéressant pour nous puisqu'il représente la loi actuelle.
Daté du 3 juillet 1896 (Circulaire du ministre de la Marine),
il est conçu en ces termes :

*Adoption d'une Instruction médicale et d'une nouvelle nomenclature
pour les coffres à médicaments des navires armés au long cours.*

Messieurs,

Aux termes de la circulaire du 4 avril 1892 (*Bull. off.* p. 352) les
capitaines des navires de commerce doivent trouver les indications
nécessaires à l'emploi des médicaments dont leurs bâtiments sont
munis et aux premiers soins à donner aux malades dans le *Guide*

médical pour les commandants des navires dépourvus de médecin. Ce document n'a pas été rédigé particulièrement en vue des besoins de la navigation commerciale ; il contient seulement, en appendice, les prescriptions spéciales aux bâtiments du commerce. J'ai pensé qu'il serait préférable de mettre à la disposition des capitaines un guide préparé à leur usage, et j'ai décidé de rendre réglementaire, pour les navires armés au long cours, l'instruction médicale ci-après reproduite, qui a été établie par le Conseil supérieur de Santé de la Marine.

J'ai reconnu également la nécessité de modifier la composition du coffre à médicaments desdits navires, telle qu'elle a été fixée après entente avec M. le ministre de l'Intérieur, par la circulaire précitée du 4 avril 1892. J'ai fait établir en conséquence, d'accord avec mon collègue, une nouvelle nomenclature des médicaments, ustensiles et objets de pansement dont les navires armés au long cours devront être munis. Cette nouvelle liste diffère de l'ancienne par l'addition de certaines substances ou objets de pansement dont la présence à bord a paru indispensable, et par la modification des quantités de quelques médicaments déjà réglementaires. Elle est divisée en deux parties distinctes : une première colonne contient les médicaments ou objets de pansement dont j'ai prescrit l'embarquement à bord des navires non pourvus de médecins, les autres colonnes concernent les navires à bord desquels un médecin est embarqué... Les Commissions de visite conservent la faculté qu'elles tiennent de l'ordonnance du 4 août 1819, d'apporter à ces quantités, dans chaque cas particulier, les modifications que la force de l'équipage et la nature du voyage entrepris paraissent comporter.

Elles auront également toute latitude pour autoriser la répartition du matériel médical suivant l'aménagement du navire, sous la seule condition que ce matériel soit facilement accessible et puisse être mis en usage dès qu'il devient nécessaire...

Enfin, le 15 mai 1899 une lettre du ministre de l'Intérieur rendait obligatoire la présence du sérum antidiphtérique à bord des navires de commerce, et un peu plus tard celle du sérum antipesteux. Mais comme ces deux sérums n'ont pas été portés sur la nomenclature de la marine, les Commissions de visite se désintéressent de la pureté des doses contenues dans les flacons et de leur plus ou moins grande ancienneté.

Étudions dans ses différents points la circulaire du ministre de la Marine en date du 3 juillet 1896 que nous venons de reproduire. Tout d'abord elle attire l'attention sur un nouveau guide médical mis à la disposition des capitaines de la marine marchande. Bien que nous ne visions dans ce livre que les navires pourvus d'un médecin, nous ne pouvons nous désintéresser de cette Instruction médicale, puisque c'est grâce à elle que les capitaines connaîtront les modes de propagation des maladies pestilentielles exotiques, la description de leurs symptômes, et les méthodes de traitement.

Ouvrons cette Instruction médicale ; un premier fait saute aux yeux : aucun article n'y est consacré à la peste, d'où cette conclusion, que, depuis 1896, tous les navires de commerce français naviguent avec un capitaine qui — officiellement, tout au moins — ignore absolument tout de la peste et peut affirmer la non-existence de cette épidémie, puisqu'en aucune page de son *Guide officiel* il n'en est fait mention. Inutile d'insister sur la description des modes de propagation de certaines affections — paludisme et fièvre jaune ; — l'ancienneté de la brochure a empêché de la mettre au courant des découvertes modernes : si le rôle du rat est ignoré de nos capitaines marchands, celui du moustique ne l'est pas moins.

Nous sommes donc loin — dans la marine française — des Instructions, toujours tenues au courant, des marines américaine et anglaise, bien loin aussi des affiches apposées dans les postes d'équipages des navires allemands et destinées à prémunir les marins de ces pays contre le danger résultant de la présence des moustiques [1].

Il est temps que le Conseil supérieur d'hygiène publique

[1] Tout navire allemand voyageant au long cours doit comprendre dans son état-major au moins un officier ayant satisfait à un examen portant sur les soins à donner aux malades et sur l'hygiène navale. L'instruction nécessaire pour subir cet examen est donnée aux capitaines dans les Écoles de marine par des médecins et suivant un programme arrêté par l'Office sanitaire impérial. (B. Nocht. Vorlesungen für Schiffsärzte der Handelsmarine. Leipzig, 1906.)

de France mette à l'étude un projet de manuel de ce genre
ainsi que la Conférence de Paris lui en fait un devoir dans
son article 179 :

Les Hautes Parties contractantes s'engagent à faire rédiger par
leurs administrations sanitaires une instruction destinée à mettre
les capitaines des navires, surtout lorsqu'il n'y a pas de médecin à
bord, en mesure d'appliquer les prescriptions contenues dans la présente convention, en ce qui concerne la peste et le choléra, ainsi que
les règlements relatifs à la fièvre jaune.

Nous allons étudier maintenant la nomenclature des médicaments et instruments imposés par le ministère de la Marine
en ne nous occupant que de la partie relative aux navires
ayant un médecin. Il suffit de parcourir cette liste pour se
rendre compte des bizarreries de sa composition.

Si nous y trouvons 3 kilogrammes de farine de lin déshuilée,
destinée à composer d'antiques cataplasmes, si nous y rencontrons 20 kilogrammes de linge à pansements constitué en général par de vieilles serviettes, nous y remarquons par contre
l'*absence totale d'un thermomètre médical* et l'oubli de l'acide
picrique pour les brûlures si fréquentes chez les mécaniciens, alors que trois ou quatre litres de ce produit en solution
sont obligatoirement placés sur le moindre de nos torpil-
leurs.

Mettons en regard l'un de l'autre l'arsenal chirurgical d'un
navire français et celui d'un paquebot allemand, nous verrons de suite quelle différence existe entre ces deux installations.

MATÉRIEL FRANÇAIS		MATÉRIEL ALLEMAND	
Aiguilles à sutures	16	Thermomètres	3
Attelles pour la cuisse	1	Stéthoscope	1
— la jambe	1	Appareil à chloroforme	1
— le bras	1	Seringue de Pravaz	2
— l'avant-bras	1	Seringues à injection en verre	6
Bandages herniaires	4	Sondes de Nélaton	6
Bistouris	5	Bougies	12

MATÉRIEL FRANÇAIS

Bougies	6
Ciseaux de lingerie	1
Épingles à sutures	50
Forceps	1
Fil phéniqué pour sutures	5
Lancette	1
Pince à dissection	1
Pince porte-aiguille	1
Pinces hémostatiques	6
Seringues à injections en verre	6
Seringue à injection antidiphté-rique	1
Seringue de Pravaz	1
Sondes de Nélaton	2
Sondes en gomme	6
Sonde cannelée	1
Stylet en argent	1

MATÉRIEL ALLEMAND

Sonde pour lavage de l'esto-mac	1
Sonde œsophagienne	1
Pinces à griffes	1
Miroir à bandeau frontal	1
Abaisse-langue	2
Speculum auri	1
Sonde de Bellocq	1
Pinces à épiler	6
Pinces à mors	2
Canules trachéales	2
Seringue à injection antidiphté-rique	1
Appareil d'Esmarch	1
Catgut (pelotes)	2
Spéculum	1
Appareil d'induction	1
Une trousse contenant :	
Bistouris	3
Ciseaux droits	1
Ciseaux courbes	1
Pinces hémostatiques	2
Pince à dissection	1
Pince à torsion	1
Sonde ordinaire	1
Sonde cannelée	1
Spatule	1
Porte-nitrate	2
Aiguilles à sutures	6
Soie à sutures (pelotes)	2
Petit rasoir	1
Une boîte d'amputation com-prenant :	
Grand couteau	1
Couteau moyen	1
Écarteurs	2
Pinces hémostatiques	4
Grande scie	1
Petite scie	1
Pince à esquilles	1
Ciseau-burin	1
Trocart	1

LA PROPHYLAXIE

MATÉRIEL ALLEMAND

Aiguilles à sutures	6
Soie (paquets)	2
Une boîte d'accouchement contenant :	
Forceps	1
Perforateur	1
Pince	1
Catheter	1
Fils de soie	2

Et nous ne citons pas dans l'énumération allemande les nombreux objets prévus pour les pansements et les soins chirurgicaux en général.

Une nomenclature nouvelle est donc à faire en tenant compte des besoins actuels. Il est juste d'ajouter cependant que les charte-parties concernant les navires transportant des troupes comprennent une liste de médicaments supplémentaires. Le gouvernement italien, constatant la pénurie de nos pharmacies, en impose une aux navires français montés par des émigrants de sa nationalité, et la pharmacie italienne est encore plus complète que l'allemande.

La circulaire ministérielle du 3 juillet 1896 indique bien que les Commissions de visite auront le droit de modifier les pharmacies suivant la nature des voyages ; en réalité, ces commissions n'usent jamais du droit que la loi leur confère. Elles seraient en effet fort embarrassées pour le faire, composées qu'elles sont de médecins et de pharmaciens qui n'ont jamais navigué ; et si quelqu'un d'entre eux possède des connaissances spéciales, il les a acquises dans la marine de guerre toute différente de celle du commerce.

Dans la marine marchande, les besoins varient à l'infini ; une pharmacie de la ligne de New-York ne saurait ressembler à celle de la ligne d'Indo-Chine. En outre, il existe à bord des femmes, des enfants, et surtout des passagers de nationalités très diverses qui ont des habitudes spéciales en matière de pharmacopée : la chlorodyne, le frut-salt, l'élixir parégorique, etc., sont des produits qu'il est impossible de ne pas avoir sur un navire dont la clientèle est anglaise ou américaine. Aussi, la plupart des grandes compagnies ont-elles créé une nomenclature spéciale à leurs besoins et beaucoup plus complète que la liste officielle, reconnaissant implicitement l'insuffisance de cette dernière.

La réforme du matériel médical et chirurgical devrait s'opérer de la façon suivante : élaboration d'une nomenclature officielle ayant surtout en vue les équipages et les besoins généraux des navires ; cette liste serait établie par une Commission de médecins de la marine marchande. Puis, chaque compagnie de navigation présenterait une liste complémentaire représentant ses besoins spéciaux et qui serait officiellement approuvée.

La circulaire actuelle déclare que le matériel pharmaceutique doit être disposé de telle façon qu'il soit facile à atteindre ; elle pourrait demander aussi que la pharmacie soit placée en un lieu où les médicaments ne puissent se détériorer, par exemple à proximité de la machine ou des chaudières et que sur les navires pourvus d'un médecin existât une armoire à poisons dont celui-ci aurait la clef. Pourquoi la loi que subissent toutes les pharmacies serait-elle transgressée à bord des navires ? La disposition de la pharmacie est très strictement prévue par le règlement allemand qui frappe d'amende le médecin ou le capitaine coupables de négligence.

Enfin, tout navire doit avoir un codex. Là encore — comme pour tant de choses de la marine marchande — il suffirait d'appliquer, pour bien faire, les mesures prescrites à terre dans les mêmes circonstances.

Signalons aussi, que sur beaucoup de navires il n'y a pas d'infirmeries, encore moins de chambres d'isolement ; lorsqu'il s'en trouve, c'est presque toujours parce que la loi ita-

lienne ou la loi américaine a obligé les armateurs français à
réserver un local de ce genre. Il faut souhaiter que le ministère de la Marine impose l'obligation d'installer cette infirmerie avec un nombre de lits proportionnel à celui des
passagers et de l'équipage.

REGISTRE MÉDICAL DU MÉDECIN SANITAIRE MARITIME. — Le
registre fourni aux médecins sanitaires maritimes par le
ministère de l'Intérieur représente, somme toute, le registre
prévu par l'ordonnance royale de 1819. Il ne reste qu'à
établir un modèle plus conforme aux besoins de notre
époque. A l'aide de registres bien disposés et convenablement tenus, se constitueraient des statistiques médicales
de la marine marchande pleines d'intérêt, notamment en ce
qui concerne la tuberculose dans les équipages du commerce.

Dans ce registre devraient figurer les indications suivantes :
le navire a pris son chargement à quai ou à rade ; le navire
a pris de l'eau en telle ville, etc.

RÔLE ET GARANTIES DES MÉDECINS SANITAIRES MARITIMES. —
L'étude précédente nous a montré que le médecin sanitaire
maritime avait à bord d'un navire de commerce un double
rôle.

L'ordonnance de 1819 lui enjoint de soigner les malades.

Le décret de 1896 le charge de s'opposer à la propagation
des maladies pestilentielles exotiques.

Dans sa première fonction, le médecin est sous la dépendance du ministère de la Marine et de la compagnie de
navigation qui l'emploie. Dans la seconde c'est le ministère
de l'Intérieur qui lui impose l'obligation de concourir au service sanitaire et qui, par cela même, le met en conflit avec le
représentant de la compagnie, c'est-à-dire avec le capitaine.
Or, la compagnie paie le médecin, tandis que le ministère ne

lui accorde aucun avantage pécuniaire et se contente de lui
laisser entrevoir des récompenses honorifiques.

Chaque fois que le médecin sanitaire maritime intervient
en matière sanitaire, il se heurte infailliblement aux intérêts
de la compagnie qui le solde et celle-ci dès lors fait tout son
possible pour se débarrasser de lui ou tout au moins pour le
mettre sur une petite ligne où il ne pourra plus nuire — dans
le sens commercial du mot. — L'arrêté de 1855 avait prévu
le cas et s'était empressé de soustraire le médecin commissionné à l'arbitraire d'un licenciement que lui aurait valu
toute déclaration trop exacte : nous regrettons que cette disposition, sauvegarde de la santé publique, ait disparu du
texte de nos règlements.

Il existe toutefois, croyons-nous, un moyen de donner au
médecin sanitaire maritime l'indépendance relative qui est
nécessaire au bon accomplissement de ses devoirs : c'est de
le faire concourir au service sanitaire maritime, de telle sorte
que — commercialement — il apporte un avantage sérieux à
la compagnie qui l'emploie.

La mesure, telle que nous la comprenons, est assez simple
à réaliser, et nous allons la souligner par des exemples. Dans
l'ordre des précautions sanitaires, il est possible d'abaisser
d'une unité celles qui seront prises à l'égard des navires
pourvus d'un médecin sanitaire maritime comparativement
aux bateaux sans médecin. Soit un navire qui arrive d'un pays
où règne le choléra; ce navire — suivant son état lors de
l'entrée dans le port — se trouve astreint à quatre séries de
mesures :

1° Reconnaissance ;

2° Reconnaissance + visite médicale ;

3° Reconnaissance + visite médicale + désinfection ;

4° Reconnaissance + visite médicale + passeport sanitaire
ou observation.

Mais ce navire a un médecin sanitaire maritime et il est

pourvu d'une étuve. Dès lors, et en raison de ces deux constatations, qui nous empêche de faire fléchir la rigueur de ces
mesures et de dire :

1° Reconnaissance ;

2° Reconnaissance ;

3° Reconnaissance + visite médicale rapide ;

4° Reconnaissance + visite médicale + passeport sanitaire.

La Conférence sanitaire de 1903 nous a donné deux armes :
l'observation et le passeport sanitaire. Nous pouvons réserver la première pour les navires sans médecin, et utiliser la
seconde pour les seuls navires ayant un médecin sanitaire
maritime.

Devant une formule aussi mathématique introduite dans le
règlement, les compagnies verraient un avantage certain dans
la présence d'un médecin sanitaire maritime et n'hésiteraient
plus à lui octroyer la situation que ses services effectifs lui
mériteraient auprès d'elle.

Enfin, la Conférence de 1903 a prévu une sorte d'interna-
tionalisation des médecins sanitaires maritimes présentant
de semblables garanties : lorsque nous aurons montré, à
l'étranger, quelle confiance nous avons dans nos médecins,
nous pourrons lui demander une réciprocité qui contribuera
grandement à faciliter les relations commerciales.

Mais en faisant jouer au médecin sanitaire maritime ce rôle
d'auxiliaire du service sanitaire nous contractons l'obligation de le rémunérer de ses peines : si le médecin a deux
rôles distincts, il doit également avoir deux soldes. Nous
exposerons plus loin quel serait, à notre sens, le système
idéal ; nous nous contenterons d'indiquer ici un moyen terme
qu'il est relativement facile de faire entrer rapidement dans
la pratique.

Le nombre des médecins sanitaires maritimes naviguant
effectivement est d'environ 200 ; en prélevant sur les droits

sanitaires, une somme de 30 000 francs on pourrait instituer
70 primes se décomposant ainsi :

$$\left.\begin{array}{l} 10 \text{ primes de } 1\,000 \text{ francs} \\ 20 \quad - \quad 500 \quad - \\ 40 \quad - \quad 250 \quad - \end{array}\right\} = 30\,000 \text{ francs}$$

Ces primes seraient réparties de la façon suivante :
9 primes de 1 000 francs à des médecins ayant 15 ans de mer.

| 16 | — | 500 | — | 10 | — |
| 25 | — | 250 | — | 5 | — |

Auraient droit à ces primes les médecins les mieux notés
par les directions de la santé dans chacune des catégories
prévues ; en aucun cas les médecins inscrits au tableau pro-
visoire ne pourraient y participer.

Quant aux 20 autres primes elles seraient attribuées aux
médecins sanitaires maritimes ayant envoyé au ministre de
l'Intérieur les meilleurs rapports annuels ; elles pourraient
faire l'objet d'un cumul avec les précédentes.

Un semblable système encouragerait les médecins, les
maintiendrait dans la carrière, les protégerait contre un
arbitraire éventuel, car une compagnie hésiterait toujours à
se séparer brusquement d'un médecin recevant une prime
annuelle du gouvernement, c'est-à-dire reconnu comme
accomplissant ses devoirs avec régularité. Nous orienterions
enfin vers des recherches utiles en un terrain encore assez
peu connu, les travailleurs de bonne volonté qui seraient sûrs
de voir apprécier le résultat de leurs efforts.

LES MÉDECINS SANITAIRES MARITIMES ET LA CAISSE DES INVALIDES
DE LA MARINE MARCHANDE. — Autrefois les médecins de la
marine marchande avaient le droit d'effectuer des versements
à la caisse des Invalides ; ils pouvaient de la sorte se créer
une très modeste retraite au bout de vingt-cinq années pas-
sées effectivement à la mer.

Brusquement la loi du 24 décembre 1896 — art. 3, §. 4 —

est venue leur retirer ce droit, en considérant que la navigation des médecins n'est pas professionnelle.

La loi du 14 août 1881 définit ainsi la navigation professionnelle :

Sont compris dans l'Inscription maritime les Français et naturalisés français qui exercent la navigation *à titre professionnel*, c'est-à-dire comme moyen d'existence en mer, sur les rades, dans les ports, ou dans les rivières jusqu'au point où remonte la marée ou, à défaut de marée, jusqu'au point où les bâtiments de mer peuvent remonter.

Ne sont pas considérées comme *navigation professionnelle*... la navigation de ceux qui ne remplissent pas à bord un emploi relatif à la marche, à la conduite ou à l'entretien du bâtiment. Par suite sont exclus de l'Inscription maritime notamment les *médecins*, commissaires, économes, comptables, subrécargues, maîtres d'hôtel, cuisiniers...

Il nous paraît qu'il y a là une fausse interprétation de la loi. Est navigateur professionnel, par exemple, un charpentier parce qu'il concourt à l'entretien du navire. Mais ce navire n'est pas constitué seulement d'une coque, il se compose aussi d'un équipage et il nous semble que le médecin en *entretenant* — si nous pouvons nous exprimer ainsi — l'équipage de ce navire en bonne santé, concourt autant que n'importe quel membre de l'équipage à la bonne marche de l'ensemble.

Toutes les lois successives de la marine — et la loi actuelle — rendent obligatoire la présence d'un médecin à bord : c'est donc qu'elles l'ont jugé utile au bon fonctionnement de l'organisme. Et cette même marine se dérobe au moment où il faut reconnaître les services rendus !

Le décret-loi disciplinaire du 24 mars 1852, modifié par la loi du 15 avril 1898, s'applique aux médecins ; si l'un d'entre eux quitte son navire en cours de voyage — fait également prévu par l'ordonnance de 1819 — il est poursuivi comme déserteur. Par conséquent le ministère de la Marine lorsqu'il s'agit de payer une retraite aux médecins.

déclare que ceux-ci ne sont pas des professionnels, mais
par contre il impose leur présence dans certains équipages
et il les soumet aux mêmes obligations pénales que les inscrits maritimes. Cette détermination consacre une injustice
et si la marine consentait à revenir sur cette erreur elle faci-
literait — singulièrement et à peu de frais — la constitution d'un service médical de la marine marchande.

LES MÉDECINS SANITAIRES MARITIMES ET LA CAISSE NATIONALE DE
PRÉVOYANCE ENTRE LES MARINS FRANÇAIS. — Lorsque cette caisse,
contre les accidents et risques de la profession, fut créée par
la loi du 21 avril 1898 les médecins — comme tous les navigateurs civils d'ailleurs — ne pouvaient en bénéficier. Par une
disposition plus heureuse, la loi du 27 décembre 1898 a réparé
cet oubli et maintenant les médecins sanitaires maritimes —
moyennant un versement de 1 p. 100 sur leurs salaires —
sont assurés contre les risques et accidents de leur profession. En cas d'infirmité permanente totale ils toucheront
1 600 francs de pension viagère ; pour une infirmité permanente partielle ils recevront 1 040 francs ; s'ils succombent
victimes d'un accident, leur veuve aura droit à 800 francs de
rente, leurs ascendants à 400 francs plus 50 francs par enfant âgé de moins de 16 ans.

Dans un autre ordre d'idées le règlement d'administration
publique du 14 avril 1906, rédigé par le ministère de la Marine
pour le fonctionnement de la loi des accidents du travail, a
prévu le certificat médical à délivrer, lors d'un sinistre,
par le médecin sanitaire maritime, chose qui avait été
négligée dans le précédent règlement. La caisse étant alimentée en partie par tous les navigateurs, l'intérêt immédiat
de ceux-ci exige que le nombre des pensions ne soit pas trop
élevé ; d'autre part les armateurs fournissent aussi leur
apport au fond commun ; la coexistence de ce double intérêt
fait espérer que désormais les uns et les autres prendront le

plus vif souci pour que les soins médicaux et le matériel chirurgical soient irréprochables sur les navires de commerce.

SITUATION MILITAIRE DES MÉDECINS SANITAIRES MARITIMES [1]. — Dans l'ordre militaire nous rencontrons encore une des nombreuses anomalies législatives entre lesquelles se déroule l'existence des médecins sanitaires maritimes. La majeure partie de ceux-ci — tous à l'exception des réformés — sont médecins aide-majors de réserve, quelquefois même médecins-majors. Malgré cela une loi promulguée le 2 mai 1899 a constitué *les officiers auxiliaires des divers corps de la marine :*

TITRE III. ART. 6. — En cas de mobilisation totale ou partielle les ingénieurs et agents du télégraphe, les *médecins* et les commissaires embarqués sur les navires réquisitionnés comme croiseurs ou éclaireurs et sur les bâtiments spéciaux peuvent être rappelés au service de la flotte en qualité d'officiers auxiliaires...

ART. 9. — Les intéressés sont pourvus du grade de *médecin auxiliaire de seconde classe*. Toutefois ceux qui possèdent dans la réserve... peuvent obtenir au titre auxiliaire un grade équivalent à celui dont ils sont pourvus dans la hiérarchie militaire.

TITRE IV. ART. 11. — Dans chaque grade les titulaires prennent rang après les officiers du grade correspondant du cadre actif ou de réserve...

La loi de 1834 accordant aux officiers la possession de leur grade on ne saisit pas comment celle du 2 mai 1899 peut reléguer ces mêmes officiers au rang d'auxiliaires. En tous cas le ministère de la Guerre a toujours continué à donner une affectation aux médecins embarqués, il les astreint à des périodes d'exercice. Le jour d'une déclaration de guerre le médecin sanitaire maritime ne peut-il craindre d'avoir à

[1] Le 11 juillet 1905, le Sénat a adopté un nouveau projet de loi portant réglementation du corps de santé de la marine. Dans ce projet il n'a été tenu aucun compte des réclamations faites depuis longtemps déjà au sujet de la situation militaire des médecins sanitaires maritimes, réclamations que nous sommes donc en droit de formuler à nouveau. (Voir NOEL. *Bulletin médical*, 29 août 1906.)

choisir entre deux condamnations pour désertion, l'une venant
de la Marine ou l'autre de la Guerre ?

LES MÉDECINS CONVOYEURS DE TROUPES ET LES MÉDECINS SANI-
TAIRES MARITIMES. — Lorsque le ministère des Colonies fait
rapatrier des soldats malades par un navire de commerce ces
derniers sont accompagnés de un ou de deux médecins des
troupes coloniales qui leur donnent les soins nécessaires. Normalement les choses se passent très bien : chacun reste dans
son rôle, le médecin militaire soigne les troupes et le médecin
sanitaire maritime s'occupe des passagers et de l'équipage.

Mais quelquefois certains capitaines, qui craignent les rapports officiels faits au ministère par le médecin convoyeur,
cherchent à donner à celui-ci un rôle qui ne lui appartient pas.
A partir du moment où il embarque, ils paraissent le considérer comme le médecin en chef du bord dont le médecin
sanitaire maritime ne devient plus que le subordonné; ils l'in-
citent à signer les déclarations sanitaires dans les diverses
escales et si le médecin convoyeur n'a pas le sens exact de
ses droits et de ses devoirs, des conflits toujours regret-
tables ne tardent pas à se produire.

Parfois le médecin convoyeur lui-même, mal instruit des
règlements sanitaires, refuse d'indiquer au médecin sanitaire maritime la nature des décès qui se produisent dans son
hôpital : d'où impossibilité pour ce dernier de faire des déclarations exactes. Il importe, par conséquent, qu'un article du
règlement sanitaire maritime délimite exactement les droits
et les devoirs de chacun ; nous pouvons ajouter que le service
sanitaire de Suez — habitué à ces sortes de choses sur les
navires qui transitent sur sa rade — admet comme seules
valables les déclarations du médecin du bord. Le même article
devrait comprendre des dispositions analogues à l'égard de
tout médecin civil ou militaire accompagnant une collectivité
quelconque.

LES MÉDECINS CONVOYEURS D'ÉMIGRANTS ET LES MÉDECINS SANI-
TAIRES MARITIMES. — Ici nous nous heurtons à une difficulté
plus grave puisque nous avons affaire à des médecins étrangers, officiellement installés sur des navires français par leur
gouvernement. En effet l'Italie a décidé de placer sur tout
navire étranger affecté au transport des émigrants italiens
des médecins de sa marine royale et des commissaires embarqués.

Par une circulaire du 20 mai 1903 le gouvernement italien
a ainsi défini le rôle des médecins embarqués :

... L'art. 116 du règlement du 10 juillet 1901 sur l'émigration établit que le médecin de la marine royale a, dans tous les cas, la
direction du service sanitaire à bord. Parmi les droits et devoirs du
médecin chef du bord on doit comprendre ceux de se présenter avec
celui qui représente le commandant aux officiers sanitaires des ports
touchés pour répondre à l'interrogatoire et obtenir la libre pratique...
Pareil devoir ne doit pas être abandonné par les médecins de la
marine royale, même à bord des navires étrangers dans leurs
voyages de l'Italie aux ports américains. Ce n'est qu'en ce qui concerne les voyages de retour que le médecin militaire n'a plus qualité
de directeur sanitaire à bord...

Les compagnies françaises concèdent — nous le voyons
par ce document — à des médecins étrangers des préroga-
tives qu'elles refusent aux médecins sanitaires maritimes
français. Est-il du devoir du gouvernement français de laisser
exercer par des étrangers un droit en territoire français et
de leur permettre d'y dicter des lois ?

Les relations avec les autorités sanitaires étrangères sont
du domaine exclusif du médecin sanitaire maritime, et nous
ne voyons aucune utilité à ce qu'un médecin étranger soit
admis à en usurper la charge et la responsabilité.

DIFFICULTÉ DE RECRUTEMENT DES MÉDECINS SANITAIRES MARI-
TIMES. — A de fréquentes reprises, des sociétés de navigation
se sont plaint des difficultés qu'elles rencontraient à recru-

ter les médecins sanitaires maritimes et elles accusaient le décret de 1896 d'avoir créé cet état de choses néfaste pour elles.

Leur appréciation ne nous paraît pas exacte, et il nous semble que d'autres causes que ce décret ont singulièrement influé sur le recrutement des médecins de la navigation. Passons en revue quelques-unes d'entre elles.

Il y a quelques années la marine de guerre mit en demeure ses aide-médecins non docteurs de passer leurs examens de doctorat. Un certain nombre d'entre eux n'ayant pas réussi dans les Facultés se réfugièrent dans les services des compagnies de navigation où ils apportèrent le titre de chirurgien de la marine tel qu'il existait alors dans les textes de loi. Ces aide-médecins — et nous en avons connu un certain nombre — sont actuellement tous ou à peu près tous disparus. Cette première source de recrutement de médecins pour les compagnies de navigation se trouve donc tarie.

Une seconde source a été supprimée. On rencontrait dans la navigation, et il en existe encore quelques-uns, d'anciens étudiants n'ayant jamais terminé leurs études. Autrefois le régime scolaire des facultés de médecine permettait de prendre toutes les inscriptions et les examens ne se passaient qu'ultérieurement. Quelques-uns des candidats échouaient à tout ou partie de ces épreuves et venaient prendre du service dans la marine marchande. Le régime scolaire a été modifié, et la loi militaire oblige les candidats médecins à terminer leurs études avant 27 ans sous peine de rappel dans les rangs de l'armée. Le vieil étudiant, en rupture d'études, a disparu des facultés; il a aussi disparu des cadres des compagnies de navigation.

Les officiers de santé fournissaient également une partie de ce contingent; leur diplôme ayant été supprimé, la navigation a ressenti immédiatement le contre-coup de cette suppression.

Parfois des étudiants, en cours régulier d'études, sacrifiaient quelques semaines ou quelques mois avant leur doctorat, à faire de petits voyages, notamment en Algérie. La circulaire de la marine du 8 mai 1884 a interdit leur embarquement : la faute n'est donc pas à imputer au décret de 1896. Il y avait là évidemment l'exercice légal d'une médecine illégale qui ne pouvait subsister. La loi militaire empêche actuellement les étudiants de perdre leur temps à voyager ; ceux qui sont animés de ce désir subissent leur examen de doctorat, ensuite les épreuves de médecin sanitaire maritime et s'embarquent. Voilà la catégorie de jeunes docteurs dans laquelle se recrute la plus grande partie de nos médecins actuels.

On trouvait encore autrefois dans la navigation bon nombre de médecins qui s'embarquaient à un âge avancé. Les uns étaient des médecins de la marine ou de la guerre en retraite. On rencontre encore quelques-uns de ceux-ci, mais actuellement toutes les grandes compagnies de navigation refusent de les embarquer malgré leur grande honorabilité, parce qu'elles les jugent trop âgés et inaptes à remplir un service actif. La seconde partie du groupe des médecins âgés était composée de praticiens n'ayant pas réussi dans les divers postes qu'ils avaient occupés, et en dernier lieu venant échouer dans la navigation. Nous avons connu parmi eux d'excellents et dignes confrères, mais il faut avouer que bien souvent ces médecins n'avaient pas atteint le but qu'ils ambitionnaient dans leur clientèle, justement parce qu'ils avaient quelques défauts rédhibitoires ; et ils ne manquaient pas d'importer ces tares dans la navigation. Beaucoup d'entre eux étaient des intempérants, des morphinomanes : quelques-uns côtoyaient les frontières de la folie dans le domaine de laquelle ils avaient même fait parfois de rapides incursions, ainsi qu'en témoignaient les séjours accomplis dans des maisons spéciales. Actuellement les grandes compagnies n'engagent pas plus ces médecins qu'elles ne prennent les retraités. Il

faut dire aussi que si parmi ces praticiens malheureux il en
est de vraiment dignes, ils ont vite fait de subir leur examen
de médecin sanitaire maritime. Ceux chez qui toute vitalité
morale est éteinte ne se soucient pas de passer l'examen,
et nous devons avouer que la navigation a plutôt intérêt à
ne pas les voir encombrer ses cadres. Certaines compagnies
n'ont pas dû oublier le nombre de suicides, d'internements,
de morts subites qui se sont produits successivement dans
les rangs de leurs médecins en ces dernières années.

Une autre cause est venu diminuer à certains moments le
nombre des médecins employés dans la navigation. Voici
comment : les troupes coloniales ayant passé du ministère des
colonies à celui de la guerre, ce dernier a supprimé un grand
nombre de postes confiés à des médecins militaires dans notre
empire d'outre-mer, postes dont les fonctions étaient purement civiles. Les gouverneurs de nos grandes colonies ont
d'autre part constitué des cadres de médecins civils sur leurs
territoires. Un grand nombre de ces emplois ont été demandés
et obtenus par des médecins sanitaires maritimes appartenant
aux cadres des compagnies de navigation desservant les pays
où ces postes ont été distraits de l'autorité militaire, ou nou-
vellement créés.

On voit donc que le décret de 1896 n'a eu qu'une influence
très restreinte sur le recrutement du corps des médecins de la
marine marchande. Il a supprimé simplement quelques unités
âgées dont les grandes compagnies ne veulent plus, même
quand elles remplissent les conditions d'examen exigées par
la loi.

Les lois militaires, les nouveaux règlements de scolarité,
l'ouverture de débouchés nouveaux et lucratifs dans les
colonies pour les jeunes médecins doués d'un esprit aventu-
reux ont eu ceux-là une action beaucoup plus forte pour clair-
semer les rangs des médecins de la navigation.

Que le certificat spécial de médecin sanitaire existe ou

n'existe pas, le recrutement des docteurs nécessaires à la
navigation sera toujours difficile tant que les conditions
actuelles subsisteront. Nous nous trouvons devant un problème
purement commercial : un certain nombre d'individus sont
titulaires d'un diplôme de docteur dont ils cherchent à tirer
le parti le plus rémunérateur. Plus de 600 docteurs ont subi
l'examen spécial, mais peu s'embarquent attendant qu'on
leur offre une situation pécuniaire en rapport avec les études
qu'ils ont faites, les efforts qu'ils ont accomplis. Les grandes
compagnies d'ailleurs ne rencontrent que peu de difficultés
pour recruter leur personnel; quant aux compagnies moins
importantes, si elles se trouvent quelquefois aux prises avec
ces difficultés, c'est à une organisation intérieure défectueuse qu'elles le doivent. Comme le disait fort bien la circulaire du ministre de la Marine du 8 mai 1884 : « Si dans
certains cas le recrutement du personnel médical des navires
de commerce présente des difficultés, cela tient surtout à la
modicité des honoraires offerts par les armateurs. Or l'administration ne saurait, sans compromettre la santé des équipages
et des passagers, favoriser de pareils calculs d'économie. »

SERVICES RENDUS PAR LES MÉDECINS SANITAIRES MARITIMES. —
Il est impossible — avec la documentation sommaire dont
nous disposons en France — de se rendre compte des services que peut rendre un médecin à bord d'un navire. Les
administrateurs des grandes compagnies ont une tendance à
le considérer comme un *officier de luxe*, et le mot a été pro-
noncé par l'un d'entre eux et non des moindres. C'est aux
statistiques de M. le professeur Nocht, médecin en chef du
port de Hambourg, que nous emprunterons les renseignements suivants qui feront voir que le médecin est un rouage
indispensable sur le navire moderne[1].

[1] B. Nocht. Ueber Tropenkrankheiten im Seeverkehr. Communication au
Congrès Colonial Allemand de 1905.

... Durant les dix dernières années il s'est produit en cours de route parmi les équipages arrivés à Hambourg, annuellement et en moyenne : 12 cas de fièvre jaune, 24 de béri-béri, 22 de dysenterie tropicale, 21 de scorbut et environ 700 de malaria. En ce qui concerne les passagers je n'ai la statistique que des deux dernières années. D'après elle on compte chaque année parmi les passagers : 250 cas de malaria, 10 de bilieuse hémoglobinurique, 17 de dysenterie, 7 de béri-béri, plus quelques lépreux et quelques cas de maladies tropicales rares.

En tout, sur environ 1 200 voyages effectués par des bateaux à passagers avec une durée moyenne de 80 jours se sont produits 54 000 cas d'affections internes, ce qui donne une moyenne de 45 malades par voyage, dont 10 atteints d'une façon grave. En consultant ces nombres, vous vous apercevrez que les médecins de nos navires ne jouent pas à bord le rôle de *Badegäste* [1], mais qu'ils ont au contraire assez de travail...

Nous ferons remarquer qu'il n'est question ici que de maladies tropicales et que l'auteur du travail ne signale pas le nombre des malades atteints d'affections ordinaires pas plus qu'il ne parle des accidents toujours fréquents à bord des navires.

M. Nocht est amené à la même conclusion que nous, à savoir : que le médecin est indispensable à bord et qu'on doit lui assurer une instruction spéciale pour pouvoir exercer son art utilement.

Et ce qui est vrai en Allemagne l'est encore plus en France ; nos nombreuses colonies causent un déplacement continu de fonctionnaires, de colons et de troupes. Il n'y a peut-être pas de ligne française où le médecin ne rende des services aux ministères des Colonies ou de la Guerre. Sur la ligne du Levant elle-même, ce sont les médecins des Messageries qui rapatrient tous les malades revenant de Crète. Sur celle de Madagascar il n'a jamais été placé un médecin convoyeur et tous les malades rapatriés par les paquebots des Messageries ont été soignés par les médecins de cette compagnie dont

[1] Touristes de villes d'eaux.

quelques-uns effectuent ce service depuis l'occupation de
cette île. Constatons en passant que jamais encore le ministère des Colonies n'a songé à marquer sa gratitude, cependant
si légitime, à aucun de ces médecins sanitaires maritimes!

Tournons-nous vers un autre rivage nous verrons ces
médecins examiner avec le plus grand soin, avant leur départ,
les émigrants à destination des États-Unis : ils continueront
cette surveillance en cours de route et là, la moindre de
leurs défaillances retentira lourdement sur le budget de la compagnie. Aussi n'est-ce pas sur le navire à émigrants que
le médecin est un officier de luxe. Suivons ce médecin dans
sa visite matinale sur un grand paquebot et nous verrons
combien — pour peu d'argent — il joue de rôles successifs.
C'est d'abord la visite des équipages où le médecin sanitaire maritime doit montrer la sagacité du médecin militaire
pour découvrir la simulation d'un paresseux qui souhaite
une place à l'infirmerie, sans cependant pour cela risquer de
méconnaître un vrai malade, car les syndicats, l'inscription
maritime, la compagnie, tout le monde est là pour reprocher
la moindre erreur de diagnostic.

Puis commence la visite dans les faux-ponts où grouillent les
émigrants : ici il faut être polyglotte, déceler le simulateur qui
désire une côtelette ou un lit plus moelleux à l'hôpital,
découvrir la tare jalousement cachée par ceux qui craignent
d'être refusés par le service de l'émigration américaine,
enrayer les fréquentes épidémies de rougeole qui éclatent
au milieu des enfants. Le médecin sanitaire maritime se
trouve comme à la tête d'une clientèle de faubourg ouvrier,
d'une société de secours mutuels, où personne ne paie le
médecin ni le pharmacien, et où chacun veut s'assurer
quelque bénéfice, si possible, ne fut-ce que celui d'une consultation qui pourra être utilisée plus tard.

Les secondes classes reçoivent ensuite la visite médicale :
clientèle de petits bourgeois dont il faut savoir supporter les

manies, et respecter les habitudes, avec cette complication
que les unes et les autres sont internationales.

Revenu de sa tournée le médecin sanitaire maritime ren-
trera dans sa cabine et attendra que tel ou tel passager de
première réclame ses services Ici c'est à la clientèle des
grands maîtres qu'il aura affaire : beaucoup de tenue, beaucoup de tact et encore plus de patience sont indispensables
pour faire bon ménage avec le malade riche qui s'ennuie à
la mer et considère souvent que le médecin est là pour lui
offrir une constante compagnie.

Ajoutons que les autres passagers — les bien portants
ceux-là — entendent rencontrer chez le docteur un agréable
compagnon de table, de fumoir, ou de salon. Par surcroît de
besogne la compagnie octroie au médecin, une comptabilité
de médicaments ou de matériel, et le service de l'émigration
lui demande une série de renseignements qu'il faut recueillir
pendant la traversée. Comme on le voit le service d'un bon
médecin sanitaire maritime à bord d'un grand paquebot
s'éloigne singulièrement d'une sinécure ; aux qualités qu'on
exige de lui, combien de nos confrères doivent se sentir
impuissants à remplir ce rôle ?

CONCLUSIONS. — On a souvent parlé des difficultés survenues
entre certains capitaines de navires et des médecins sanitaires
maritimes : on a incriminé les premiers, ou bien on a accusé
les médecins de vouloir opposer leur autorité à celle du seul
maître qui puisse exister à bord. Que si certains capitaines
— mal préparés à leur rôle — n'ont pas su comprendre
qu'il y avait quelquefois nécessité à suivre un avis médical,
d'autres bien plus nombreux heureusement, sont doués de
la meilleure volonté mais restent quelquefois paralysés par
la crainte des armateurs.

Dans le monde de la navigation il s'est conservé une men-
talité un peu spéciale qu'on ne trouve pas chez les indus-

triels de nos grands centres ouvriers. Lorsqu'on visite une vaste entreprise établie en quelque faubourg de cité populeuse, le chef de la maison après vous avoir promené à travers ses ateliers, et ses machines, après vous avoir fait constater la bonne tenue des uns et la marche régulière des autres ne manque pas de faire remarquer les soins qu'il a apportés à améliorer la vie matérielle de son ouvrier : crèches, économats, pharmacies, bibliothèques, maisons ouvrières, jardinets. Les initiatives de ce genre germent naturellement autour de la moindre usine : souvent elles sont dues à la générosité bienfaisante de la femme de l'industriel ou d'un groupe de dames patronesses. Quelle que soit l'origine de ce mouvement, il existe, il fait sentir son action, il crée un courant de sympathie entre le patron et l'ouvrier.

Dans la navigation, dans l'industrie qui transporte les hommes, il faudrait que nul soupçon ne puisse persister, que l'atavisme du négrier pèse encore sur l'armateur moderne !

Quand on construit un navire on se soucie trop peu du logement de l'équipage : quand on exploite ce même navire le malade n'entre pas en ligne de compte. En voici une preuve, l'extrait du compte rendu financier lu aux actionnaires d'une de nos grandes compagnies subventionnées [1] :

« ... Sur un des navires de votre compagnie nous venons de réaliser une recette comme on n'en avait jamais vu sur la ligne à laquelle il est affecté. Le commandant, dans un rapport spécial, a rendu à tous ses collaborateurs de tous ordres un hommage que je vous demande la permission de faire passer sous vos yeux. Évidemment je n'envie pas le sort des passagers qui se trouvaient à bord... Mais enfin si le bien-être des passagers est une chose respectable, l'intérêt de la compagnie et celui des actionnaires est particulièrement appréciable quand nous sommes dans cette salle et je crois que nous ne pouvons que remercier nos agents de comprendre leur devoir ainsi.

La vie financière, 29 mai 1905.

Voici comment s'exprime le commandant en rendant compte, dans
son rapport, de cette belle recette :

« Si les recettes sont aussi élevées nous le devons à tout le personnel de la compagnie.

« Ce sont d'abord les agents qui, après entente avec nous, délivrent
aux passagers les plus impatients de partir les billets *sans garantie
de couchette* ou plutôt avec *garantie de ne pas en avoir*... Enfin d'un
trou qui sert de descente, le second capitaine tire une cabine à
quatre lits vraiment très présentable... La femme de chambre trouve
un abri dans une salle de bains.

« Une note gaie est donnée par le médecin à qui je prescris le plus
sérieusement du monde : « Vous savez, docteur, votre hôpital est
ma suprême ressource, je ne veux donc pas de malades... » « C'est
entendu, commandant, vous n'en aurez pas. »

Ce ne sont donc ni les commandants, ni les médecins
qui sont coupables lorsqu'aucune règle d'hygiène n'est observée à bord ; le médecin a réclamé parfois et si le capitaine a
refusé de l'entendre c'est qu'il savait que son armateur n'avait
pas souci de ces sortes de choses.

Aujourd'hui — avec le médecin sanitaire maritime —
cet armateur se trouve devant un élément nouveau, instruit,
à idées larges, qui sait voir, observer et au besoin écrire,
qui possède une profession donnant l'indépendance pour tout
dire et pour gagner sa vie librement en dehors de la navigation.

L'armateur ne tient donc pas à introduire sur ses navires
cet élément de plus en plus sélectionné et partant de plus en
plus indépendant : ce n'est pas le rôle sanitaire du médecin
qu'il redoute, bien qu'il mettre la chose en avant, mais plutôt
le rôle social que le médecin a toujours joué partout où il est
passé.

Si en effet une loi d'hygiène de la marine marchande est
jamais votée par le Parlement ce sera à l'instigation des
médecins sanitaires maritimes que nous la devrons.

En résumé nous signalerons les principaux points suivants :

1° L'institution des médecins sanitaires maritimes doit être conservée et une entente doit intervenir entre le ministère de la Marine et celui de l'Intérieur afin de rendre uniformes les règles présidant à l'embarquement des médecins.

Cette entente aura pour point de départ :

A. Embarquement de docteurs en médecine français sur les navires faisant une navigation française ou algérienne.

B. Embarquement de médecins sanitaires maritimes sur les navires effectuant une navigation internationale.

2° L'ordonnance du 4 août 1819 étant revisée en ce sens, il sera ensuite nécessaire que :

A. Le ministère de la Marine rende réglementaire le matériel médical et chirurgical ainsi que les locaux utiles pour assurer le traitement normal des malades à bord.

B. Le ministère de l'Intérieur obtienne des compagnies de navigation les garanties qui sont indispensables pour que le médecin sanitaire exerce librement son service à bord, dans sa partie sanitaire ; en revanche il attachera à la présence de ce médecin un certain nombre d'avantages. Afin de reconnaître les services ainsi rendus par les médecins sanitaires il sera accordé des primes aux plus méritants d'entre eux.

3° L'organisation médicale et sanitaire du bord étant ainsi constituée il faudra rendre stable la situation de ces médecins afin de les attacher au service et, dans ce but, le ministère de la Marine leur accordera les avantages de retraite donnés aux autres officiers de la marine marchande.

Grâce à ces mesures, nous assurerons le recrutement normal des médecins sanitaires maritimes et nous formerons le corps des médecins de la marine marchande, qui nous permettra de recruter plus tard notre service sanitaire des ports.

CHAPITRE IV

LES TITRES III, IV, V ET VI DU RÈGLEMENT
DE POLICE SANITAIRE MARITIME

Les mesures sanitaires au port de départ. — Les mesures sanitaires
pendant la traversée et dans les ports d'escale contaminés.

LES MESURES SANITAIRES AU PORT DE DÉPART. — Il incombe
aux autorités sanitaires maritimes des ports français de
prendre un certain nombre de mesures avant le départ des
navires. Mais il nous paraît que la plupart de ces mesures ne
peuvent être réellement et pratiquement imposées dans l'état
actuel de notre législation maritime. Tant que nous n'aurons pas à notre disposition une loi d'hygiène de la marine
marchande, nous n'aurons aucun point de repère, aucune
règle de détermination précise et concrète pour appliquer des
prescriptions. Chaque fois qu'un directeur de la santé voudra
intervenir il ne pourra le faire que dans des cas de faute
absolument flagrante, ceux où la saleté d'un navire sera de
telle nature que personne ne pourra nier le fait. Dans les
autres cas ce directeur ne pourra qu'émettre une appréciation
à laquelle les agents de la compagnie ou les capitaines de
navire répondront par une appréciation contraire, et tout en
restera là.

Certains contrôles ressortissent à diverses commissions :
telle la visite des pharmacies. Ici encore il est nécessaire
d'uniformiser, de s'entendre avec le ministre de la Marine et
de convenir que les directeurs de la santé feront obligatoirement partie de toutes les commissions de surveillance dans
les attributions desquelles entrent des questions relatives

soit à l'hygiène, soit au service médical de la marine marchande.

LES MESURES SANITAIRES PENDANT LA TRAVERSÉE ET DANS LES PORTS D'ESCALE DES PAYS CONTAMINÉS.

— L'indication de ces
mesures ne nous paraît pas à sa place dans le cours du
règlement : ce sont en effet là bien plutôt des conseils que des
ordres quelconques, dont l'exécution est impossible à vérifier.

De deux choses l'une : il y a un médecin sanitaire maritime à bord, ou ce médecin fait défaut. Dans le premier cas
c'est à lui qu'il appartient de prendre toutes précautions
utiles, et il est inutile de lui tracer une ligne de conduite professionnelle.

Dans le second cas de quel secours pourront être pour
un capitaine quelques brèves indications qui ne sont d'ailleurs que des généralités sans applications pratiques ?

Ce sera dans l'Instruction, dont un article de la Convention de Paris impose la remise aux capitaines, que ceux-ci
doivent trouver en détail l'indication de toutes les mesures
bonnes à prendre ; ils y puiseront en même temps la notion
précise des dangers contre lesquels ils ont à lutter.

Mieux encore : il faudrait que dans chacune des Écoles, où
sont formés les officiers de la marine marchande, un court
enseignement soit consacré à l'étude de l'hygiène et des questions de police sanitaire. Une tentative de ce genre a été
faite déjà, et les cours professés à l'école d'hydrographie de
Paris comprennent un certain nombre de leçons réservées à
ces études. Toutefois cette innovation dont profitent les
seuls élèves de l'École de Paris n'aura qu'une portée restreinte ; les candidats issus de cette École, recevant un brevet
supérieur, auront peu de tendance à naviguer sur les cargo-boats : presque tous embarqueront sur de grands paquebots où il y aura toujours un médecin, et leur savoir
manquera l'occasion de manifester son utilité.

CHAPITRE V

LE TITRE VII DU RÈGLEMENT DE POLICE SANITAIRE MARITIME
MESURES SANITAIRES A L'ARRIVÉE

Reconnaissance des navires. — De la classification des navires au moment de l'arrivée. — Mesures applicables aux provenances de peste. — Mesures applicables aux provenances de choléra. — Mesures applicables aux provenances de fièvre jaune. — Conclusions.

RECONNAISSANCE DES NAVIRES. — Tout navire entrant dans un port quelconque est *reconnu* — avant toute communication avec la terre — par l'autorité sanitaire maritime. Dans certains ports c'est le commandant du navire, accompagné du médecin, s'il s'en trouve un à bord, qui se rend au bureau de la santé ; dans d'autres ports c'est l'autorité sanitaire elle-même qui monte sur le navire lors de son arrivée et prononce au sujet de son admission à la libre pratique. Il n'y a guère qu'en Turquie et dans certains ports français que la première façon de procéder se soit perpétuée : partout ailleurs c'est le service sanitaire qui se rend au devant du navire. Mais pour cette opération il est nécessaire que les autorités sanitaires aient un matériel et un personnel qui leur permettent de se déplacer rapidement et commodément surtout lorsque le port où elles exercent est formé d'une simple rade. C'est le mode d'opérer que nous jugeons le meilleur et le plus rapide puisqu'il permet de reconnaître les navires dès le moment de leur arrivée et avant qu'ils n'aient pénétré dans les bassins ; il reste le procédé de choix partout où les conditions de topographie du port rendent possible son application.

Un second caractère distingue le règlement français : la désignation du fonctionnaire chargé de procéder à la reconnaissance. Dans notre pays ce soin est abandonné aux capitaines de la santé : ce sont eux qui procèdent à l'interrogatoire préliminaire des capitaines de navire, qui parcourent rapidement les patentes et qui décident s'il y a lieu d'effectuer ou non une visite médicale. En Turquie les capitaines de la santé s'appellent préposés ou commis et jouent le même rôle. Dans tous les autres pays tous les navires, quelle que soit leur provenance sont reconnus par un médecin. Une semblable manière d'agir est de beaucoup préférable à la nôtre ; en effet avec les facilités accordées aujourd'hui au commerce maritime par les règlements sanitaires il devient nécessaire que la reconnaissance soit toujours faite par un médecin qui seul possède les connaissances techniques nécessaires pour décider de la ligne de conduite à tenir vis-à-vis du navire. La rapidité générale des opérations s'en trouverait souvent accrue puisque le capitaine de la santé après avoir reconnu que le navire doit être soumis à la visite médicale est obligé d'envoyer quérir le médecin du service pour procéder à cette visite. Il est vrai que si l'on voulait agir en France comme on le fait depuis longtemps déjà à l'étranger il faudrait pouvoir disposer dans les grands ports d'un personnel médical souvent plus considérable que celui qui existe. Tout au moins, les médecins actuellement employés devraient être assez rémunérés pour pouvoir se consacrer exclusivement à leur service, sans être obligés de demander à la pratique médicale un supplément de solde.

La *reconnaissance* des navires, telle qu'on la pratique en France, se termine par la rédaction d'un interrogatoire où toutes les réponses du capitaine du navire sont consignées. Théoriquement le médecin de la santé – quand s'impose une visite médicale — doit trouver dans ce document tous les éléments dont il a besoin : pratiquement la feuille est remplie par le capitaine ou le préposé dans le calme de son bureau et va grossir les archives d'une direction. En effet le nombre, la nature même des questions sont tels qu'il est bien difficile d'avoir sur toutes une réponse satisfaisante dans un bref délai. Lorsque le navire est de provenance indemne l'interrogatoire est trop long et lorsque la provenance est suspecte beaucoup des questions les plus importantes ne peuvent être posées par un simple capitaine de la santé. Il faut pour le faire le médecin lui-même. Enfin notons, dans ce document de l'interrogatoire, la présence d'un archaïsme qu'il serait temps de faire disparaître et n'obligeons plus les capitaines de la santé à déclarer gravement qu'ils se sont rendus *au vent* de tel navire : lorsqu'un bateau entre dans le port du Havre, par exemple, que le vent se dirige de tel côté qu'il voudra, ce sera toujours à bâbord du navire qu'accostera l'embarcation de la santé. Ce n'est pas sans sourire que certains médecins étrangers lisent cette antique recommandation inscrite autrefois dans le règlement pour obliger nos officiers de la santé à se préserver par cette mesure des miasnes susceptibles de s'échapper d'un navire infecté !

Poursuivant la lecture de l'article 48 du titre VII de notre règlement actuel, nous constatons qu'après la *reconnaissance* on doit procéder à *l'arraisonnement*, puis à *l'inspection sanitaire* et enfin à la *visite médicale*. Il y a là un luxe de termes différents, des mesures échelonnées qui n'entrent pas facilement dans la pratique et qui en réalité ne sont jamais appliquées. En effet ou bien le navire est indemne et il est libéré de suite après la *reconnaissance*, ou bien il offre matière à suspicion et nécessite l'appel du médecin de la santé. Celui-ci procède à une seconde formalité ; qu'on l'appelle *inspection sanitaire*, *visite médicale* ou de tout autre terme, peu importe. Un navire ne peut subir que deux fois une visite sanitaire : celle de l'officier de la santé d'abord, celle du médecin ensuite. Il suffit de dire : à son arrivée tout navire est reconnu et ensuite, s'il est besoin, soumis à la visite du médecin.

De ces opérations l'une — la *reconnaissance* — est pratiquée sans délai de jour et de nuit; l'autre — *la visite médicale* — n'est faite que de jour. Avec la navigation intensive des temps modernes, avec la navigation d'escale qui tend de plus en plus à se répandre, et qui amène un navire pour quelques heures dans un port et quelquefois même seulement sur la rade, nous allons être obligés désormais de pratiquer ces visites médicales même de nuit. En effet au Havre, à Saint-Nazaire on construit en ce moment des quais d'escale ; là viendront accoster de grands navires qui laisseront un certain nombre de passagers, quelques tonnes de marchandises et repartiront ensuite pour l'escale suivante. Ces navires arriveront de nuit aussi bien que de jour : nous ne pourrons les condamner — surtout pendant l'hiver — à un arrêt forcé de douze à quatorze heures, sous prétexte que le soleil est couché, alors que l'électricité brillera de tous ses feux dans tous les recoins de ce paquebot moderne. Le service sanitaire maritime doit s'adapter aux nécessités successives de la navigation et non point tendre à emprisonner les ailes de celle-ci lorsqu'une restriction de liberté n'est point indispensable à la sauvegarde de la santé publique. La visite médicale peut s'effectuer aussi normalement de nuit que de jour. Il faut donc organiser dans tout grand port un service médical qui fonctionne même la nuit.

DE LA CLASSIFICATION DES NAVIRES AU MOMENT DE L'ARRIVÉE. — Le navire étant *reconnu* — que ce soit par un officier de la santé ou par un médecin, — il s'agit alors de le classer, c'est-à-dire de le ranger dans une catégorie et de spécifier quelles sont les mesures qui lui sont applicables.

Le premier élément de diagnostic ou de classement est tout

d'abord la *patente de santé* qui est ou *nette* ou *brute ;* dans le
premier cas le navire sera libre, dans le second il sera soumis à certaines mesures restrictives. Mais cette patente de
santé n'offre pas toujours, dans sa rédaction, les garanties que
nous sommes en droit d'attendre et elle ne contient pas aussi
tous les renseignements nécessaires à la juste appréciation
des faits. Ainsi qu'il a déjà été dit dans le chapitre particulier aux patentes de santé il faut unifier — comme aux États-
Unis — le modèle des visas sanitaires délivrés par nos
consuls, et augmenter, dans le questionnaire, le nombre et
la nature des renseignements à fournir. Dans certains ports
étrangers le représentant français est souvent un simple
agent consulaire, c'est-à-dire un négociant — voire même
un agent de compagnie de navigation — à qui ces fonctions honorifiques sont confiées. Sans vouloir mettre en
doute la valeur des visas sanitaires que ces agents délivrent,
on ne saurait se défendre à leur lecture d'un certain mouvement de défiance. Au lieu d'inscrire, par exemple, sur leurs
patentes le nombre des cas constatés dans la dernière
semaine — ainsi qu'il est fait par la plupart des consuls de
tous pays — on sent toujours, dans les renseignements une
certaine tentative d'atténuation : les mots *isolés, sporadiques,*
suspects, sont fréquemment inscrits à la suite de l'indication
des cas, comme s'il s'agissait de diminuer la portée d'une
mention d'infection qui paraît faite à regret. Nous pourrions
citer tel agent consulaire qui, pendant une des épidémies
les plus intenses de peste ayant eu lieu en ces années dernières, inscrivait sur toutes ses patentes : « *Le navire a pris*
son chargement en stricte quarantaine et sans communiquer
avec la terre. » Pour tout médecin sanitaire qui sait que la peste
vient à bord en même temps que les marchandises, il impor-
tera peu que les hommes du navire n'aient point eu contact
avec les indigènes : avoir embarqué un chargement suffira
pour faire admettre une contamination possible ; la nature de ce

chargement augmentera ou diminuera ce soupçon, et la façon
dont il a été embarqué — à quai ou en rade — influera
encore sur l'opinion du médecin. Quand les agents consulaires
délivrent de semblables visas, ils ne manquent pas de signaler aux capitaines qu'ils seront ainsi exonérés de mesures
sanitaires en France. Ceux-ci embarquent de confiance un
chargement — qui leur est quelquefois remis par ce même
agent — et lors de leur arrivée dans nos ports ils se montrent
étonnés, voire même irrités de ce qu'on ne tient aucun compte
de ces annotations, lesquelles ne sauraient d'ailleurs avoir
place dans une patente. Pour remédier à semblable état de
choses il suffirait d'établir un modèle unique de visas consulaires, dans lequel un certain nombre d'indications précises,
de chiffres ou de dates seraient inscrits sans laisser aucune
place à des appréciations personnelles. Quelle valeur ont
ces appréciations émanant de personnalités qui n'ont pas de
connaissances techniques et qui — vivant presque toujours
à l'abri en un milieu infecté — ont une certaine tendance,
née de l'habitude, à diminuer la portée des faits qui se
déroulent autour d'elles ?

Le second élément servant au diagnostic, c'est-à-dire à la
classification des navires est fourni par les renseignements
télégraphiques venant directement des consuls. Les renseignements ainsi expédiés sont éminemment utiles. En effet
une contamination peut ne pas être reconnue dès les premiers
cas, des doutes peuvent persister, des faits suspects demeurer
inaperçus : or pendant cette période d'attente, des navires sont
partis, navires d'autant plus dangereux qu'ils sont insoup-
çonnés lors de leur arrivée. D'un autre côté, si la Conférence
de Paris n'a pas rendu obligatoire la déclaration par les puissances de la mortalité des rats, elle n'a pas dénié aux consuls
le droit d'en informer leurs pays lorsque le fait vient à leur
connaissance.

Pour que ces renseignements télégraphiques gardent toute leur valeur il est nécessaire qu'ils soient transmis dans le plus bref délai et c'est précisément ce qui n'a pas lieu à l'heure actuelle. Lorsqu'un consul télégraphie une information sanitaire, c'est au ministère des Affaires étrangères qu'il en adresse la nouvelle; le télégramme passe alors de la direction des consulats au cabinet du ministre et celui-ci renvoie le document à son collègue de l'Intérieur, lequel le transmet à la direction de l'hygiène, qui l'annonce enfin aux directions de la santé. Cette information arrive aux directeurs de la santé, télégraphiquement, parfois trois à quatre jours après qu'elle a paru dans tous les journaux. Ces renseignements sont dès lors inutiles et les frais qu'ils occasionnent sont dépensés en pure perte, puisque l'agence Havas a plus vite fait de nous avertir que la voie officielle. En cette matière les consuls devraient être autorisés à communiquer directement, tout au moins avec la direction de l'hygiène. Ils peuvent sans doute correspondre par télégramme en cas d'urgence avec les directeurs de la santé mais bien peu usent de cette facilité qui n'a d'ailleurs pour résultat que de renseigner un seul fonctionnaire.

Le rôle des consuls ne doit pas se borner à informer par voie télégraphique les autorités sanitaires françaises; ces fonctionnaires devraient aussi entrer en relations avec les médecins sanitaires maritimes français — lors de leur passage dans les escales étrangères — et leur fournir de vive voix tous les renseignements complémentaires qu'ils posséderaient. Bien peu de nos représentants, pour ne pas dire aucun, ont inauguré une semblable tactique : pour la plupart ils ignorent ou paraissent ignorer le médecin sanitaire maritime; ils ne se soucient pas de contrôler sa présence à bord, ils sont encore moins portés à lui confier — ce que quelques-uns considèrent, dans le vide de l'existence coloniale, comme un véritable secret d'État — les raisons qui

qui leur font craindre la contamination initiale d'une ville ou d'une région.

Les consuls pourraient encore rendre service à l'administration sanitaire d'une autre façon : en adressant des rapports circonstanciés et détaillés sur les épidémies auxquelles ils ont assisté dans leur résidence. Un assez grand nombre de nos agents remplissent ce devoir de leur charge avec beaucoup de soin ; d'autres s'en désintéressent. Certains font de ces rapports très spéciaux un agréable mélange de politique locale, de querelles la plupart du temps orientales, si bien que les documents arrivent déformés, ayant perdu toute valeur et servent plutôt à égarer qu'à renseigner. Il y a quelques années, dans un port d'Orient, un consul avait pour habitude de contredire les autorités sanitaires locales : quand celles-ci annonçaient le choléra il diagnostiquait la peste et *vice versa*. Pour donner à de semblables rapports une valeur réelle, il faut que le consul se renseigne auprès d'un médecin compétent en qui il ait confiance, qu'il lui demande exactement la situation du moment, les diverses péripéties que traverse l'épidémie et qu'il se borne à transmettre le renseignement en s'abstenant d'y joindre ses idées personnelles. Ces dernières en effet, malgré de louables intentions, sont la plupart du temps erronées ou faussées par la discussion que soulève en tout lieu une épidémie et sa répercussion sur le commerce local. Si le consul ajoute à ce texte des coupures de journaux locaux tout aussi bien politiques que médicaux, s'il donne des chiffres, des plans il aura de la sorte apporté une contribution des plus importantes à l'étude de l'épidémiologie et il aura aidé à réunir l'ample moisson de faits grâce auxquels l'inspecteur général des services sanitaires, qui les aura centralisés, pourra établir son rapport général annuel sur les maladies pestilentielles exotiques.

Les États-Unis sont arrivés, en ce genre d'information.

à un résultat qu'on peut considérer comme parfait tant au point de vue de la rapidité que de la précision. Chaque semaine le *Treasury Department*, dont dépendent les services sanitaires, publie une brochure d'étendue variable suivant les nécessités du moment, intitulée *Public Health reports*. Dans ce document hebdomadaire sont réunis tous les renseignements envoyés par les consuls américains, télégrammes ou rapports. On peut y suivre jour par jour le développement des épidémies dans toutes les parties du monde ; la brochure se termine par des tableaux où sont inscrits les cas de peste, de fièvre jaune ou de choléra observés de tous côtés dans le cours du semestre.

Le *Conseil sanitaire maritime et quarantenaire d'Égypte* publie un bulletin hebdomadaire qui, moins complet que le précédent, est aussi des plus intéressants à consulter.

Étant donné le nombre de consuls français qui résident à l'étranger, nous pourrions posséder un bulletin du même genre, qui serait de première utilité pour nos directions de la santé. Malheureusement notre habitude est de garder profondément enfouis dans nos archives des documents que tous connaissent, à l'étranger, et que les Américains s'empressent de publier chaque semaine.

Revenons au navire que nous avons abandonné au moment où il entrait dans le port. Grâce aux renseignements, dont il dispose, le directeur de la santé a établi une liste, aussi exacte que possible, des ports infectés et l'a communiquée aux officiers de la santé. Ceux-ci lisent aussi les patentes, en constatent la nature, interrogent le capitaine, examinent le livre du bord et se rendent compte si le navire a ou n'a pas touché dans un port infecté, s'il a des patentes brutes ou nettes. Là se termine la besogne du capitaine de la santé. Il doit simplement constater un fait bien déterminé et ranger les navires dans l'une des deux catégories : dans la première entrent les arrivages des pays indemnes, c'est-à-dire les navires qui ont la libre pratique immédiate, sans que le médecin de la santé ait à intervenir; dans la deuxième se placent les navires pour lesquels l'intervention médicale paraît nécessaire au capitaine de la santé.

Le médecin vient donc à bord. C'est à lui qu'il appartient de se renseigner plus complètement, de reconnaître s'il est en face d'une provenance de peste ou de choléra, d'interroger le médecin s'il y en a un à bord, en un mot de se documenter de la façon la plus entière et de classer enfin le navire sous une des trois rubriques : indemne, suspect ou infecté.

Cette classification une fois faite, la simple lecture du règlement permet de savoir quelles sont les mesures applicables en l'espèce. Encore faut-il que notre règlement contienne trois chapitres bien distincts visant chacun les mesures préventives contre la peste, contre le choléra et contre la fièvre jaune. Autrefois les règlements de police sanitaire maritime prenaient à l'égard de ces diverses affections des mesures qui s'appliquaient également à toutes les épidémies pestilentielles exotiques de quelque nature qu'elles fussent. On avait réuni dans un ensemble les principales règles de prophylaxie adoptées contre les maladies microbiennes et on les appliquait aux navires sans prendre souci de la nature de l'épidémie redoutée. Connaissant mal les modes de propagation de ces affections on estimait, qu'en luttant ainsi empiriquement contre elles, peut-être quelques mesures seraient-elles inutiles mais qu'une partie de l'ensemble atteindrait le but cherché. Aujourd'hui nous ne sommes plus dans cette période de tâtonnements et la lecture de la première partie de cet ouvrage montre que la prophylaxie de chacune des trois grandes épidémies exotiques doit être particulière si l'on veut qu'elle soit vraiment utile, puisque le mode de propagation de chacune de ces maladies est distinct.

La Conférence de Paris a d'ailleurs adopté une semblable classification. Elle ne s'est peut-être pas entièrement dégagée des anciens errements mais en tout cas elle nous laisse toute latitude pour nous diriger à ce sujet dans une voie complètement nouvelle.

MESURES APPLICABLES AUX PROVENANCES DE PESTE. — La Conférence de Paris a divisé les navires en indemnes, suspects et infectés ; elle les définit ainsi :

SECTION III. ART. 20. — *Classification des navires :* Est considéré comme *infecté* le navire qui a la peste ou le choléra à bord ou qui a présenté un ou plusieurs cas de peste ou de choléra depuis sept jours.

Est considéré comme *suspect* le navire à bord duquel il y a eu des cas de peste ou de choléra au moment du départ ou pendant la traversée, mais aucun cas nouveau depuis sept jours.

Est considéré comme *indemne*, bien que venant d'un port contaminé, le navire qui n'a eu ni décès ni cas de peste ou de choléra à bord, soit avant le départ, soit pendant la traversée, soit au moment de l'arrivée.

A priori une semblable classification n'est pas exacte scientifiquement ; elle l'est peut-être pour le choléra elle ne saurait l'être par contre pour la peste. Nous savons en effet que le choléra se transmet par les hommes et que la peste est apportée par les rats ; la Conférence a donc commis une erreur en ne créant pas une classification particulière à chacune des deux épidémies. Comme nous le disions au début de ce travail, en cas de peste c'est le navire lui-même qui est malade, c'est contre lui que doivent presque exclusivement se dresser les mesures prophylactiques ; en cas de choléra, au contraire, ce sont les habitants du navire qui sont redoutables, et c'est vis-à-vis d'eux que la police sanitaire maritime doit s'exercer.

Ajoutons enfin que l'égalité de la période d'incubation admise pour les deux affections n'est pas justifiée ; on sait que l'incubation est moins prolongée pour la peste et ne dépasse pas cinq jours. Mais avec les phénomènes de microbisme latent si bien déterminés, pour le choléra, en ces dernières années, il serait téméraire de se croire à l'abri de l'éclosion d'une épidémie cholérique apportée par un individu, même après le septième jour écoulé.

La Conférence de Paris a d'ailleurs compris tout ce que son système avait de dangereux en ce qui concerne la peste car après avoir, dans l'article 20, réglementé ce que nous appellerons la prophylaxie humaine de la peste, elle cherche à établir les bases de la prophylaxie animale, c'est-à-dire celle qui vise les rats du navire.

SECTION III. ART. 24. — Lorsque, sur un navire *indemne*, des rats ont été reconnus pesteux après examen bactériologique, ou bien que l'on constate parmi ces rongeurs une mortalité insolite, il y a lieu de faire application des mesures suivantes :

I. *Navires avec rats pesteux.* — a) Visite médicale ; b) les rats doivent être détruits *avant* ou *après* déchargement de la cargaison, le plus rapidement possible et, en tout cas, dans un délai maximum de quarante-huit heures, en évitant de détériorer les marchandises, les tôles et les machines. Les navires sur lest subissent cette opération le plus tôt possible et, en tous cas, avant le chargement ; c) les parties du navire et les objets que l'autorité sanitaire locale juge être contaminés seront désinfectés ; d) les passagers et l'équipage peuvent être soumis à une surveillance dont la durée ne doit pas dépasser cinq jours comptés à partir de la date de l'arrivée, sauf les cas exceptionnels où l'autorité sanitaire peut prolonger la surveillance jusqu'à un maximum de dix jours.

II. *Navires où a été constaté une mortalité insolite des rats.* — a) Visite médicale ; b) l'examen des rats au point de vue de la peste sera fait autant et aussi vite que possible ; c) si la destruction des rats est jugée nécessaire, elle aura lieu, dans les conditions indiquées ci-dessus relativement aux navires avec rats pesteux ; d) jusqu'à ce que tout soupçon soit écarté, les passagers et l'équipage peuvent être soumis à une surveillance dont la durée ne dépassera pas cinq jours comptés à partir de la date de l'arrivée, sauf dans les cas exceptionnels où l'autorité sanitaire peut prolonger la surveillance jusqu'à un maximum de dix jours.

Il semble bien embarrassant, après la lecture de ces deux passages de la Convention signée à Paris en 1903, d'établir une réglementation uniforme pour tous les pays en matière

de peste. Comme on l'a déjà fort bien dit, cette Conférence
représente la moyenne de l'opinion sanitaire de l'Europe.
On y trouve des prescriptions relatives à la fois aux hommes
— que nous avons montrés peu dangereux — et des règles
très larges à l'égard des rats — qui sont la cause essentielle
du péril. — Par conséquent suivant l'opinion la plus accré-
ditée dans chaque pays, il sera possible, tout en serrant
de près le texte de la Convention, d'établir des réglementations qui varieront à l'infini. Elles varieront d'autant plus
que la période d'incubation, à laquelle doit correspondre
forcément la période de surveillance se présente à nous successivement avec trois chiffres différents : cinq, sept et dix
jours. Auquel devons-nous donner la préférence?

De même la latitude est laissée de *dératiser* avant ou après
le déchargement. Or, les rats sont dangereux, ou ils ne le
sont pas. Dans l'affirmative la destruction des rats, sur un
navire qui arrive d'un pays contaminé de peste, doit être
immédiate, car rien ne saurait garantir contre l'évasion éventuelle des rongeurs si on ne songe à les pourchasser qu'après
déchargement. Si au contraire les rats ne sont pas considérés.
comme dangereux pourquoi instituer des mesures contre eux ?

Certes la difficulté n'est pas mince d'apprécier la nocivité des
navires arrivant d'un pays infecté de peste. A notre avis aucun
d'entre eux ne saurait être considéré comme absolument indemne. En effet si, en ces années dernières, il n'a jamais pu être
affirmé de façon certaine que tel navire avait infecté tel port,
en revanche personne ne peut répondre de manière catégo-
rique qu'un bateau donné était indemne, puisque l'on ne peut
indiquer quel a été celui qui était véritablement dangereux.
On a vu des navires — tel que le *Cordoba* arrivé à Hambourg
— qui avaient fait une longue traversée sans aucun incident
sanitaire ; leur déchargement était déjà commencé quand on
s'aperçut qu'une épizootie pesteuse régnait sur les rats en un
compartiment déterminé. La maladie était donc restée can-

tonnée sans se faire jour et ce n'est qu'au moment du déchargement — c'est-à-dire trop tard dans la plupart des cas pour assurer une prophylaxie parfaite — que la certitude de l'infection remplaçait la confiance en l'immunité à laquelle on avait ajouté foi au moment de l'arrivée du navire.

Il ne saurait par conséquent, en matière de peste, exister de navire *indemne* qui vienne d'un pays contaminé. Qu'on désigne ces navires par le mot de suspect ou par toute autre appellation, peu importe ; nous devons craindre leur arrivée et chaque fois que l'un d'entre eux pénètre dans nos ports nous devons tout d'abord détruire les rats du navire. sans rechercher si un incident sanitaire quelconque s'est produit durant la traversée. C'est là le principe primordial d'une défense sanitaire logique contre la peste.

Parmi les arrivages de peste on ne saurait donc en considérer aucun qui — au point de vue du navire seul — puisse être considéré comme *indemne* : tous doivent être tenus en suspicion et soumis dès leur arrivée à une mesure commune qui sera la *dératisation*. Dans cette proposition nous n'innovons d'ailleurs rien puisque — d'abord après l'enquête faite par l'un de nous sur la petite épidémie de peste de Marseille, en 1903, et ensuite sur la demande du Conseil supérieur d'hygiène publique de France — le gouvernement a promulgué, le 4 mai 1906, un décret obligeant tous les navires de cette espèce à subir la destruction des rats avant leur entrée dans les ports de notre pays. Nous citons ici le texte de ce décret qui doit faire partie intégrante de notre prochain règlement de surveillance sanitaire et maritime.

ARTICLE PREMIER. — La destruction des rats ou « dératisation » exclusivement pratiquée au moyen d'appareils dont l'efficacité a été reconnue par le Conseil supérieur d'hygiène publique de France, est obligatoire pour l'admission dans les ports français :

1° De tout navire provenant d'un port considéré comme contaminé de peste ou y ayant fait escale;

2° De tout navire ayant pris en transbordement, c'est-à-dire de

bord à bord, plus de 50 tonnes de marchandises provenant directement d'un pays considéré comme contaminé de peste.

Ces dispositions sont applicables aux navires ayant déjà
déchargé partie de leur cargaison dans un ou plusieurs ports
étrangers.

ART. 2. — Peuvent être dispensés de la dératisation :

1° Les navires qui se bornent à déposer des passagers dans un seul
port français sans accoster et n'y font qu'un séjour de quelques
heures ;

2° Les navires y faisant une escale de moins de douze heures et
laissant moins de 500 tonnes de marchandises, sous condition que la
surveillance du déchargement sera opérée exclusivement de jour, le
navire étant maintenu en éloignement des quais et ses amarres gar-
nies ;

3° Les navires à vapeur qui n'auraient touché aucun port considéré comme contaminé de peste pendant soixante jours depuis leur
départ du dernier port contaminé et à bord desquels n'aurait été
observé aucun fait sanitaire de nature suspecte ;

4° Les navires qui, ayant fait escale dans un port considéré comme
contaminé, justifieraient qu'ils n'y ont ni accosté à quai ou appon-
tements, ni embarqué de marchandises ;

5° Les navires qui auraient subi la dératisation dans un port
étranger depuis leur départ du dernier port considéré comme contaminé. Il devra être justifié, dans ce cas qu'aucun fait sanitaire
suspect ne s'est produit à bord pendant la traversée, et que la dératisation a été effectuée avec les mêmes appareils et les mêmes
garanties qu'en France. Le capitaine du navire remet, à cet effet, à
l'autorité sanitaire, un certificat mentionnant l'appareil employé, les
conditions de l'opération, les constatations faites, etc., certificat visé
par l'autorité consulaire française ;

6° Les navires se trouvant dans les conditions indiquées au paragraphe 2 de l'article premier, si les marchandises ont été transbor-
dées d'un navire qui aurait été dératisé dans les conditions prescrites au paragraphe précédent, et si elles sont accompagnées du
certificat de dératisation prévu audit paragraphe.

ART. 3. — Sont réputées marchandises pour l'application du présent décret, tous produits embarqués, figurant ou non au manifeste,
à la seule exception du charbon embarqué pour les besoins du
service sans accostage à quai.

ART. 4. — La dératisation peut être effectuée en cours de route
pour tout navire français ayant un médecin sanitaire maritime et
pourvu de l'un des appareils prévus à l'article 1er.

L'autorité sanitaire du port d'arrivée apprécie, d'après les justifi-
cations présentées, les conditions dans lesquelles l'opération a été

effectuée et les garanties fournies : elle peut en exiger le renouvellement partiel ou total.

Les mêmes dispositions sont applicables aux navires étrangers à titre de réciprocité et sous la double condition que. d'une part, les médecins sanitaires offriront les mêmes titres que les médecins sanitaires français et que, d'autre part, les appareils utilisés seront les mêmes que ceux visés à l'article 1er.

ART. 5. — Dans les ports la dératisation est effectuée avant le déchargement du navire.

L'opération porte sur les cales, les soutes, les cambuses, les postes d'équipage, les postes d'émigrants ou des passagers de 3e et de 4e classes, et en général tous les compartiments intérieurs du navire. Les cabines des officiers et des passagers de 1re et de 2e classes, ainsi que les salles à manger, les salons qui leur sont affectés ne sont soumis à la dératisation que dans la mesure où l'autorité sanitaire le juge utile, notamment lorsque le navire est suspect ou infecté de peste ou que l'on a constaté, chez les rats du bord, l'existence de cette maladie ou une mortalité insolite.

ART. 6. — Les appareils destinés à la dératisation en vertu de l'article 1er sont mis à la disposition de l'armement suivant des conditions agréées par l'autorité sanitaire.

Les ports munis d'un de ces appareils sont seuls ouverts aux provenances des pays considérés comme contaminés de peste.

Les opérations sont effectuées sous le contrôle permanent de l'autorité sanitaire et dans le moindre délai.

ART. 7. — Les frais résultant de la dératisation sont à la charge de l'armement, conformément aux dispositions de l'article 94 (dernier alinéa) du décret du 4 janvier 1896. Aucune taxe sanitaire n'est due, en conséquence, du fait de cette opération.

ART. 8. — Les frais visés à l'article 7 sont calculés sur la jauge brute du navire, si la dératisation s'applique à son ensemble, sur la capacité cubique des locaux dératisés si l'opération n'est que partielle. La capacité cubique est établie d'après les plans de chargement du navire sans défalcation du volume occupé par la marchandise.

ART. 9. — Un certificat relatant les conditions dans lesquelles a été pratiquée l'opération est délivré au capitaine ou aux armateurs par les soins du service sanitaire.

ART. 10. — Les navires qui ne se trouveraient pas dans les conditions prescrites pour être soumis à la dératisation peuvent être admis, sur leur demande, à subir cette opération au départ comme à l'arrivée, soit en cales pleines, soit en cales vides et obtenir, en conséquence, la délivrance du certificat prévu à l'article 9. Toutes facilités devront leur être données à cet effet.

Art. 11. — Les infractions aux dispositions du présent décret sont passibles des pénalités édictées par l'article 14 de la loi du 3 mars 1822, sans préjudice des mesures d'isolement ou autres auxquelles les navires peuvent être assujettis en raison de leur provenance ou de l'état sanitaire du bord à l'arrivée.

Les armateurs français ayant vu dans le texte de ce décret certains points qui leur semblaient accorder à la navigation étrangère des facilités dont ils ne pouvaient profiter, l'article suivant fut ajouté au décret, le 6 août 1906 :

Article unique. — Les navires soumis à l'obligation de la dératisation conformément au décret susvisé du 4 mai 1906 peuvent être autorisés à ne procéder à cette opération qu'après que les passagers auront été débarqués sans accoster ou après le déchargement d'un maximum de 500 tonnes de marchandises, sous condition que ce déchargement sera effectué dans les formes prévues au 2° de l'article 2 du décret précité.

Sauf circonstances exceptionnelles, dont l'appréciation est réservée à l'autorité sanitaire, cette autorisation ainsi que la dispense définie au 2° de l'article 2 du décret du 4 mai 1906 ne seront accordées qu'au cas où les marchandises à décharger proviendront d'une même cale.

En vertu de ce décret tous les navires arrivant d'une provenance infectée de peste sont donc désormais soumis, en France, à la destruction des rats ; le décret est même conçu en tel sens que, si un de nos consuls nous annonce qu'une épizootie pesteuse règne sur les rats, en un port quelconque, nous nous sommes réservé le droit de soumettre ce navire à la dératisation, puisqu'en aucun lieu nous n'avons fait mention de la nécessité que la patente d'origine soit brute ou non, qu'elle porte ou non la mention de cas humains ou d'une épizootie.

Maintenant nous devons envisager le cas où une mortalité insolite, voire même certainement pesteuse, des rats s'est produite au cours de voyage ou lors de l'arrivée du navire. Le décret précédent prévoit dans tout son texte cette alternative éminemment dangereuse ; si nous avons le droit de

dératiser un navire jugé à première vue indemne, à plus
forte raison pouvons-nous détruire les rats à bord de celui
qui est reconnu infecté. Il nous suffira soit de répéter l'opération à deux reprises différentes, de la faire avec un soin
tout particulier ou d'exiger même que le déchargement ait
lieu au milieu d'un bassin ou du bassin du lazaret lorsque le
fait est possible. Les cas de ce genre sont heureusement
rares et notre nouveau règlement contiendra assez de mesures
qui profiteront au commerce maritime pour que celui-ci
puisse envisager l'éventualité ci-dessus sans trop la redouter.
Lorsque semblable fait se produira on ne saura prendre
trop de précautions — contre le navire lui-même et non
contre ses habitants — car ce sera dans le navire que rési-
dera le danger pour l'intégrité sanitaire de notre territoire.

Voici d'ores et déjà déterminé notre premier ordre de
mesures qui, celles-là, s'appliqueront au seul navire. L'officier de la santé reconnaît une provenance de peste, le
médecin de la santé se rend ensuite à bord et avant toute
choses prescrit la *dératisation*. Il pousse ensuite plus loin ses
investigations et lorsque celles-ci lui indiquent un danger
quelconque du côté des rats, il arrête le navire lui-même,
l'empêche d'accoster, ordonne de conduire les opérations avec
un soin tout spécial, et de procéder au déchargement dans
des conditions particulières.

Nous classons donc nos navires, dès l'entrée, en deux
grandes catégories :

1° Navires de provenance contaminée de peste.

2° Navires ayant ou ayant eu de la mortalité sur les rats.

Cette première classification — la plus importante d'ailleurs — ne vise que le navire lui-même : elle n'a point trait
aux équipages et aux passagers, c'est-à-dire aux hommes.
Avec l'objectif qui vise la défense contre la contagion humaine
nous entrons dans une seconde série de mesures et, partant, dans une seconde classification.

L'étude de la peste nous a montré que les hommes malades de peste étaient impuissants, le plus souvent, à transporter l'épidémie ; tout au plus doit-on dire que ceux atteints de la forme pneumonique peuvent créer autour d'eux quelques cas de contagion. Admettons que ce dernier fait soit vrai pour tous les malades, quelle que soit chez eux la forme de l'affection, et nous concluerons de suite qu'il suffira d'isoler ces contagieux et de surveiller ceux qui ont été à leur contact. Pour cela point n'est point besoin d'enfermer ni les uns ni les autres dans un lazaret ; la surveillance sanitaire s'adressera aux suspects, le transport dans un pavillon d'isolement d'un hôpital sera réservé aux seuls malades.

Les effets, les bagages ne jouent non plus aucun rôle dans le transport de l'épidémie ; il devient inutile de procéder à la désinfection en masse de tous les bagages appartenant à des personnes arrivant d'un pays infecté de peste. La Convention sanitaire a d'ailleurs prévu et autorisé ce mode de conduite lorsqu'elle dit :

Section III. Art. 21. — 4° (*Navires infectés*). Le linge sale, les effets à usage et les objets de l'équipage et des passagers qui, *de l'avis de l'autorité sanitaire*, sont considérés comme contaminés seront désinfectés.

Art. 22. — (*Navires suspects*). Mêmes mesures.

Art. 23. — (*Navires indemnes*). Désinfection du linge sale, des effets à usage et des autres objets de l'équipage et des passagers, *mais seulement dans les cas exceptionnels et lorsque l'autorité sanitaire a des raisons spéciales de croire à leur contamination.*

Nous n'aurons donc plus recours qu'exceptionnellement à ces sortes de désinfections qui font perdre beaucoup de temps, ne présentent qu'une utilité des plus contestées et auxquelles les passagers trouvent toujours moyen de soustraire la plus grande part de leurs effets.

Bornons-nous à demander la désinfection des linges et des effets ayant été au contact des malades, lorsqu'il s'en sera présenté.

Les locaux, ainsi que le matériel de couchage, se trouveront forcément désinfectés du fait de la sulfuration. Redouterions-nous qu'ils puissent renfermer — en dehors des rats — des insectes de nature diverse capables de conserver le germe de l'infection ? La sulfuration aura pour résultat immédiat de détruire ces derniers, si elle n'atteint pas le microbe lui-même, et comme cette sulfuration est pratiquée dans tous les postes, les cambuses ou les soutes du navire, elle supprime tous les véhicules dangereux du microbe.

Dans le cas d'un navire infecté, on peut étendre la sulfuration aux cabines des passagers, des officiers et aux salons, de façon à supprimer partout les insectes.

Il nous reste à envisager la menace du danger provenant des marchandises. Ici encore la Conférence de Paris certifie qu'il *n'en est pas de susceptibles de transporter par elles-mêmes la contagion.* Ces marchandises peuvent suivant leur nature attirer plus ou moins les rats, être accompagnées d'un nombre plus ou moins grand de ces rongeurs, mais lorsque ceux-ci ont cessé de vivre elles sont devenues d'une bien faible puissance à transporter l'épidémie. La dératisation par conséquent assurera du même coup la désinfection des marchandises : les prohibitions ne sauraient donc être maintenues en ce cas.

Un danger persiste cependant et il importe de ne pas le dissimuler : les marchandises importées peuvent recéler des cadavres de rats capables de constituer ultérieurement une source d'infection pour leurs congénères du pays. Le fait a été signalé par Otto [1] qui juge que ce mode d'infection mérite l'attention, surtout dans le cas d'un navire dont les rats sont certainement contaminés. En Allemagne on cherche à éviter ce danger en plaçant, en une sorte de quarantaine, les

[1] R. Otto. Sur la durée de vitalité des microbes pesteux dans les cadavres de rats. — Recueil publié pour le soixantième anniversaire de R. Koch. Iéna, 1903.

marchandises provenant de ces navires dans des magasins
mis à l'abri de l'invasion des rats ou sur des gabarres. Nous
pouvons adopter une tactique semblable et conserver sur des
allèges pendant quelque temps les marchandises qui pro-
viendraient d'un navire dont les rats seraient infectés de
peste [1] (voir sur ce point la note de la page 118).

Après cette revue des termes du problème nous pouvons
déterminer en connaissance de cause le second ordre de
mesures, celles qui doivent suivre la dératisation.

1° *Navire indemne* : visite médicale, libre pratique, déchargement sous surveillance sanitaire.

2° *Navire suspect* : visite médicale, désinfection des locaux
où furent soignés les malades, désinfection des linges et
effets ayant été à leur contact, surveillance sanitaire pendant
cinq jours des équipages et des passagers, déchargement
sous surveillance sanitaire.

3° *Navire infecté* : ici deux cas se présentent : ou le navire
est infecté quant aux rats, ou il l'est quant aux hommes.

a) *Infection des rats* : visite médicale, surveillance sanitaire pendant cinq jours des équipages et des passagers,
déchargement des marchandises sous surveillance sanitaire
et sur des allèges où elles resteront en quarantaine pendant
un temps à déterminer.

b) *Infection des hommes* : visite médicale, isolement des
malades, désinfection des locaux où furent soignés les pesteux en cours de route et des locaux où ils ont pu contracter
l'affection (cette détermination des locaux suspects se fait facilement quand on tient compte du métier exercé à bord par le
malade), désinfection des linges et effets ayant été au contact
des malades, surveillance sanitaire des équipages et des passagers pendant cinq jours, déchargement sous surveillance
sanitaire.

[1] La Convention de Paris (art. 17) indique que cette mise en dépôt de marchandises suspectes aura une durée maxima de deux semaines.

Une autre alternative peut encore se présenter ; nous n'avons visé ci-dessus que la majorité des navires, c'est-à-dire ceux qui n'ont pas de médecin, les cargo-boats, dont les pertes de temps sont moins appréciables que celles des grands paquebots à marche rapide.

Section III. Art. 29. — L'autorité compétente tiendra compte, pour l'application des mesures indiquées dans les articles 21 et 28, de la présence d'un médecin et d'appareils de désinfection (étuves) à bord des navires des trois catégories sus-mentionnées.

En ce qui concerne la peste elle aura égard également à l'installation à bord d'appareils pour la destruction des rats.

Si donc un navire français porte un médecin sanitaire maritime, nous pouvons — avec certaines garanties exigibles des compagnies — admettre comme valables toutes les opérations sanitaires qu'il aura effectuées en cours de route : désinfection, dératisation. Nous pouvons en ce qui concerne les navires suspects faire courir la période de surveillance depuis la date de l'isolement à bord du dernier cas. En un mot notre règlement peut prévoir une série de mesures d'une sévérité décroissante suivant qu'il y aura ou non à bord un médecin sanitaire maritime. De la sorte les compagnies de navigation verront dans le médecin sanitaire un auxiliaire précieux, une source non pas de gêne éventuelle, mais d'économies certaines, et elles ne refuseront plus de nous accorder les garanties que nous réclamons d'elles pour ces mêmes médecins.

Il faut que le sort des navires au moment de leur arrivée en France soit nettement tranché suivant qu'ils ont ou qu'ils n'ont pas un médecin sanitaire maritime.

En proposant, en matière de prophylaxie de la peste, le règlement dont nous venons d'esquisser les grandes lignes, nous côtoyons donc étroitement les décisions de la Conférence de Paris, et nous nous flattons de l'espoir d'avoir laissé de côté à la fois ses exagérations et ses parties faibles.

Le nouveau règlement de prophylaxie antipesteuse ne nécessite plus, pour son application, l'entretien de grands bâtiments. En effet, la sulfuration — principale et même unique méthode de protection — peut s'accomplir en n'importe quel lieu du port, pourvu que l'accostage à quai soit interdit avant sa terminaison. Quant aux pesteux trouvés à bord au moment de l'arrivée, ou évoluant durant le séjour du navire, ils seront isolés dans un petit hôpital spécial et, les faits de pratique courante nous indiquant que le nombre de ces malades ne dépasse jamais quelques unités sur un même navire, cet hôpital ne représentera, en réalité, qu'un petit pavillon. Quant aux hommes sains — même débarquant d'un navire infecté — il ne saurait être question de les soumettre à une observation quelconque puisqu'ils sont incapables de transporter l'épidémie ; aucun local ne saurait donc être prévu de ce chef.

MESURES APPLICABLES AUX PROVENANCES DE CHOLÉRA. — Lorsqu'un navire arrive dans nos ports, provenant d'un pays contaminé de choléra, ce n'est pas, à proprement parler, le navire lui-même qui est à redouter, ainsi que nous l'avons vu, mais bien plutôt les hommes qui sont à bord et — dans une mesure plus restreinte — l'eau que le bateau contient emmagasinée dans ses caisses ou dans ses water-ballasts. Lorsque la Conférence s'est préoccupée du sort de tels navires, elle a pris le contenant pour le contenu. Si elle pouvait dire pour la peste, avec juste raison, que les bâtiments sont suspects ou infectés, il est, en matière de choléra, plus exact de dire que les passagers sont indemnes, suspects ou infectés.

Conservons néanmoins les dénominations adoptées par la Convention et voyons quelles sont les mesures à prendre dans chacun des trois cas. Il est évident tout d'abord que cette

classification répond avec exactitude à celle que nous avons
établie à propos des modes d'extension du choléra.

Que devons-nous redouter dans un navire *indemne*? Le
transport du choléra à longue distance par microbisme latent,
et rien autre chose.

Dans quelle mesure craindrons-nous un navire *suspect*?
Il pourra *propager* le choléra.

Enfin que fera le navire *infecté*? Il *disséminera* le choléra.

Il suffit dès lors de nous reporter à ce qui a été dit touchant le *transport*, la *propagation* et la *dissémination* du choléra, de nous rappeler les mesures utiles à la lutte contre
chacun de ces trois modes d'extension de l'épidémie pour
avoir là — tout tracé — le plan de notre règlement sanitaire maritime.

I. *Navire indemne.* — Celui qui, venant d'un pays infecté,
n'a eu aucun cas avant le départ, pendant le voyage et au
moment de l'arrivée. Ce navire n'est justiciable d'aucune
mesure parce que ni les effets, ni les bagages, ni les marchandises qu'il contient ne peuvent apporter l'épidémie. La
seule chose que l'on puisse exiger c'est l'évacuation de l'eau
potable emmagasinée suivie de la désinfection des récipients
qui la contenaient: la première opération ne pouvant avoir
aucune valeur si elle n'est immédiatement suivie de la seconde.

Quant aux hommes — en état possible de microbisme
latent — ils ne relèvent nullement de la police sanitaire
maritime; c'est l'hygiène générale des villes, et surtout des
ports, qui nous mettra à l'abri des dangers qu'ils peuvent nous
faire courir. Toutes les conférences ont attiré l'attention
des gouvernements sur l'impérieuse nécessité de l'hygiène
urbaine et le soin tout particulier qu'on doit lui réserver
dans les ports. La Convention de Paris a été encore plus
explicite que les précédentes :

SECTION III. ART. 36. — Il est recommandé que, dans les grands ports de navigation maritime, il soit établi : *a*) un service médical régulier du port et une surveillance médicale permanente de l'état sanitaire des équipages et de la population des ports... *d*) un service d'eau potable non suspect à l'usage du port et l'application d'un système présentant toute la sécurité voulue pour l'enlèvement des déchets et ordures.

Notre police sanitaire maritime contre les navires *indemnes* de choléra se résumera donc comme suit : visite médicale, libre pratique, surveillance sanitaire permanente des équipages, hygiène générale du port, notamment en ce qui concerne les égouts et la voirie.

II. *Navire suspect.* — C'est celui qui, venant d'un pays infecté de choléra, a eu des cas ou des décès de choléra à son bord, mais aucun cas nouveau depuis sept jours. La Convention institue à l'égard de ces navires le régime suivant :

Section III. Art. 27. — Les navires *suspects de choléra* sont soumis aux mesures suivantes :

1º Visite médicale ;

2º Le linge sale, les effets à usage et les objets de l'équipage et des passagers qui, de l'avis de l'autorité sanitaire du port, sont considérés comme contaminés, sont désinfectés ;

3º Les parties du navire qui ont été habitées par les malades atteints de choléra ou qui sont considérées par l'autorité sanitaire comme contaminées, sont désinfectées ;

4º L'eau de cale est évacuée après désinfection.

L'équipage et les passagers peuvent être soumis à une surveillance qui ne doit pas dépasser cinq jours à partir de l'arrivée du navire. Il est recommandé d'empêcher, pendant le même temps, le débarquement de l'équipage, sauf pour raisons de service.

Nous résumerons ainsi notre police sanitaire maritime contre les navires *suspects* de choléra : visite médicale, désinfection des locaux du navire où furent soignés les malades, évacuation de l'eau de cale après désinfection. La surveillance sanitaire permanente des équipages indemnes provenant des pays infectés étant constituée nous l'appliquerons à plus forte raison aux équipages des navires suspects ; surveillance sanitaire des passagers.

Toutes ces mesures seront atténuées pour les navires pourvus d'un médecin sanitaire maritime et dotés d'une étuve : dans ce cas les désinfections et la surveillance peuvent être effectuées en cours de route et le navire obtenir la libre pratique comme s'il était redevenu indemne depuis le dernier cas.

III. *Navires infectés.* — Ceux qui ont du choléra à bord ou qui en ont présenté un ou plusieurs cas depuis sept jours. Voici le régime auquel ils sont assujettis selon la Convention de 1903 :

SECTION III. ART. 26. — Les navires *infectés* de choléra sont soumis au régime suivant :

1° Visite médicale ;

2° Les malades sont immédiatement débarqués et isolés ;

3° Les autres personnes doivent être également débarquées, si possible, et soumises à dater de l'arrivée du navire à une observation et à une surveillance dont la durée variera, selon l'état sanitaire du navire et selon la date du dernier cas, sans pouvoir dépasser cinq jours ;

4° Le linge sale, les effets à usage et les objets de l'équipage et des passagers qui, de l'avis de l'autorité sanitaire du port sont considérés comme contaminés, seront désinfectés ;

5° Les parties du navire qui ont été habitées par les malades atteints de choléra ou qui sont considérées par l'autorité sanitaire comme contaminées, sont désinfectées ;

6° L'eau de cale est évacuée après désinfection.

L'autorité sanitaire peut ordonner la substitution d'une bonne eau potable à celle qui est emmagasinée à bord.

Il peut être interdit de laisser couler ou de jeter dans les eaux du port les déjections humaines, à moins de désinfection préalable.

Si nous voulons suivre — dans leur sens le plus large — les prescriptions de la Convention, nous n'aurons qu'à appliquer aux navires *infectés* de choléra le régime suivant : visite médicale, isolement des malades, surveillance sanitaire des passagers et des équipages transformée en observation chaque fois que les passagers voyageront en groupes[1] — émigrants, troupes — ou que le navire sera dans un mauvais état sanitaire; désinfection des effets ayant été au contact des malades; désinfection des locaux où furent soignés les malades; évacuation de l'eau de cale.

Quant aux deux dernières mesures que la Conférence semble préconiser éventuellement, ce ne sont pas les moins utiles. La substitution d'une bonne eau potable à celle qui est emmagasinée à bord devra toujours se faire, mais à une condition, c'est que les récipients seront désinfectés avant un nouveau remplissage; sans cette précaution la mesure indiquée serait absolument inutile et, partant, vexatoire. La seconde prescription relative au rejet des matières fécales dans les eaux du port est aussi des plus importantes; malheureusement elle ne deviendra applicable dans sa réalité que le jour où seront construits dans nos ports, à la périphérie des bassins — comme à Hambourg — des water-closets à l'usage des équipages des navires dont les cabinets d'aisance auront été rigoureusement fermés. Il est en effet difficile d'admettre que la désinfection des matières fécales puisse être sérieusement effectuée à bord des navires séjournant dans les ports.

Avant de terminer cette étude des mesures applicables aux navires *indemnes, suspects* ou *infectés* de choléra qu'on nous permette de regretter que la Convention de 1903 ait laissé dans l'ombre deux points importants lorsqu'il s'agit de la prophylaxie de cette maladie. Le premier vise l'enlèvement des matières fécales et des ordures ménagères pendant le séjour dans le port et le second point a trait aux dangers que font courir les équipages indigènes.

Il faut prescrire la fermeture des water-closets des navires provenant de pays infectés de choléra durant le séjour de ces

---

[1] C'est à ce moment que serviront nos petits lazarets, devenus de simples campements.

navires dans un port, afin d'éviter l'évacuation des matières
fécales dans les bassins; il faut de plus exiger le nettoyage
complet de ces water-closets avant l'entrée du navire et lorsqu'il se trouve encore au large. Dans le même ordre d'idées on
devra instituer un système d'enlèvement quotidien des ordures
ménagères à bord des navires pendant leur séjour dans le
port. Si tous les matins des tombereaux passent dans les
rues d'une ville et emportent toutes les ordures, il n'en est
pas de même — tout au moins chez nous — dans les rades
ou ports et chaque navire est obligé de conserver ses
ordures ménagères pour les rejeter en pleine mer après son
départ. Lorsqu'un navire monté par cent hommes d'équipage
et une centaine de passagers séjourne quelques jours dans
un port, ce sont plusieurs mètres cubes d'épluchures de
légumes, d'ordures de toute sorte qu'on est obligé d'emma-
gasiner en quelque coin, faute de pouvoir les évacuer chaque
matin.

Le second point qui suscite notre critique vise les équipages indigènes ; il est vrai que ces équipages sont en petit
nombre sur les navires français à cause des dispositions
spéciales de nos lois maritimes ; mais il n'en est pas de
même dans les marines étrangères. On voit actuellement
de grands navires anglais dont tout le personnel — à part
l'état-major — est indien. Or la race hindoue est plus exposée
et par conséquent crée plus de danger que les matelots européens et il est facile de s'expliquer le fait : dans les escales
lointaines, où s'arrêtent les navires, ces hindous fréquentent
exclusivement les quartiers indigènes toujours plus infectés
que les autres. Moins résistants que les Européens ils contractent plus facilement les maladies exotiques : le froid qu'ils
ressentent en arrivant dans nos climats est encore une cause
qui favorise l'évolution chez eux d'une affection latente. Or
ces équipages indigènes tendent à augmenter de nombre de
jour en jour. La concurrence entre les diverses marines nous

entraîne déjà à accepter un certain nombre d'indigènes de
nos colonies à bord de nos navires et ce nombre croîtra
forcément. Nous devons tenir compte de cette éventualité,
car le remède est à notre portée : consigner ces indigènes à
bord de leurs navires durant les escales et les empêcher de
descendre à terre.

La prophylaxie du choléra — telle que nous venons de la
décrire — comprend, en certains cas, une observation des
individus arrivant par un navire infecté : il nous faudra donc,
dans ce but, disposer des locaux utiles, c'est-à-dire que
nous revenons, jusqu'à un certain point, à l'emploi de l'ancien lazaret. Ce retour vers le passé ne peut d'ailleurs être
que très rare et ne constituera qu'une exception. En effet si
le choléra existe en un pays ayant, avec la France, des relations constantes par voie de terre, nous ne saurions imposer
aux passagers arrivant par voie de mer une quarantaine
dont les voyageurs des chemins de fer sont exonérés en
principe par la Convention sanitaire, et en fait par le manque
d'installation *ad hoc* sur nos frontières de terre. Supposons
que des passagers sains d'apparence arrivent au Havre sur
un paquebot de Lisbonne, ville infectée de choléra, il serait
difficile de les soumettre à une quarantaine puisque la voie de
Hendaye leur est, pendant le même temps, largement ouverte.

Il peut se faire que le pays infecté, tout en étant proche
de la France, ne soit en relations directes avec elle que par
voie de mer : citons à cet égard l'Égypte, la Tunisie, l'Algérie
par exemple. Dans le cas où un tel pays serait contaminé de
choléra, nous pourrions éventuellement, afin de nous protéger
d'une manière plus complète, avoir recours à l'observation.
L'énoncé du cas suffit à en montrer la rareté et le directeur
de la santé reste toujours armé par l'article 107 du règlement
actuel.

Quant aux malades, toujours peu nombreux à bord, il
suffira pour les isoler de disposer d'un petit pavillon.

Mais — où notre nouveau règlement diffère de l'ancien — c'est dans l'emploi des baraquements pour isoler les émigrants et en général tous les individus voyageant en groupes. Nous réservons l'observation presque uniquement pour ces seuls voyageurs et les baraques — dont il faudra munir notre nouveau service de l'émigration — seront utilisées dans les deux cas, c'est-à-dire au départ des émigrants et à l'arrivée de ceux qui reviennent en France.

MESURES APPLICABLES AUX PROVENANCES DE FIÈVRE JAUNE. — Lorsque la Conférence de Paris a envisagé le problème de la prophylaxie de la fièvre jaune, elle s'est bornée à inscrire dans sa Convention les lignes suivantes :

TITRE V. *Fièvre jaune*. ART. 182. — Il est recommandé aux pays intéressés de modifier leurs règlements sanitaires de manière à les mettre en rapport avec les données actuelles de la science sur le mode de transmission de la fièvre jaune et surtout sur le rôle des moustiques comme véhicules de la fièvre jaune.

Nous avons vu, dans la première partie de cet ouvrage, qu'eu égard à la contagion de la fièvre jaune, les diverses régions du globe ne se trouvent pas dans la même situation. Dans les unes la fièvre jaune peut devenir épidémique ; dans les autres, elle ne produit, au maximum, que quelques cas isolés, incapables eux-mêmes de créer un danger ultérieur. Ces cas représentent la fin d'une épidémie issue de régions différentes des nôtres et venant mourir sur notre littoral. Si le rat, véhicule de la peste, peut vivre en toute contrée, si le choléra est redoutable en tout pays où existe l'homme, par contre la fièvre jaune ne saurait se transmettre là où fait défaut le stegomya fasciata, là où il ne peut s'acclimater faute d'une température convenable.

La France continentale, ainsi que nous l'avons vu, est heureusement située dans une région où le stegomya ne se trouve pas et ne saurait vivre ; par conséquent notre règlement

sanitaire ne se préoccupera pas outre mesure de cette affection qui ne peut dans notre pays revêtir le caractère épidémique.

Dans l'Instruction qui sera rédigée à l'usage des capitaines
de la marine marchande, nous enseignerons à ceux-ci comment ils doivent se protéger pendant leur séjour dans les
ports infectés; nous leur montrerons les précautions à prendre
contre les moustiques ; nous leur signalerons que le stegomya fasciata peut transmettre la fièvre jaune, et que ses œufs
aussi sont parfois capables de recéler le virus héréditaire [1].

Nous résumerons ci-dessous les mesures jugées strictement indispensables pour la police sanitaire maritime de la
fièvre jaune ; elles s'appliquent exclusivement à la France
continentale située au-dessus du 43e parallèle nord. La Corse
et l'Algérie ne sauraient, en aucun cas, adopter une réglementation aussi largement libérale que celle de la France.
Heureusement que les relations commerciales actuelles ne
dirigent vers les ports de ces deux contrées aucun navire
sorti des régions ravagées par la fièvre jaune.

Trois hypothèses peuvent se présenter au moment de l'arrivée dans un port français d'un navire provenant d'un pays
infecté de fièvre jaune :

1re hypothèse. — *Rien ne s'est produit à bord durant la traversée*, et c'est là en règle générale l'événement ordinaire pour
la presque totalité des navires : libre pratique immédiate doit
être accordée en toute saison et sans aucune mesure de désinfection.

2e hypothèse. — *Un ou deux cas, manifestement contractés
dans les pays contaminés, ont évolué à bord sans donner lieu
à aucun accident consécutif :* libre pratique immédiate sera
encore accordée sans aucune mesure restrictive ni pour les
hommes, ni pour les bagages, ni pour les marchandises.

[1] MARCHOUX et SIMOND. Communication à la Société de biologie, 27 juillet 1905.

3ᵉ hypothèse. — *Des cas en série et à répétition se seront produits pendant la traversée* : on devra évacuer le navire (équipage et passagers); procéder, au large si possible, à des fumigations sulfureuses dans tous les locaux habités. Si tout ou partie de la cargaison est de nature à abriter des moustiques — bananes, fruits, sucre en ballots, bois humide — on effectuera aussi la sulfuration des cales. Les hommes chargés de ces opérations seront protégés par un revêtement spécial contre les piqûres des moustiques.

On recherchera ensuite toutes les collections d'eau où peuvent se cultiver des œufs de moustique et on les supprimera.

Ces mesures seront appliquées d'une manière plus rigoureuse aux voiliers qu'aux navires à vapeur.

Enfin les malades se trouvant à bord au moment de l'arrivée seront transportés à l'hôpital du lazaret et, dans les ports dépourvus de ces établissements, ils seront placés dans l'hôpital de la ville : *la fièvre jaune ne saurait être considérée en France comme une maladie contagieuse.*

C'est dire que les mesures concernant le transport des corps des personnes décédées par suite de fièvre jaune dans nos colonies ou dans les pays chauds peuvent être rapportées.

Quelques-uns trouveront très large — trop large même — notre projet de police sanitaire maritime en matière de fièvre jaune. Nous le croyons justifié cependant, car il s'appuie sur une série d'expériences que nul ne cherche plus à contester aujourd'hui, expériences dont M. Roux résumait les résultats en ces termes lors de la Conférence de Paris : « Ces faits (transmission par le stegomya, innocuité des effets souillés), scientifiquement établis, ont profondément modifié la prophylaxie de la fièvre jaune qui se réduit à la protection contre les moustiques ».

Si l'on dresse le bilan de la fièvre jaune en France depuis plus de cent ans, on constate qu'elle n'a pas atteint dans notre pays plus de quarante personnes. Que représentaient cependant les mesures prophylactiques en usage durant le même temps? Peu de chose, puisque la plupart d'entre elles n'étaient pas dirigées contre le moustique, le seul ennemi véritable.

Si donc, à un extrême petit nombre de mesures défensives utiles, nous substituons un minimum de précautions vraiment efficaces, nous sommes en droit d'espérer qu'aucun des accidents, déjà peu nombreux, que l'on a eu à déplorer autrefois ne pourra se reproduire.

Il ne faut pas oublier aussi que nous nous trouvons en face d'une affection contre laquelle on lutte sans merci dans son lieu d'origine. Si l'on devait, autrefois, considérer les pays de l'Amérique centrale et méridionale comme des foyers dangereux, il n'en est plus de même aujourd'hui. Leurs services sanitaires sont organisés ; ils ont su faire de grands sacrifices pécuniaires pour chasser de leur sol la fièvre jaune dont les chances de propagation par la voie maritime ont par conséquent beaucoup diminué.

CONCLUSIONS. — Résumons en une sorte de tableau synoptique le programme de surveillance sanitaire maritime dont nous préconisons l'adoption.

A. PROVENANCES DE PAYS INFECTÉS DE PESTE

I. NAVIRE. 1. Mesures permanentes : *dératisation avant déchargement.*

2. Mesures éventuelles : *désinfection des locaux où furent soignés les malades.*

II. PASSAGERS ET ÉQUIPAGES. 1. Mesures éventuelles : *surveillance sanitaire, isolement des malades, désinfection du linge des malades.*

III. MARCHANDISES. 1. Mesures permanentes : *surveillance sanitaire du déchargement.*

2. Mesures éventuelles : *mise en dépôt des marchandises suspectes.*

B. Provenances des pays infectés de choléra

I. Navire. 1. Mesures permanentes : *désinfection des water-closets avant l'entrée dans le port, fermeture de ces water-closets pendant le séjour dans le port.*

2. Mesures éventuelles : *désinfection des locaux où furent traités les malades.*

II. Passagers et équipages. 1. Mesures permanentes : *surveillance sanitaire des équipages indigènes.*

2. Mesures éventuelles : *surveillance sanitaire, isolement des malades, désinfection du linge de ces malades, mise en observation des émigrants, troupes ou pèlerins et exceptionnellement des passagers.*

III. Marchandises. 1. *Aucune mesure.*

C. Provenances des pays infectés de fièvre jaune

I. Navire. 1. Mesures éventuelles : *destruction des moustiques.*

II. Passagers et équipages. 1. Mesures éventuelles : *hospitalisation des malades.*

III. Marchandises. 1. *Aucune mesure* (sauf les cas exceptionnels de chargements de fruits, etc.)

Surveillance sanitaire, tel est le mot qui se répète plus haut chaque fois qu'il s'agit du débarquement d'individus *sains,* provenant d'un navire infecté de peste ou de choléra. C'est à cette seule mesure que — d'après la Conférence de 1903 — doit se borner notre action future sur les personnes suspectes, c'est cette surveillance sanitaire qui se substituera à l'ancien isolement, maintenant réservé aux malades.

Le *passeport sanitaire,* délivré lors du débarquement, nous permettra d'effectuer cette surveillance, en suivant pendant quelques jours chaque passager depuis le port d'arrivée jusqu'à son lieu de destination. Arme bien faible, diront les uns ; arme suffisante, dirons-nous, si l'on sait l'utiliser et surtout affirmer son action par des sanctions pénales sérieuses.

CHAPITRE VI

LE TITRE VIII DU RÈGLEMENT DE POLICE SANITAIRE MARITIME
MARCHANDISES. IMPORTATION. TRANSIT. PROHIBITION.
DÉSINFECTION

Désinfection des marchandises. — Animaux.
Transport des cadavres.

DÉSINFECTION DES MARCHANDISES. — L'étude des maladies
pestilentielles exotiques — au point de vue prophylactique
— nous a montré qu'en aucun cas, ou à peu près, les marchandises ne sauraient jouer un rôle de propagation. Si l'on
considère le tableau que nous avons dressé à la fin du chapitre précédent, on verra que la seule mesure applicable à
ces marchandises est la surveillance de leur déchargement.
En effet, ce ne sont pas ces marchandises qui peuvent être, par
elles-mêmes, les véhicules des maladies pestilentielles, elles
servent seulement d'abri aux insectes ou aux parasites vec-
teurs de leurs microbes.

Cette question de l'infection possible des marchandises est
d'ailleurs agitée depuis longtemps, car elle intéresse au plus
haut point le commerce international. La désinfection d'un
chargement entier est un problème dont la solution pratique
n'est pas encore trouvée. Nous pouvons, avant le déchargement, détruire en grande partie, au milieu de la marchandise, les parasites de diverse nature qui s'y sont réfu-
giés, mais il ne faut en aucun cas admettre que l'on puisse
stériliser, pour ainsi dire, tout le chargement et y détruire
jusqu'à la vie microbienne.

Devant cette impossibilité de désinfecter la totalité des

marchandises — impossibilité aussi forte de nos jours qu'autrefois — on a cherché à diviser ces marchandises en *susceptibles* ou *non susceptibles* et à réserver pour les premières un traitement spécial de purification.

« Quand on recherche quels sont les faits, quelles sont les expériences sur lesquels reposent les distinctions officiellement admises, on ne trouve rien qui puisse nous donner l'explication de la manière dont on a opéré pour arriver à la classification qui sert de règle dans nos lazarets. Cette classification semble être le résultat d'observations incomplètes, de traditions surannées, dictées par la peur et par la prévention... [1] »

Heureusement nous avons progressé depuis que Prus écrivait ces lignes; néanmoins on ne peut s'empêcher de reconnaître que notre règlement n'a pas encore su se dégager entièrement des erreurs anciennes. La Conférence de 1903 a inscrit ces lignes au début du chapitre consacré aux marchandises :

SECTION II. ART. 11. — Il n'existe pas de marchandises qui soient par elles-mêmes capables de transmettre la peste ou le choléra. Elles ne deviennent dangereuses qu'au cas où elles ont été souillées par des produits pesteux ou cholériques.

De ces deux propositions, la seconde semble donc détruire la première, car il est difficile de déterminer si des marchandises de provenance exotique ont été ou non souillées de produits infectés et à quel moment cette souillure s'est produite. La Convention admet donc l'éventualité de la désinfection applicable aux marchandises et plus particulièrement à certaines.

Quant à nous, il nous paraît logique de diviser les marchandises en deux grandes catégories : celles provenant des pays infectés de peste, et celles provenant des régions con-

[1] Prus. Rapport sur la peste et les quarantaines. Paris, 1846.

taminées de choléra ; nous laissons de côté les arrivages suspects de fièvre jaune qui ont beaucoup moins d'importance pour nous (voir la note page 29).

Notre projet de règlement prévoit — chose déjà appliquée d'ailleurs — que tous les navires arrivant de pays contaminés de peste seront dératisés ; cette mesure nous suffit au point de vue de la marchandise. On peut cependant redouter la présence au milieu du chargement de cadavres de rats pesteux lorsque le navire a été reconnu réellement infecté. Dans ce cas — mais dans ce cas seulement — nous dirons avec la Convention :

SECTION II. ART. 17. — Toutefois, si des marchandises, arrivant par mer en vrac ou dans des emballages défectueux, ont été, pendant la traversée, contaminés par des rats reconnus pesteux et si elles ne peuvent être désinfectées, la destruction des germes peut être assurée par leur mise en dépôt pendant une durée maxima de deux semaines...

Quant aux marchandises provenant des pays lointains infectés de choléra il ne saurait être question de leur imposer une désinfection quelconque, puisqu'en aucun cas il n'a pu être démontré qu'elles aient servi à *transporter* le choléra à longue distance.

Nous avons vu que les effets et bagages — pour le choléra aussi bien que pour la peste — ne doivent subir la désinfection que s'ils ont été en contact avec des malades.

Enfin — et dans le cas où nous admettrions que certaines marchandises sont plus à redouter que d'autres — nous dirons que tous les chargements susceptibles d'attirer avec eux des parasites doivent faire l'objet d'une surveillance plus attentive. Ce sont d'un côté les grains, les chiffons, les matières alimentaires qui amènent avec eux un grand nombre de rats ; ce sont de l'autre les chargements de fruits, de bois humide, de sucre qui peuvent servir d'abri à de nombreux moustiques.

Il reste à examiner la question des peaux, des crins, des onglons, des sabots, des cornes, etc., en un mot de toutes les marchandises d'origine animale. Si ces chargements ne sont pas plus susceptibles que d'autres de transporter les maladies pestilentielles, ils peuvent cependant subir, en cours de route, un commencement de putréfaction préjudiciable à la bonne santé du navire. Nous demandons par conséquent que tous les débris frais d'animaux embarqués comme chargement soient débarrassés, avant le départ, de toute matière organique capable de subir une putréfaction.

Cette dernière précaution ne sera pas imposée en vue d'éviter la propagation des maladies pestilentielles; ici encore nous voyons combien il est difficile de cantonner étroitement la police sanitaire maritime dans la surveillance de trois affections en la forçant à négliger celle des autres. De graves maladies peuvent être transportées par certains chargements et nous en citerons quelques exemples : transmission de la pustule maligne par des peaux de chèvres venant de la Chine — dissémination du charbon par des peaux de buffles venues du Mexique — pustule maligne d'origine commerciale et industrielle importée à Gênes [1], etc.

Il importe que ces faits ne soient pas oubliés dans notre prochain règlement.

ANIMAUX. — Nous ne traiterons pas ici de la question des animaux vivants transportés à bord des navires et des épizooties qu'ils peuvent convoyer avec eux : ce service prophylactique est confié au ministère de l'Agriculture. Mais nous dirons cependant que le service sanitaire maritime ne doit pas oublier que la peste peut être transportée par certains animaux domestiques. Lors d'un arrivage de pays infecté de peste la visite médicale devra s'étendre non seulement aux

[1] Revue d'hygiène et de police sanitaire, 1894. 259 — 1896. 715 — 1901. 68.

hommes, mais aussi aux animaux qui se trouvent à bord, dans les cages ou parcs, et notamment aux chats et aux singes que rapportent fréquemment les matelots. Une mention spéciale sera faite au sujet de certains oiseaux susceptibles d'être envahis par le germe de la psittacose.

TRANSPORT DES CADAVRES. — Le règlement actuel ne traite en aucun point la question du transport des cadavres, et cependant les autorités sanitaires doivent se prononcer sur l'admission au moment de l'entrée en France des cercueils arrivant par voie de mer.

Les *Instructions sur le transport en France des restes mortels des personnes décédées dans les colonies ou à bord des bâtiments de l'État* ont été publiées au *Bulletin officiel des Colonies* en 1887 (p. 291). Les articles 1 à 8 traitent des précautions à prendre au départ :

ART. 9. — A son arrivée en France, le capitaine remet le procès-verbal ci-dessus mentionné à l'autorité sanitaire, qui autorise, s'il y a lieu, l'admission à la libre pratique, sous les conditions déterminées par le ministre du Commerce et de l'Industrie.

ART. 12. — A l'arrivée en France, le corps sera déposé au lazaret, pour qu'il soit procédé, conformément aux instructions données par le ministre du Commerce et de l'Industrie et par le ministre de l'Intérieur, concernant l'admission, le transport et la réinhumation des restes des personnes mortes dans les pays étrangers.

Ces mesures devront être revisées et faire désormais partie du règlement sanitaire, puisque ce sont, ainsi qu'on a pu le constater, les autorités sanitaires qui ont charge d'en surveiller l'application.

CHAPITRE VII

LE TITRE IX DU RÈGLEMENT DE POLICE SANITAIRE MARITIME
STATIONS SANITAIRES ET LAZARETS

Prescriptions édictées par la Conférence de 1903. — Service médical
régulier du port. — Locaux d'isolement et d'observation. — Appareils de désinfection. — Laboratoires de bactériologie. — Conclusions.

PRESCRIPTIONS ÉDICTÉES PAR LA CONFÉRENCE DE 1903. — A la
fin du chapitre que la Conférence consacrait aux mesures
applicables aux navires arrivant de provenances infectées,
nous trouvons les prescriptions suivantes :

SECTION III. ART. 36. — Il est recommandé que dans les grands ports
de navigation maritime, il soit établi :

a) Un service médical régulier du port et une surveillance médicale permanente de l'état sanitaire des équipages et de la population
du port ;

b) Des locaux appropriés à l'isolement des malades et à l'observation des personnes suspectes ;

c) Les installations nécessaires à une désinfection efficace et des
laboratoires bactériologiques ;

d) Un service d'eau potable non suspecte à l'usage du port et l'application d'un système présentant toute la sécurité possible pour
l'enlèvement des déchets et ordures.

Ces lignes nous montrent que si la Conférence de 1903
accordait une certaine confiance aux établissements d'isolement — ou lazarets — elle jugeait que l'hygiène générale et
la surveillance sanitaire du port ne devaient pas être négligées : si l'on introduit en effet dans un port dépourvu d'une
hygiène suffisante un navire suspect, il aura plus de chances

d'y propager une épidémie que dans une ville où l'hygiène sera rigoureusement respectée. Nous avons déjà mis en lumière ce fait en parlant du choléra : si le service sanitaire maritime peut nous défendre contre l'importation et l'entrée des malades, s'il peut déceler — par l'observation ou le passeport sanitaire — un cas chez un individu débarqué en état d'incubation ordinaire, ce même service ne peut rien lorsqu'il s'agit d'individus *porteurs de bacilles* et dont la maladie se manifestera *tardivement* et *inopinément*. C'est contre ces cas que doit lutter le service d'hygiène du port en assurant l'assainissement irréprochable de la ville en ce qui concerne sa propreté, ses égouts, son eau potable.

On peut émettre cet axiome : si le service sanitaire maritime d'un port n'est pas doublé d'un service d'hygiène urbaine rigoureux, son action n'aura qu'une portée limitée.

SERVICE MÉDICAL RÉGULIER DU PORT. — La Convention de Paris a demandé qu'il existât dans chaque port un service médical régulier et une surveillance médicale permanente de l'état sanitaire des équipages.

Ici ce n'est plus de service *sanitaire* qu'il s'agit, mais de *service médical* : or un tel service n'existe pas chez nous. En effet quel est le rôle de notre service sanitaire ? Il lui incombe simplement de donner libre pratique aux navires et de s'en désintéresser ensuite. Une fois le navire déclaré indemne, le service sanitaire n'a plus à s'en occuper ; que des maladies se déclarent à bord et nul n'est forcé d'en avertir la direction de la santé. Bien plus, si les malades sont des contagieux visés par la loi de 1902 il ne ressort d'aucun texte que le médecin appelé à les soigner soit obligé d'en avertir la municipalité. Enfin si le navire est étranger et qu'il ait un médecin, celui-ci n'étant pas tenu de connaître nos lois pourra très bien conserver à bord un malade dangereux pour la santé publique, pour les visiteurs ou les ouvriers qui montent à bord, par exemple un varioleux.

Tout autres sont les prescriptions adoptées dans le port de Hambourg dont nous citons quelques extraits :

Police médicale des navires à Hambourg (ordonnance du 1er juillet 1897).
ART. 18. — ... Tous les navires qui arrivent à Hambourg sont soumis à la *surveillance médicale* du médecin en chef du port.

ART. 19. — Tous les individus souffrant de maladies infectieuses doivent être visités par le médecin du port et ne peuvent débarquer sans l'autorisation du médecin en chef.

ART. 20. — Pendant le séjour dans le port le capitaine ou son représentant doit prévenir aussi rapidement que possible le médecin en chef du port de tout cas de maladie survenu à bord. La police du port se charge de transmettre ces informations.

Bornons-nous à citer ce texte, nous réservant de revenir sur ce sujet dans la dernière partie de ce travail ; il suffit à signaler d'ores et déjà une grave lacune de notre règlement demeuré invinciblement *quarantenaire*, alors que les tendances scientifiques et les nécessités commerciales nous entraînent chaque jour à préférer de plus en plus la *surveillance constante*.

Il n'est donc pas surprenant que nos dispositions légales soient demeurées, elles aussi, quarantenaires et difficiles à adapter — à moins de les modifier profondément — aux mœurs nouvelles.

LOCAUX D'ISOLEMENT ET D'OBSERVATION. — Ici la Convention mentionne les bâtiments qui doivent être installés dans chacun des grands ports : un pavillon d'isolement pour les malades et un local pour l'observation des suspects.

Quelques-uns seront tentés de traduire ces mots par hôpital et lazaret : ce serait là une grave erreur, et si notre règlement est enfin mis au courant des progrès de la science, il faut aussi que nos constructions sanitaires subissent non pas une transformation, mais une réduction considérable.

Ce sont ces bâtiments qui, à l'heure actuelle, absorbent sans utilité une bonne partie du budget sanitaire, alors que nous ne disposons que de fonds très limités pour les opérations beaucoup plus utiles de désinfection ou de dératisation.

Quelles sont les prescriptions prévues par notre projet de règlement pour la police sanitaire des individus provenant de pays suspects? Elles se réduisent à trois :

1° Isolement des malades atteints de peste ou de choléra.

2° Mise en observation des personnes voyageant en groupes (militaires, émigrants, pèlerins).

3° Délivrance immédiate de passeports sanitaires aux individus voyageant isolément.

Le nombre et la nature des bâtiments nécessaires pour l'application de ces mesures est donc facile à déterminer. Nous avons besoin d'un pavillon d'isolement pour traiter les malades, et ce pavillon n'aura jamais les proportions d'un hôpital, car il ne fournira l'abri qu'à quelques malades arrivés par un navire. Parfois même ces malades pourraient être tout aussi utilement soignés dans le pavillon d'isolement de l'hôpital de la ville, où ils ne constitueraient pas un danger beaucoup plus grand qu'un varioleux ou un typhique.

En second lieu il nous sera utile de posséder quelques baraquements confortables, mais sans luxe inutile, pour donner abri à des militaires, à des émigrants, etc.

La délivrance de passeports sanitaires aux voyageurs isolés nous permet de ne plus entretenir ces vastes et coûteuses hôtelleries. qui ne sont plus d'aucune utilité pratique et dont chaque mise en service suscite des réclamations sans nombre. Nous savons maintenant que les hommes atteints d'un bubon ne sont pas à craindre en matière de peste ; nous savons aussi que le choléra se transporte plus facilement par voie de terre que par la route de mer; or sur la première qui songe à créer de grands lazarets et il nous paraît inutile d'en élever de nouveaux sur la seconde. Quant à la fièvre jaune, elle n'est importable dans notre pays en aucun cas, même par l'intermédiaire des malades, il deviendrait donc ridicule d'arrêter sous cette suspicion ne fût-ce qu'une heure, les personnes en bonne santé.

Pour nous résumer par un exemple nous dirons que si Le Havre disposait des baraquements à utiliser éventuellement pour les émigrants il fournirait avec son pavillon d'isolement l'installation type — au point de vue bâtiments — d'un service sanitaire suivant la formule de la Conférence de 1903.

Appareils de désinfection. — Ces appareils, en l'état actuel de la science, appartiennent à deux catégories; chacune d'elles rend des services particuliers et l'une ne peut se substituer à l'autre.

Nous devons tout d'abord pouvoir désinfecter les linges et effets par la vapeur avec ou sans pression; tous nos lazarets et toutes nos stations sanitaires étant munies d'étuves, il est inutile d'insister sur ce sujet.

En second lieu nous devons procéder à la dératisation des navires et — le cas échéant — à la destruction des moustiques. Le procédé adopté en France est celui de l'emploi de l'acide sulfureux; les méthodes par l'injection de CO_2 ou de CO n'ont pas été adoptées jusqu'à présent chez nous pour des raisons diverses. Le décret du 4 mai 1906 a réglé cette question conformément aux prescriptions indiquées à l'article 15 de la Convention.

Section II. Art. 15. — ... Si, à l'occasion des mesures prises pour assurer la destruction des rats à bord des navires, des taxes sont perçues par l'autorité sanitaire, soit directement, soit par l'intermédiaire d'une société ou d'un particulier, le taux de ces taxes doit être fixé par un tarif publié d'avance et établi de façon qu'il ne puisse résulter, de l'ensemble, de son application, une source de bénéfices pour l'État ou l'administration sanitaire.

En France deux appareils de sulfuration ont été jusqu'ici autorisés pour le Conseil supérieur d'hygiène publique : l'appareil Marot et l'appareil Clayton. Ces deux constructeurs, après entente avec le ministère de l'Intérieur, ont fixé un tarif qui a été accepté, et chacun des navires soumis à la dératisation s'adresse à l'une ou à l'autre des maisons concurrentes : le contrôle seul de l'opération appartient au service sanitaire maritime.

LABORATOIRES DE BACTÉRIOLOGIE. — Ces laboratoires sont installés ou en voie d'installation dans toutes les directions de la santé ; pour les autres ports on aura recours au laboratoire de la ville, car il en existe dans toutes les villes importantes depuis la loi de 1902.

CONCLUSIONS. — Il sera facile au service sanitaire maritime français de se conformer — au point de vue des constructions sanitaires — aux désirs de la Convention de 1903. Bien mieux, par l'application stricte de cette Convention il pourra diminuer dans une notable proportion l'importance de ces bâtiments. Les économies réalisées de ce chef pourraient permettre d'instituer la surveillance médicale des navires dans le port, inexistante jusqu'ici et dont l'installation est urgente avec l'adoption des nouveaux principes de police sanitaire maritime.

CHAPITRE VIII

LE TITRE X DU RÈGLEMENT DE POLICE SANITAIRE MARITIME
DROITS SANITAIRES

Les droits sanitaires et la Convention de 1903. — Les droits sanitaires
en 1853 et en 1906. — Différence de tonnage des navires anciens et
des navires modernes. — Conclusions.

LES DROITS SANITAIRES ET LA CONVENTION DE 1903. — La Conférence de Paris ayant envisagé cette question des droits sanitaires, il nous paraît utile d'en parler à titre général et d'indiquer quelques réflexions que nous suggère l'examen de
ces droits. Voici d'abord la prescription de la Convention.

TITRE IV. *Dispositions diverses.* ART. 178. — Le produit des taxes et
amendes sanitaires ne peut, en aucun cas, être employé à des objets
autres que ceux relevant des Conseils sanitaires.

Or il résulte de calculs qui ont été faits que de 1873 à 1902
il a été perçu en France un total de droits sanitaires s'éle-
vant à 36 496 525 fr. 04, tandis que durant le même temps la
somme des dépenses effectuées n'était que de 16 467 879 fr. 25.
Il y a donc eu un excédent de 20 033 647 fr. 11, des recettes
sur les dépenses[1].

LES DROITS SANITAIRES EN 1853 ET EN 1906. — Prenons
le texte du décret de 1853 portant réglementation de la police
sanitaire maritime en France et comparons-le à celui du
décret du 4 janvier 1896 actuellement en vigueur, nous cons-

[1] H. Monod. Communication a l'Académie de médecine. *Journal officiel* du
28 janvier 1904.

taterons que les droits sanitaires sont demeurés depuis 1853 exactement les mêmes. Il y a là un premier défaut de notre législation.

Mais à ces droits sanitaires primitifs sont venus peu à peu se surajouter — sans les supprimer ni même les diminuer — des droits de désinfection et enfin de nouveaux frais de dératisation. On voit que de la sorte nous avons laissé subsister des droits édictés à un moment où la règle du service était la quarantaine et que, lorsque la désinfection a été adoptée, nous avons ajouté à nos premières taxes celles rendues nécessaires par l'application des nouvelles méthodes de défense.

DIFFÉRENCE DE TONNAGE DES NAVIRES ANCIENS ET DES NAVIRES MODERNES. — Nos droits sanitaires ayant été établis en 1853, d'après le tonnage des navires, il est intéressant de rechercher d'abord les modifications successives de ce même tonnage depuis un certain nombre d'années. Nous donnons ci-dessous le tonnage moyen des navires de la flotte de la Compagnie anglaise *Peninsular and Oriental.*

ANNÉES	TONNAGE MOYEN	DROIT PAYÉ. (0 fr. 15 par tonne)
1860	1 490	223 fr. 50
1870	1 888	283 fr. 20
1878	2 735	410 fr. 25
1888	3 901	585 fr. 15
1897	4 896	734 fr. 40

En trente-sept ans les droits de reconnaissance ont donc passé pour un navire moyen, de 223 fr. 50 à 734 fr. 40, c'est-à-dire qu'ils ont subi une majoration de 510 fr. 90. Or la perte de temps n'est pas plus longue pour enregistrer un navire de 1 490 tonnes qu'un autre de 4 896.

La visite médicale est peut-être un peu plus prolongée bien que le nombre de matelots n'ait pas augmenté dans la même proportion que le tonnage; en 1860 un navire moyen de 1 500 tonnes avait un équipage de 95 hommes; en 1897 un navire moyen de 5 000 tonnes en avait 120. Seul le nombre de passagers a augmenté.

Considérons maintenant cette question au point de vue de notre navigation nationale; nous verrons qu'en 1862 le tonnage moyen en France était de 61 tonnes alors qu'il était en 1900 de 1 050 tonnes. Un caboteur de 1862 payait donc 3 fr. 05 de droits sanitaires, alors que celui de 1900 solde 52 fr. 50.

CONCLUSIONS. — Nous devons donc, pour nous conformer à la Convention de 1903, procéder à une revision de notre tarif sanitaire et adopter — ainsi qu'il a été fait pour les droits de courtage — une échelle décroissante à proportion du tonnage.

Il ne faut pas perdre de vue que les droits sanitaires constituent en quelque sorte un *fond d'assistance internationale*; qu'ils ne sont en aucun cas un impôt semblable aux droits de port, et qu'ils doivent servir à doter l'administration sanitaire du personnel et du matériel qui lui sont nécessaires pour accomplir son œuvre de préservation générale.

CHAPITRE IX

LE TITRE XI DU RÈGLEMENT DE POLICE SANITAIRE MARITIME
AUTORITÉS SANITAIRES

Circonscriptions sanitaires maritimes. — Agences principales de la santé. — Personnel des directions de la santé. — Personnel des douanes. — Attributions du directeur de la santé.

CIRCONSCRIPTIONS SANITAIRES MARITIMES. — Le littoral français — y compris la Corse — est actuellement divisé en 7 circonscriptions sanitaires maritimes. Le nombre en était beaucoup plus grand autrefois ; il a subi des diminutions successives dues à des causes diverses.

Tout d'abord les bateaux de petit tonnage trouvaient de nombreux abris sur nos côtes ; le tirant d'eau des navires s'étant considérablement accru, les ports capables de les recevoir ont forcément diminué de nombre. De même l'outillage nécessaire pour le déchargement rapide des cargaisons étant fort coûteux il a fallu en doter quelques grands ports au détriment des autres, où ne pénètrent plus que des caboteurs.

Les navires de guerre faisaient autrefois de longs voyages ; ils servaient même à rapatrier les troupes coloniales et c'est pourquoi nos ports de guerre devaient être le siège d'une direction de la santé et posséder même un lazaret. Aujourd'hui notre flotte militaire coloniale demeure dans les pays d'outre-mer ; le renouvellement des équipages s'effectue par la voie des paquebots réguliers et ces mêmes paquebots servent à rapatrier les soldats revenant de nos colonies. Il n'y a donc plus aucune raison pour maintenir des directions dans les ports militaires.

Étant donnée la répartition du trafic commercial actuel il

suffit d'avoir des directions de la santé dans les ports
suivants : Dunkerque, Le Havre, Saint-Nazaire, Bordeaux.
Marseille et Ajaccio. La direction de Brest ne répond plus à
aucune nécessité sanitaire.

AGENCES PRINCIPALES DE LA SANTÉ. — Des agences principales
de la santé sont installées dans tous les ports de second ordre.
Il n'y aurait à cet égard aucune remarque à faire, si les unes
n'étaient dirigées par un médecin, alors que les autres sont
régies par des officiers de douanes, lesquels, le cas échéant,
font appel à un médecin de la ville pour s'éclairer de ses conseils techniques. Il nous semble que les agences avec médecin
et celles sans médecin ne sont pas réparties d'une façon qui
cadre exactement avec l'importance du trafic commercial
correspondant. Lorient, Nice sont dirigées par des médecins
alors que le trafic international de ces ports et surtout leur
trafic avec les pays d'outre-mer est à peu près nul. Par
contre Cherbourg qui reçoit chaque année des nombreux
paquebots du Brésil, des Antilles ou de New-York et La
Palisse qui est tête de ligne d'une Compagnie faisant des
voyages d'Amérique, ont à la tête de leur agence sanitaire
un simple officier de douanes [1].

Nous devons, en conséquence, modifier la répartition de
personnel afin de répondre aux besoins actuels de la navigation.

PERSONNEL DES DIRECTIONS DE LA SANTÉ. — Il existe une tendance nouvelle qui fait recruter les directeurs et les médecins de la santé parmi les médecins sanitaires maritimes
ayant navigué un certain nombre d'années dans les grandes
compagnies maritimes ou ayant appartenu aux services sanitaires internationaux d'Égypte ou de Turquie. Un tel choix
ne peut être qu'approuvé car il permet de disposer de méde-

[1] Un poste de médecin de la santé vient d'être créé à La Palisse.

cins déjà au courant du service, connaissant les régions d'où
proviennent les navires, possédant une certaine connaissance
des langues étrangères et surtout ayant une grande habitude
des choses et des gens de la navigation.

En dessous de ce personnel médical on trouve les officiers
— capitaines, lieutenants et proposés de la santé ; — autrefois
ces officiers étaient recrutés parmi les capitaines au long cours
ou les officiers de la marine marchande en demi-solde. On
a dû renoncer en grande partie à ce mode de recrutement.
S'il fournissait un personnel rompu aux choses de la mer,
par contre il ne faisait entrer dans le service que des hommes
de cinquante-cinq ans et plus. Au bout de quelques années
ces derniers n'accomplissaient plus leur besogne qu'avec
difficulté, et cependant il devenait à peu près impossible —
à moins de la constatation d'une impotence presque absolue
— de leur faire quitter le service.

Maintenant ces officiers de la santé sont choisis parmi les
sous-officiers retraités au bout de quinze ans de service.
Certes on rencontre chez ces derniers une grande bonne
volonté, un esprit de discipline parfait, mais malgré l'épreuve
d'un examen administratif ils ne sont pas toujours à la hauteur de leur tâche. Les connaissances qui leur manquent font
d'ailleurs aussi bien défaut aux capitaines au long cours : ce
sont des connaissances techniques en matière de désinfection.

Il faudrait qu'avant d'entrer en fonction ces officiers de la
santé fussent appelés à accomplir un stage — à Marseille par
exemple. — Là ils seraient éduqués, on leur fournirait quelques notions sur les maladies exotiques, on leur apprendrait
ce qu'est un navire, comment on doit le visiter, et surtout on
ferait leur instruction complète en matière de désinfection.
Le temps est passé où le service sanitaire se bornait à placer
les navires en quarantaine pendant une durée plus ou moins
prolongée. A la méthode d'expectation a succédé une méthode
active dont le personnel doit connaître toutes les ressources.

ATTRIBUTIONS DES DIRECTEURS DE LA SANTÉ. — Parmi les attributions définies par le règlement actuel il en est une — art. 107 — sur laquelle il faut insister. Un directeur de la santé a le droit de prendre, en cas d'urgence, toute mesure utile pour la protection de la santé publique. On ne peut limiter le pouvoir de nos agents techniques : de même qu'un praticien ne saurait être enfermé dans les bornes étroites d'une thérapeutique réglementée, de même un directeur de la santé doit pouvoir faire face de suite à toute difficulté et ne pas être entravé par des textes trop limitatifs que le commerce aurait tendance à faire valoir — même en justice — lorsqu'ils lui seraient favorables. La jurisprudence a reconnu aux autorités sanitaires une capacité juridique qui donne à leur fonction une puissance qu'il ne faut laisser ni éteindre, ni atténuer. Dans son *Traité de police sanitaire* le Dr Henry Thierry a exposé avec beaucoup de force cette doctrine juridique. Il a montré que la loi de 1822 a délégué un droit de juridiction extraordinaire, donnant aux autorités sanitaires *des pouvoirs en dehors du droit commun* c'est-à-dire une double catégorie d'attributions : 1° d'être des officiers de police judiciaire et 2° d'être des juges en dernier ressort. *Mais cette compétence n'a lieu qu'à l'occasion des lois sanitaires.* Quand il s'agit simplement des fonctions techniques et hygiéniques exceptionnelles, du directeur de la santé, l'article 69 du Règlement donne à ce dernier le droit et le devoir d'ordonner toute mesure qui lui paraîtra utile et de la faire appliquer sans délai. C'est pourquoi les pouvoirs accordés aux directeurs de la santé par un règlement ont une valeur juridique et par conséquent exécutoire en vertu de la loi de 1822.

PERSONNEL DES DOUANES. — Dans les agences où n'existe pas de médecin titulaire de notre administration, le service sanitaire est confié au personnel actif des douanes — capitaines, lieutenants, brigadiers. — Nous disposons ainsi d'agents nombreux, en contact perpétuel avec la navigation et dont la rémunération est relativement peu coûteuse. Mais bien souvent ces hommes ne voient que le côté administratif de leur fonction ; ils enregistrent des navires et leur font solder des droits sanitaires. Quoi d'étonnant à cela, puisque jamais l'on n'a indiqué à ce personnel ce qu'il doit faire et comment il le doit faire. Certes on ne peut songer à instruire par un stage quelconque le personnel entier des douanes, qui, par mutations successives, appartiendra tour à tour à notre service. On pourrait cependant faire de temps à autre des conférences à la caserne des douanes des ports où siège une direction et rédiger une instruction qui serait fournie à tout officier de douanes lorsqu'il prend fonction dans notre service. Cette instruction serait à peu de chose près semblable à celle que la Convention de 1903 oblige à remettre aux mains des officiers de la marine marchande.

CHAPITRE X

Les anciennes Intendances de la santé. — Conseils d'hygiène départementaux et Commissions sanitaires d'arrondissements.

LES ANCIENNES INTENDANCES DE LA SANTÉ. — Avant que le service sanitaire maritime soit régi directement par le pouvoir central, il était organisé localement : dans chacun des grands ports siégeait une Intendance sanitaire qui rédigeait un règlement et veillait à son application. Puis lorsque le service sanitaire a été centralisé, on continua en quelque sorte le régime des Intendances en instituant les Conseils sanitaires maritimes des ports.

Le fonctionnement de ces Conseils a donné lieu à des critiques. En certains cas ils ont jugé la police sanitaire, telle qu'elle est actuellement réglementée, trop large et ils ont tenté de faire revivre à nouveau des rigueurs dignes de l'ancien temps. D'autres fois enfin, mus par une trop grande largeur d'idées, ils ont voulu passer outre aux prescriptions réglementaires lorsqu'elles gênaient le commerce local, sans songer que derrière la prospérité de ce commerce se trouvaient découverts les intérêts sanitaires du pays tout entier.

En fait, ces Conseils se sont assemblés fort peu souvent, et leur réunion n'avait d'habitude pour résultat que de causer dans la ville une certaine émotion. Doit-on, dans le prochain règlement en maintenir l'institution ? Il nous semble que non. Voici nos raisons.

CONSEILS D'HYGIÈNE DÉPARTEMENTAUX ET COMMISSIONS SANITAIRES D'ARRONDISSEMENTS. — Depuis la loi de 1902 il existe dans chaque département un Conseil d'hygiène et dans chaque arrondissement une Commission sanitaire. L'un et l'autre sont composés des mêmes membres que les Conseils sanitaires des ports, à quelques exceptions près ; ces derniers comme les premiers sont présidés par le préfet ou le sous-préfet.

Les Conseils départementaux ont dans leurs attributions toutes les questions intéressant la santé publique dans les limites de leurs circonscriptions respectives. Quant aux Commissions sanitaires elles sont consultées entre autres choses sur les mesures à prendre pour prévenir et combattre les maladies endémiques, épidémiques et transmissibles...

Dans ces conditions il nous paraît que depuis la loi de 1902 les Conseils sanitaires maritimes des ports sont devenus une superfétation et que leurs attributions pouvaient être dévolues sans inconvénient soit aux Conseils départementaux, soit aux Commissions sanitaires. Les directeurs de la santé feront partie de droit comme membres-adjoints de tous ces Conseils, dans le ressort de leur circonscription, et leur soumettront les questions spéciales à leur service. Enfin, lorsqu'il s'agira de discuter certains points qui peuvent toucher aux intérêts commerciaux, le président du Conseil d'hygiène ou de la Commission sanitaire adjoindra à son assemblée tout ou partie des autres autorités qui composaient l'ancien Conseil sanitaire du port.

Notre nouveau règlement devant avoir pour but d'appliquer dans le milieu maritime la loi de 1902 il est logique d'admettre que les Conseils institués par cette loi en surveillent l'application dans le port comme dans la ville elle-même.

CHAPITRE XI

Pénalités infligées en cas de contravention. — Médecins sanitaires
français en Orient. — Conclusions générales.

Ces derniers titres du Règlement ne contiennent que deux
questions intéressantes, relatives d'un côté aux pénalités à
infliger en cas de contravention et de l'autre aux médecins
sanitaires français résidant en Orient.

PÉNALITÉS INFLIGÉES EN CAS DE CONTRAVENTION. — Lorsque
nous avons traité des droits sanitaires, nous n'avons pas
hésité à les déclarer trop élevés pour la navigation actuelle :
nous dirons maintenant que les amendes — pour les mêmes
raisons — sont beaucoup trop faibles.

En parallèle de ces amendes trop débonnaires, plaçons la
loi du 3 mars 1822 qui se montre, elle, d'une sévérité extrème
puisque en certains cas les sanctions qu'elle édicte peuvent
aller jusqu'à la peine de mort.

La loi du 3 mars 1822 est restée jusqu'à présent la base
du régime sanitaire en France. C'est cette loi qui établit les
pénalités pour les crimes, délits et contraventions en matière
sanitaire. Son caractère draconien s'explique par les circonstances dans lesquelles elle fut promulguée. Elle fut votée
à la suite de l'épidémie de fièvre jaune de 1821. épidémie
qui avait envahi la Catalogne jusque sur les frontières de
France et avait répandu l'effroi dans une partie de la popula-

tion. Les idées qui prévalaient alors sur le mode de propagation des maladies pestilentielles, la crainte, manifestée par les épidémiologistes de cette époque au sujet des dangers publics que feraient naître la violation des règlements sanitaires firent édicter ce système de pénalités d'une rigueur très grande.

« Il serait intéressant, dit M. le Dr Mélier, inspecteur général des services sanitaires, de comparer la loi anglaise sur les quarantaines à la loi du 3 mars 1822. Je me borne à faire remarquer entre les deux une différence essentielle, celle des pénalités. Où la loi française édicte les peines corporelles les plus sévères, la mort ou les travaux forcés, l'acte anglais se borne à des amendes plus ou moins fortes. Il semble d'après cela que la rigueur ne soit pas du côté de l'Angleterre. Dans la pratique c'est le contraire. A cause de leur sévérité même, les pénalités de notre loi, tout à fait en opposition avec les mœurs, restent forcément inappliquées, tandis que celles de la loi anglaise sont d'une application habituelle et courante.

« A ce point de vue il y aurait une réforme utile à faire subir à notre législation. On l'a dit bien souvent : l'excessive sévérité dans les lois entraîne l'impunité [1]. »

Ce que Mélier disait en 1850 est encore plus vrai de nos jours et cependant aucune modification n'a été apportée aux pénalités de la loi de 1822. D'une part ces dernières sont trop élevées, de l'autre les amendes prévues ne sont pas assez fortes la plupart du temps.

Que représente pour un navire de 10 000 tonnes une amende de 50 francs qui, avec les frais, s'élèvera au total de 67 fr. 45 ? Rien ou à peu près ; il n'est pas beaucoup de capitaines qui hésiteront à transgresser la loi, sachant s'en tirer à si bon compte ! Si la faute est un peu plus lourde le

[1] Dr MÉLIER. Procès-verbaux de la Conférence sanitaire internationale de Paris, 1850.

tribunal ajoutera à l'amende trois jours de prison, peine miti-
gée par l'application de la loi Bérenger.

Voilà tout ce que peut raisonnablement demander un
directeur de la santé à la justice française ; sent-il le besoin
de montrer plus de rigueur, une réflexion l'arrêtera vite,
car au delà il n'a plus à réclamer que travaux forcés ou exé-
cutions capitales.

Les conditions de la navigation se sont considérablement
modifiées ; on ne se trouve plus, comme autrefois, devant
un capitaine, souvent propriétaire en partie de son navire, et
par conséquent pleinement responsable de ses actes. Aujour-
d'hui nous sommes en face de grandes sociétés anonymes
dont le capitaine n'est souvent par sa solde et par sa situation qu'un des plus modestes employés. Si nous frappons
ce capitaine — même de 50 francs d'amende — nous com-
mettons presque une injustice, car, la plupart du temps, il
n'a fait qu'obéir aux ordres qui lui sont donnés et dans les
autres cas il n'a commis sa contravention que par crainte de
déplaire à ses armateurs et d'être sinon remercié, tout au
moins rétrogradé ou vertement tancé.

Notre système de pénalités — à moins que la faute ne soit
nettement individuelle — doit donc être fondé principalement
sur l'amende, et sur l'amende assez élevée pour qu'elle com-
pense tout le bénéfice escompté du fait d'une fausse déclaration.
Il faut donc pour cela que l'amende soit calculée d'après le
tonnage du navire lui-même et qu'elle soit infligée, non pas
à un employé, mais à la société commerciale toute entière.

Il est, au sujet des pénalités, tout un paragraphe nouveau
qu'il faut introduire dans notre règlement : c'est au sujet des
contraventions en matière de *passeport sanitaire*.

Ce passeport sanitaire est une nouvelle arme de défense,
c'est lui qui supportera désormais tout l'ensemble de notre
réglementation : il ne pourra donc acquérir toute sa valeur

que s'il est entouré de sanctions pénales des plus sévères. Il
faudrait, d'abord, que sa délivrance fût précédée d'un dépôt
en argent assez élevé, dépôt qui serait remboursé à la fin de
la période d'observation. Cette formalité pourrait être rem-
placée, en certains cas, par une caution reconnue valable.
Toute infraction commise serait sévèrement réprimée, non
pas par une amende banale, mais par une peine de prison
qui, sans être excessive, serait néanmoins suffisante pour
obliger à la réflexion. Enfin toute personne qui ne pourrait
justifier d'un domicile certain serait obligée de demeurer dans
le port de débarquement jusqu'à la fin de la période d'observation. Les Compagnies participeraient aux frais de logement et de nourriture des indigents, comme dans les quarantaines de lazaret. L'autorité des commissaires spéciaux
devrait intervenir dans ce cas. En un mot on ne saurait
entourer la délivrance de ces passeports sanitaires de trop
de précautions puisque c'est sur ceux-ci que repose maintenant tout notre édifice.

Médecins sanitaires en orient. — Il n'existe plus que cinq
de ces postes dans les villes suivantes : Constantinople,
Alexandrie, Suez, Beyrouth et Smyrne.

A Constantinople et Alexandrie nos médecins sanitaires
siègent dans les Conseils sanitaires internationaux institués
en Turquie et en Égypte : l'utilité de ces postes est donc indiscutable.

Il n'en est pas de même des trois autres dans lesquels les
médecins sont appelés à fournir au gouvernement français
des renseignements sur l'état sanitaire de la ville où ils résident et de ses environs. Ces postes répondaient autrefois à
un besoin qui n'existe plus aujourd'hui. A Suez, par exemple,
fonctionne un service sanitaire international qui visite les
navires, effectue les opérations sanitaires et dans lequel
compte un médecin français : il y a donc là double emploi.

A Beyrouth et à Smyrne, intervient le service sanitaire dépendant du Conseil sanitaire international de Constantinople, et nous sommes exactement informés de ce qui se passe dans ces deux ports, aussi bien que dans les autres ports de la Turquie.

Si donc nous voulons maintenir cette institution des médecins sanitaires en Orient — excellente en soi d'ailleurs — nous devons en repousser plus loin les limites; à l'heure actuelle c'est en Mésopotamie, en Perse ou dans la mer Rouge — à Djeddah par exemple — que seraient utiles des médecins sanitaires français : les postes de ceux-ci doivent reculer au fur et à mesure que s'étendent les limites du monde civilisé. Aujourd'hui plusieurs de nos médecins sanitaires d'Orient exercent en pleine civilisation ; leur utilité en ces points est donc devenue contestable ; c'est pourquoi leur centre d'investigations doit être déplacé.

Conclusions générales. — Le système quarantenaire d'antan étant abandonné, notre nouveau règlement de police sanitaire maritime doit donc avoir un objectif essentiel: *la surveillance sanitaire* des navires et des équipages accompagnée de la désinfection, s'il est besoin.

Par conséquent, tout dans notre service doit être exactement adapté à cette nouvelle méthode de la surveillance et rien d'essentiel ne doit être sacrifié à ce qui rappelle les anciennes méthodes quarantenaires.

Personnel, attributions du personnel, bâtiments, appareils, tout doit avoir pour but cette surveillance et pour raison unique la possibilité de l'exercer d'une façon discrète, mais constante et efficace.

CHAPITRE XI

LA PROPHYLAXIE SUR LA FRONTIÈRE DE TERRE

La peste et la frontière terrestre. — La fièvre jaune et la frontière terrestre. — Le choléra et la frontière terrestre. — Émigration.

Dans les pages qui précèdent, nous n'avons envisagé la prophylaxie que sur la frontière maritime ; nous devons maintenant étudier les mesures de protection à prendre sur notre frontière de terre.

Rappelons de nouveau la différence épidémiologique qui existe entre la peste et le choléra, et se traduit ainsi : en cas de peste c'est le navire lui-même qui est malade, en cas de choléra ce sont les habitants du navire qui sont atteints.

Lorsque l'on étudie la marche de l'une ou de l'autre de ces deux fléaux à travers une ville les mêmes réflexions naissent dans l'esprit : c'est pour ainsi dire la ville elle-même qui souffre de la peste, tandis que ce sont ses habitants qui sont malades du choléra. Les hommes qui sortent d'une ville infectée de peste n'emportent pas le mal avec eux ; au contraire ceux qui s'enfuient d'un lieu contaminé de choléra transportent l'épidémie.

Voilà la différence sur laquelle nous baserons notre prophylaxie terrestre des maladies pestilentielles.

LA PESTE ET LA FRONTIÈRE TERRESTRE. — Supposons qu'une partie de l'Allemagne ou de l'Italie soit infectée de peste non loin de nos frontières ; cette hypothèse est bien invraisem-

blable, mais admettons qu'elle soit réalisée : deux alternatives
se présentent.

1° Les communications existantes ont lieu seulement par
route ou par chemin de fer — c'est-à-dire par la voie de
terre. — Comme mesures il suffit de se rappeler ce que nous
avons demandé au sujet de la prophylaxie maritime : isolement des malades découverts à la frontière, désinfection de
leurs linges, surveillance sanitaire des personnes en état
possible d'incubation.

Tout ce qui précède a trait à l'homme, source peu dangereuse, nous le savons, de propagation de l'épidémie. Que
faire contre les rats véhicules de la peste ? Il paraît assez difficile que les chemins de fer transportent ces animaux au
loin ; mais par contre l'épizootie pourra s'étendre de proche
en proche et envahir notre frontière. Contre ce dernier
danger nous avouons que la police sanitaire est peu puis-
sante. On peut demander qu'une chasse vigoureuse soit faite
aux rats dans la région frontière voisine du pays infecté ; on
peut instituer un service de surveillance de l'état sanitaire
des rats dans cette même région. Nous ne nourrissons pas
d'illusions sur l'efficacité de ces mesures, les seules à préconiser cependant en l'état actuel de nos connaissances.

2° Des communications fluviales ou par canaux ont lieu
entre notre frontière et le pays infecté. Dans ce cas l'application des mesures prescrites sur la voie de mer doit se faire
intégralement, c'est-à-dire qu'aux règles édictées ci-dessus
on ajoutera la sulfuration rigoureuse des embarcations
fluviales arrivant de la région infectée.

LA FIÈVRE JAUNE ET LA FRONTIÈRE TERRESTRE. — La police
sanitaire de la fièvre jaune sur la frontière maritime se résume
aujourd'hui en fort peu de choses : celle qui sera exercée,
le cas échéant, sur les frontières de terre sera encore plus
réduite. Les hommes sains passeront librement, les malades

seront simplement hospitalisés, le linge et les effets des uns et des autres ne subira aucune désinfection. Si l'on craint un transport possible de moustiques par les wagons de chemin de fer, on sulfurera ces derniers, ou mieux on exigera que le matériel roulant soit changé dès que la ligne sera en dehors de la région infectée.

Nous ne parlerons pas d'un transport possible par la navigation fluviale, puisque ce genre de communication n'existe pas entre la France et l'Espagne, seul pays d'où nous puissions redouter l'arrivée directe de la fièvre jaune.

LE CHOLÉRA ET LA FRONTIÈRE TERRESTRE. — Les épidémies de choléra suivent les grands courants humains et comme ceux-ci viennent plus fréquemment par voie de terre que par voie de mer, c'est la première route que notre défense sanitaire devra surtout surveiller, car notre frontière terrestre a plus de chance d'être envahie que notre littoral. La propagation de l'épidémie pourra s'effectuer par la voie ferrée, ou par la navigation fluviale, ou par les diverses routes pénétrant en France.

1° *Par la voie ferrée.* — A diverses reprises déjà l'administration sanitaire française a dû pourvoir à la surveillance médicale des voies ferrées à leur point de pénétration dans notre pays. Nous n'avons donc pas à insister sur ce sujet : les gares où doivent être établies les postes sont connues et une partie du personnel a même déjà fonctionné, ainsi que le matériel de désinfection.

Cependant il est évident, pour toute personne qui a étudié cette question de prophylaxie internationale, que l'on retirera un plus grand bénéfice de la surveillance médicale au moment de l'arrivée, de l'isolement immédiat de tout suspect ou malade que de toute autre mesure de désinfection appliquée en masse à la *totalité* des bagages de tous les

voyageurs transitant à la frontière. Il suffirait, croyons-nous,
de visiter avec soin toutes les personnes arrivant d'une provenance contaminée, de leur délivrer des passeports sanitaires pour le lieu où elles se rendent et de continuer la surveillance en cours de route par l'intermédiaire des agents du
train, chose possible avec les wagons-couloirs en usage sur
presque toutes les lignes et en tout cas sur toutes les lignes
internationales.

Des précautions spéciales doivent être prises à l'égard des
water-closets placés dans les gares et de ceux qui se trouvent dans les wagons ; les caisses à eau des wagons restau-
rants devront être vidées et désinfectées ou mieux addition-
nées d'acide citrique pour détruire le bacille virgule.

En tous cas, on ne doit faire ni plus ni moins à la frontière
de terre qu'on ne fait à la frontière de mer. Si, par exemple,
un voyageur arrive par mer au Havre, de Hambourg atteint
de quelques cas de choléra, il ne faut pas se croire obligé de
lui appliquer des rigueurs spéciales, particulièrement sévères
parce qu'il a suivi la voie de mer. Ce passager a mis quarante-huit heures pour effectuer la traversée alors que, par
chemin de fer, il eût fait le même trajet en douze heures :
voilà la seule différence qui distingue le voyageur par mer
de celui qui transite en chemin de fer. Par conséquent, dans
les cas auxquels nous faisons allusion, l'identité des mesures
sur ces deux routes doit être parfaite.

2° *Par la navigation fluviale.* — Nous prendrons comme
exemple la contamination d'une région de l'Allemagne par
le choléra et nous allons examiner comment on pourrait
instituer la défense sanitaire de notre pays. Le cas sera
d'autant plus frappant qu'il a été réalisé l'an dernier et que
nous n'avons pas encore la certitude de n'être point obligés
avant longtemps de mettre à exécution tout ou partie des
mesures dont nous allons parler.

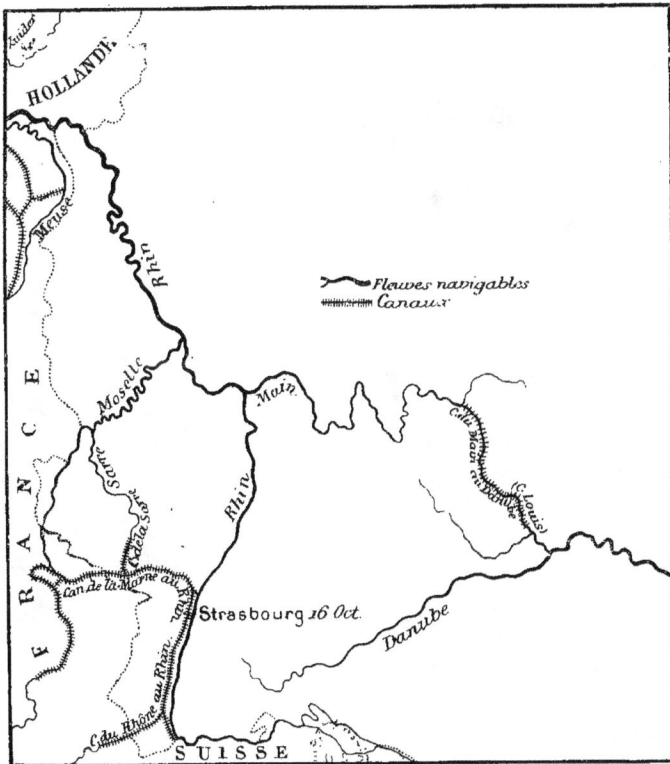

CARTE V. — Fleuves, rivières et canaux de la région occidentale de l'Alle
magne. Région non infectée en 1903 et dont la contamination est nécessaire pour que le choléra puisse se propager en France par la navigation
intérieure.

Si l'on étudie l'ensemble de la navigation intérieure de l'Allemagne, on remarque que son réseau est formé de deux systèmes bien distincts. (Voir la carte III.)

Le premier comprend toutes les voies navigables depuis la Vistule jusqu'à l'Elbe et se compose de la Vistule, du canal de Bromberg, de la Netze, de la Warthe, de l'Oder, du canal Finow, du canal de l'Oder à la Sprée, du canal Frédéric-Guillaume, de la Sprée, du Havel, du grand canal du Havelland et enfin de l'Elbe. *Tout ce système a été infecté* — à peu près en entier — durant l'année 1905, mais il est complètement séparé du reste des voies navigables allemandes.

Le second système est relié à la navigation fluviale française et belge. Il comprend : la Weser, le Rhin, la Meuse, la Moselle et se rattache au Danube par le Mein et le canal du Mein au Danube ou canal Louis. (Voir la carte IV.)

Par conséquent, pour que l'épidémie pénétrât en France par les voies navigables allemandes, il faudrait tout d'abord que le second système de ces voies soit infecté.

Or la chose nous paraît assez difficile à réaliser tout au moins dans les conditions identiques à celles qui se sont présentées dans la Prusse orientale, en 1905. En effet que s'est-il passé dans ce territoire? Un grand nombre de radeaux, de trains de bois, de chalands sont arrivés de Russie infectés : ils ont donc contaminé toute la région et toute la navigation au milieu desquelles ils ont passé; puis la batellerie allemande infectée à leur contact, a propagé le choléra dans les rivières et canaux qui lui étaient ouverts, sans que l'épidémie allât au delà de ceux-ci.

Pour que des faits analogues se produisissent en France, il faudrait que de semblables conditions soient réalisées, à savoir : l'arrivée subite d'un grand nombre de chalands infectés. Bien faible est une telle menace. On ne peut pas cependant écarter délibérément cette éventualité, négliger de l'envisager dans notre plan de défense et attendre pour aviser que leur présence soit devenue un fait accompli. Des postes de surveillance doivent être établis et prêts à fonctionner en chacun des points de pénétration sur notre territoire des voies navigables arrivant d'Allemagne ou reliées à celles-ci, c'est-à-dire tout aussi bien à la frontière belge qu'à la frontière allemande. Voici, en allant du nord au sud, quels sont les points d'entrée en France des voies de navigation intérieure reliées au second système allemand :

1. Canal de Furnes. . . . . Gyvelde.
2. Canal de la Colme. . . . . . . Hondschoote.
3. Jonction de la Lys et du canal de la Deule. . . . . Deulémont.
4. Paris, Douai, Lille, Roubaix et les ports de la mer du Nord. Leers-Grimonpont.
5. Escaut . . . . Mortagne.
6. Paris à Mons . . . . Saint-Aybert.
7. Paris, Charleroi, Bruxelles et Anvers. . . . . Jeumont.
8. L'Aisne et les Ardennes . . . Les Quatre Cheminées.
9. La Moselle canalisée. . . . . Arnaville.
10. Paris à la frontière allemande allemande par la Marne. . . Xures.
11. Canal du Rhône au Rhin. . . Montreux-Château.

Tels sont les endroits d'entrée en France de la batellerie fluviale et les têtes de lignes stratégiques de notre défense terrestre contre le choléra. Si notre frontière était envahie sur l'un de ces points, il est bien entendu que, au fur et à mesure de la progression de l'épidémie, d'autres postes devraient être établis, sur le parcours infecté, en dedans du point de contamination.

L'installation de ces postes demanderait un personnel composé de :

Un médecin-chef.

Un ou plusieurs médecins suivant l'importance du trafic.

Plusieurs surveillants ou gardes.

Un ou deux infirmiers.

Et le matériel devrait comprendre :

Embarcations.

Local pour isoler les malades.

Local pour isoler les suspects.

Matériel de laboratoire suffisant pour établir un diagnostic bactériologique.

Étuve à désinfection.

Médicaments et substances désinfectantes.

Seaux, etc.

Une instruction devrait être rédigée à la fois en français et en flamand et distribuée aux bateliers, pour attirer leur attention sur le danger résultant de la présence des matières fécales et de l'absorption d'une eau douteuse en temps de choléra.

Enfin, si l'épidémie s'approchait et qu'elle devînt l'objet d'une crainte immédiate, le trafic devrait être limité à certaines heures de la journée et de nouveaux postes seraient établis le long des voies navigables plus spécialement menacées.

Il nous reste à regretter que, parmi les nombreux règlements édictés pour la navigation fluviale, pourtant si importante en notre pays, il n'en existe aucun concernant les mesures à prendre en matière d'hygiène à bord des bateaux [1] ; nous constatons que la loi sanitaire de 1902 les a simplement oubliés. Certaines communes, traversées par des voies navigables très fréquentées, se sont émues de cet état de choses et ont peut-être introduit dans leurs règlements sanitaires locaux des articles visant spécialement la batellerie, mais ce sont là des exceptions. Si l'on songe que la France est constamment sillonnée par des chalands de toute sorte, à bord desquels habitent des milliers d'individus, si l'on se représente, que ces bateaux hivernent, pour la plupart, en quelques

---

[1] Cette lacune a déjà été signalée par HENRY THIERRY au Congrès d'assainissement et de salubrité de l'habitation, qui eut lieu à Paris en 1904.

points déterminés où ils s'agglomèrent en grand nombre, on
se rendra facilement compte qu'il y a dans notre législation
une lacune à combler et qu'il importe d'instituer au plus tôt
pour la batellerie fluviale une réglementation de l'hygiène en
complétant ainsi le code qui la régit.

A chaque écluse devraient être établis des cabinets d'aisances propres et convenables, mis à la disposition des mariniers et confiés à la garde de l'éclusier. Lorsque l'installation
en sera possible, une conduite d'eau ou un puits distribuera
en tout temps une eau potable exempte de soupçon.

Ces améliorations sont faciles à effectuer ou à réglementer
par le service des Ponts et Chaussées; il suffira, nous l'espé-
rons, de signaler ces desiderata pour qu'on mette à l'étude
les projets nécessaires à leur réalisation.

En dehors de cette hygiène privée de la batellerie fluviale
nous avons à considérer le cas où le choléra s'étend dans une
région traversée par elle. Jusqu'à présent aucune instruction
n'a été rédigée en ce sens dans notre pays et nous citerons,
comme modèle en la matière, le règlement qui a été promulgué
en Allemagne dans la loi du 20 février 1904 dont l'Annexe I
est consacré à la batellerie en temps de choléra.

ANNEXE I. — *Règlement pour la surveillance sanitaire de la navigation
intérieure et de la batellerie.*

Toute la batellerie fluviale sera visitée chaque jour à des postes
fixes, ou en cours de route par des canots de surveillance portant un
médecin et signalés à l'attention publique par un pavillon blanc.

Cette surveillance fluviale sera divisée en districts dirigés par un
médecin en chef ayant sous ses ordres le personnel médical nécessaire.

Les postes de surveillance médicale seront indiqués par un écriteau portant « HALTE » et par un grand pavillon blanc.

Chaque district de surveillance fluviale disposera d'un local pour
l'isolement des malades et d'un second pour celui des suspects.

Les administrations locales mettront à la disposition des médecins
leur appareils téléphoniques et, en cas de besoin, des embarcations.

Les médecins des districts indiqueront aux bateliers les points où ils sont autorisés à renouveler leur provision d'eau potable.

Des vases spéciaux seront remis aux bateliers pour y recueillir les matières fécales et celles-ci ne seront projetées dans les fleuves, rivières et canaux qu'après une désinfection rigoureuse.

Tout bateau fluvial doit être muni d'un pavillon jaune pour signaler la présence, à bord, d'un cas de choléra et d'un pavillon noir pour indiquer tout décès cholérique.

Les bateaux fluviaux, sur lesquels se sera produit un cas ou un décès, seront arrêtés de suite et tous ceux qui se trouvent à bord seront isolés.

On prélèvera des échantillons sur les selles des malades ou des suspects ; ces échantillons seront envoyés au centre de surveillance dans des vases et des emballages spéciaux dont tous les postes seront munis.

On remettra à chaque bateau fluvial une feuille indiquant le nombre des bateliers présents à bord, le résultat des visites médicales successives, etc.

Enfin l'Office sanitaire impérial fit remettre à tous les bateliers de la navigation fluviale l'instruction dont nous donnons ci-dessous la traduction *in extenso*.

Comment le batelier se protège contre le choléra.

Les bateliers et leurs familles sont plus particulièrement exposés au choléra que les autres personnes.

En observant les règles suivantes ils pourront se protéger d'une façon efficace contre le choléra.

I. — Le poison cholérique est contenu dans l'eau avec laquelle ta profession te met constamment en contact soit en ramant, soit en halant sur les amarres ou sur les chaînes. Cette eau, même quand elle paraît claire, et qu'elle a bon goût, peut contenir le poison cholérique.

II. — Par conséquent, ne bois jamais l'eau des rivières, des canaux ou des lacs ; ne t'en sers pas davantage pour laver tes mains ou ton visage, ni pour laver la vaisselle ou tes verres, ni même pour laver la chambre de ton bateau.

Garde-toi de porter à ta bouche les objets qui auront été en contact avec cette eau, ou que tu aurais saisis toi-même avec tes mains souillées, tels que cigares, pipes, etc.

III. — Pour boire, pour ta cuisine, pour nettoyer, ne prends que de l'eau exempte de tout soupçon à quelques bonnes fontaines, ou à

des conduites spéciales. Au passage des écluses et dans les postes
de surveillance médicale on t'indiquera où se trouvent ces fontaines
et ces conduites, qui porteront d'ailleurs un écriteau.

IV. — Conserve toujours à bord ton eau potable dans un récipient
couvert et de grandeur suffisante.

V. — Si tu viens à manquer d'eau et que tu sois dans la nécessité
d'en puiser à la rivière ou au canal, ne te sers de cette eau qu'après
l'avoir fait bouillir pendant plusieurs minutes.

VI. — Avant de prendre tes repas, lave-toi les mains soigneuse-
ment avec de l'eau et du savon. Il vaut encore mieux le faire avec
une solution faible de crésol, comme le pratiquent les médecins et
les infirmiers pour se protéger.

VII. — Ne souille pas l'eau des rivières ou des canaux en y jetant
les déjections et fais cette défense à tous ceux qui dépendent de toi.
Emploie pour tes besoins des vases spéciaux contenant du lait de
chaux et qui te seront remis dans les postes de surveillance.

VIII. — Évite tout excès de nourriture ou de boisson. Achète tes
vivres dans des marchés d'une propreté parfaite. Protège-toi contre
les refroidissements par un vêtement suffisant. Tiens toujours ton
logement propre. Ne fais usage que d'aliments cuits — surtout le
lait. — Évite tout contact avec les personnes atteintes de choléra et
ne fréquente pas des auberges malpropres.

IX. — En cas de maladie et plus particulièrement de diarrhée, de
mal de ventre ou de vomissement, va trouver aussitôt le médecin
le plus proche. Si quelqu'un est atteint de la sorte, à bord de ton
bateau, il ne faudra pas jeter ses déjections dans la rivière ou le
canal.

Les règlements édictés en Allemagne peuvent donc nous
servir de modèle en cas d'invasion du choléra par la voie
fluviale et si nous avons autant insisté à leur égard c'est que,
chez nous, il n'y a encore rien de promulgué en ce sens.

3° *Par les diverses routes pénétrant en France.* — Pour
entraver la marche d'une épidémie envahissante qui se transmet par l'intermédiaire des hommes — comme le choléra —
il est nécessaire que la défense sanitaire soit installée sur
toutes les voies qui permettent à ces mêmes hommes de passer
d'un pays infecté en une région saine. On ne peut donc se
désintéresser du mouvement qui se produit sur les grandes
routes.

Voici ce que dit à ce sujet M. le Dr Faivre, inspecteur
général adjoint des services sanitaires : « En dehors des
automobilistes, les voyageurs pénétrant en France par les
routes viennent en général des localités voisines de la
frontière, qu'ils arrivent en tramway, en voiture ou à pied.
Les chemineaux, transportant avec eux leur misérable
bagage, sont ceux qui viennent de plus loin et sont les plus
dangereux. La surveillance de ces voyageurs doit être exercée
par les agents des douanes, les gendarmes et les gardes
champêtres invités à conduire soit au poste sanitaire, soit,
à défaut de poste, à la mairie de la commune pour être
examinés par un médecin, ceux dont l'état de santé paraî-
trait suspect. Cette partie de la surveillance sanitaire serait
particulièrement difficile et probablement défectueuse. »

Par conséquent si un pays limitrophe de la France était
infecté de choléra, il deviendrait nécessaire d'exercer une
surveillance sur tous les voyageurs s'avançant par les routes
sur notre territoire ; elle serait effectuée aux postes de
douane, et elle viserait tout particulièrement les chemineaux et les vagabonds. La nécessité d'une telle mesure a
d'ailleurs été signalée par la Conférence de 1903.

ÉMIGRATION. — Nous avons dit au début de ce chapitre
que le choléra suit les grands mouvements humains ; or il
est un courant d'hommes qui va se développant de jour en
jour : l'émigration. Celle-ci sert — et a déjà servi — de
véhicule aux épidémies de choléra ; nous ne citons le fait
que pour mémoire, nous réservant de revenir sur le sujet
qui demande une étude spéciale et une réglementation
nouvelle.

[1] P. FAIVRE. *La défense sanitaire des frontières du Nord et de l'Est.*

TROISIÈME PARTIE

LE SERVICE SANITAIRE ET MÉDICAL
DE LA MARINE MARCHANDE

CHAPITRE PREMIER

LES GRANDES ROUTES COMMERCIALES DU XX° SIÈCLE

Pénétration intérieure de l'Asie. — Pénétration intérieure de
l'Afrique. — Percement de l'isthme de Panama. — Conclusions.

En étudiant les modifications successives qu'a subi le
domaine des trois grandes maladies pestilentielles exotiques
on se convainc que si la civilisation moderne, par l'hygiène
qu'elle établit peu à peu, tend à diminuer les ravages des
épidémies, cette même civilisation, grâce à la multiplication
des moyens de transport, concourt à étendre de plus en
plus le territoire des affections contagieuses. Ces dernières
étaient autrefois cantonnées dans leurs foyers endémiques;
maintenant, elles se répandent en tous sens et finissent par
atteindre les continents les plus éloignés.

Voici d'abord le choléra : jusqu'au commencement du
xixe siècle il règne fréquemment aux Indes sans cependant
sortir de cet empire. Mais les relations humaines s'étendent,
les modes de transport maritime se multiplient, leur vitesse
augmente, le pèlerinage musulman devient de plus en plus
nombreux, la voie du golfe Persique s'ouvre au commerce,

et bientôt, soit par la Mésopotamie, soit par l'Arabie, le choléra arrive jusqu'en Europe. Plus tard, des lignes rapides étant établies entre notre continent et les Amériques, celles-ci voient débarquer sur leurs côtes un mal qu'elles ignoraient jusqu'alors.

La fièvre jaune était connue autrefois sur les seuls bords du golfe du Mexique; son domaine s'est étendu peu à peu dès que l'Europe a commencé ses conquêtes coloniales dans l'Amérique Centrale. Le typhus amaryl monte à New-York, descend dans l'Amérique du Sud, traverse l'Océan, s'installe temporairement en Espagne et en Portugal, fait des tentatives du côté du littoral français qui est sauvé de la contagion par la nature seule de son climat; pendant ce même temps le fléau accroît singulièrement son domaine et prend pied sur la côte orientale d'Afrique, escale forcée des paquebots modernes entre l'Amérique et l'Europe.

C'est peut-être sur la peste que s'est exercée de la façon la plus remarquable cette double action en sens contraires de la civilisation moderne. Depuis l'antiquité les ravages de la peste, dans le bassin de la Méditerranée et en Europe même, ont été bien connus des épidémiologistes; petit à petit le territoire de la peste diminua, son aire se restreignit et le fait doit être uniquement attribué aux progrès de l'hygiène. La peste n'est qu'une maladie des animaux transmissible à l'homme; dès que celui-ci a su faire la police de ses villes et de ses demeures, séparer son existence de celle des animaux, étendre partout ses cultures en détruisant par ce fait toute la pullulation parasitaire proliférant librement sur des territoires vierges, le domaine de la peste est allé se rétrécissant tandis que certaines races animales se domestiquaient et que les autres, reconnues nuisibles, disparaissaient. Les progrès incessants de l'hygiène nous avaient peu à peu débarrassé de la peste qui n'existait plus.

Frontières et Prophylaxie.

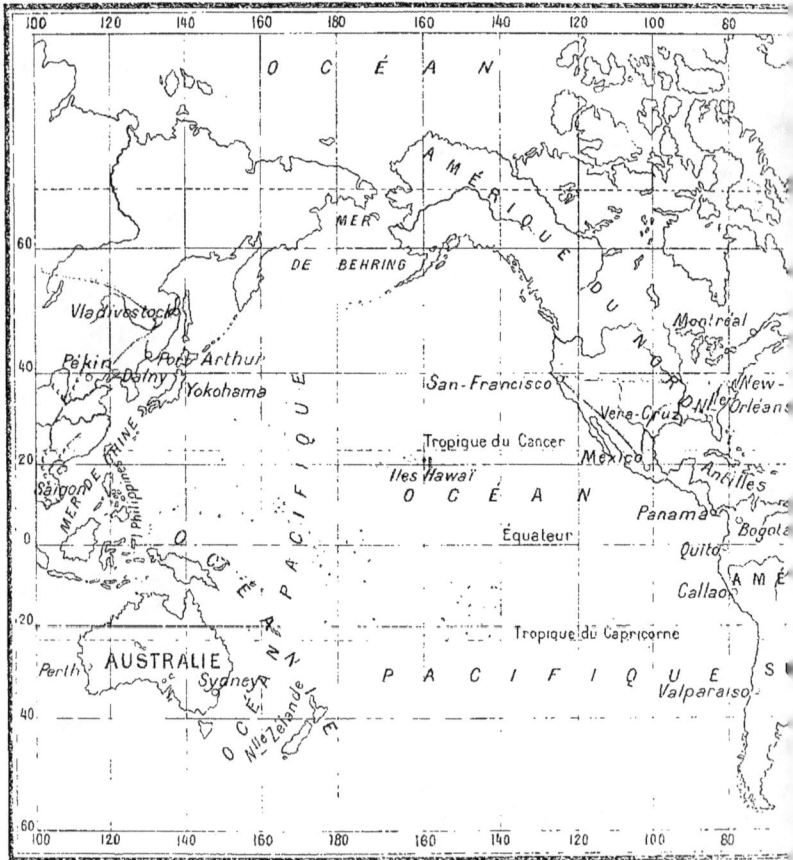

Carte VI.   GRANDES VOIES DE
d'après les travaux les

Ed. Oberlin, Gr

...... Lignes de chemin de fer
Lignes de chemin de fer
Grandes lignes actuelles
Grandes lignes de navi

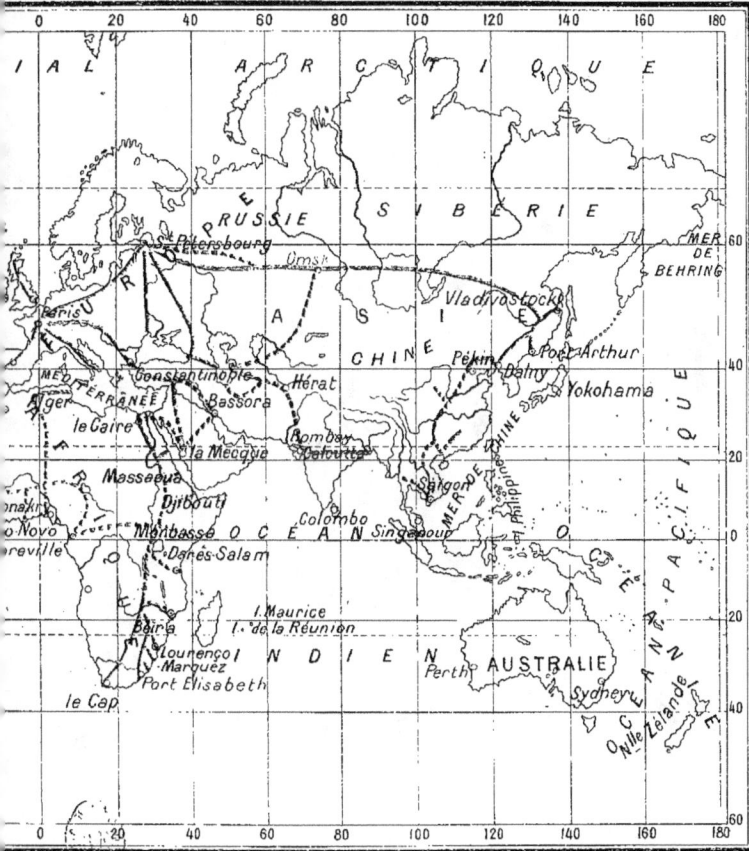

Imp. Monrocq

N ACTUELLES ET FUTURES,
és dans "le Tour du Monde"

..t après le percement de l'isthme de Panama.

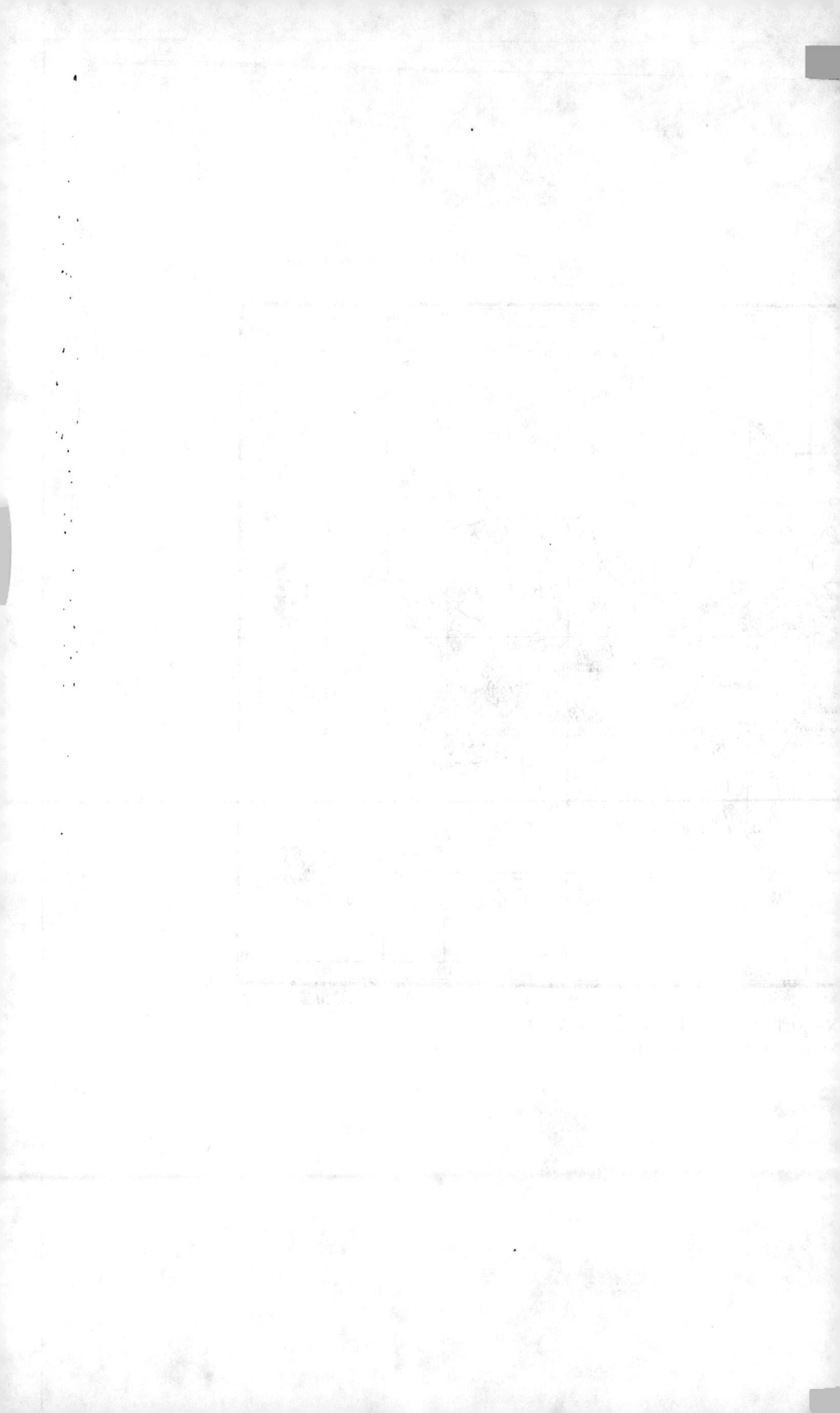

en Europe, qu'à l'état de mauvais souvenir et de mal redouté.
On parlait encore quelquefois d'épidémies écloses en Arabie,
en Perse, dans l'intérieur de l'Asie, mais le fléau ne sortait
jamais de ces pays où rien n'avait pénétré des progrès de
l'hygiène européenne ; la sécurité était revenue et personne
ne pensait plus à la peste, à tel point qu'elle avait presque
disparu de nos réglementations sanitaires. En parler dans
les Conférences internationales eût semblé commettre un
archaïsme.

Cependant la navigation multipliait ses lignes, et augmen-
tait la rapidité des traversées ; le canal de Suez s'ouvrait
à l'activité moderne et de toutes parts on préparait au
principal des animaux propagateurs de la peste, au rat, des
modes de transport nombreux et faciles. Aussi dès que l'épidémie, partant de l'intérieur de la Chine, eût gagné les ports
du littoral on assista à l'expansion la plus formidable de la
peste que l'histoire des épidémies ait encore enregistrée. Il est
vrai d'ajouter que nulle part la maladie n'a fait de grands
ravages, bridée qu'elle était dans son action par les progrès
en matière d'hygiène. Toutefois elle a pu se promener librement à travers le monde et il n'est peut-être pas à l'heure
actuelle de port — même de troisième importance — qui
n'ait eu depuis 1896 quelques cas de peste.

Il n'est pas sans intérêt de rechercher quelles facilités
offriront, au transport des épidémies, les grandes routes commerciales dont l'ouverture aura lieu, sans nul doute, dans
le courant du siècle qui commence. Si — comme nous l'a-
vons déjà montré — l'homme est le vrai propagateur du
choléra, tandis que le navire véhicule et la peste et la fièvre
jaune, l'action exercée sur les épidémies par les routes
nouvelles différera suivant qu'elles seront maritimes ou
terrestres : les premières transporteront tout d'abord la peste
et la fièvre jaune, puis éventuellement le choléra, les secondes
serviront à étendre le domaine de cette dernière maladie.

D'où la nécessité d'étudier successivement les *voies commerciales* et ensuite les *courants humains* qui circuleront sur quelques-unes de ces voies (Voir la carte).

PÉNÉTRATION INTÉRIEURE DE L'ASIE. — *Chine.* — Par la voie fluviale du Yang-Tsé les navires de fort tonnage pénètrent aujourd'hui très profondément dans l'intérieur des provinces chinoises. Ils remontent au delà de Nanking jusqu'à Han-Kéou à plus de 1 200 kilomètres du littoral. Si la peste éclate dans ces territoires jusqu'alors fermés à l'activité de notre navigation elle y trouvera de nos jours un débouché rapide et d'autant plus rapide qu'à ces lignes maritimes se joindront bientôt des services annexes de batellerie fluviale qui pénétreront encore plus loin dans l'intérieur des terres.

De toutes parts, et notamment dans le sud de la Chine, des chemins de fer s'amorcent, qui relieront nos colonies à des régions encore fermées; ce seront toutes préparées les voies naturelles pour le transport du choléra.

Sibérie. — Le transsibérien vient d'entrer à peine en exploitation et l'on parle déjà de lui adjoindre une série d'embranchements à travers la Mandchourie ou la Mongolie. Du transsibérien partira une ligne qui, descendant à travers la Sibérie, viendra rejoindre le transcaspien; et le rail ininterrompu reliera ainsi la mer Noire au littoral chinois.

Lorsque ces chemins de fer seront en exploitation, que peu à peu la densité de la population se sera accrue autour de la voie et que le choléra sévira à Vladivostock — comme en 1902 — il ne s'arrêtera plus dans cette ville, faute de moyens de communication; rapidement au contraire il apparaîtra aux portes de l'Europe. En 1817, la première épidémie de choléra qui se dirigea vers notre continent ne dépassa pas le sud de la Russie; les suivantes, trouvant des modes de locomotion plus faciles, ont pu s'avancer plus loin.

Le jour est proche où tout choléra de la Chine aura un retentissement immédiat sur nos régions.

Inde, Afghanistan et Perse. — Une lutte d'influence se livre actuellement, en ces pays, entre l'Angleterre et la Russie. La première veut pousser aussi loin que possible ses chemins de fer de l'Inde, tandis que la seconde prolonge aussi rapidement qu'elle le peut sa voie du transcaspien : les deux locomotives se rencontreront — dans le Séïstan probablement — et ce jour-là une route directe reliera l'Inde à l'Europe par voie de terre. Le choléra qui, en 1902, remonta si péniblement jusque dans l'intérieur de l'Afghanistan rencontrera un auxiliaire, une nouvelle route lui aura été ouverte.

Mésopotamie. — Une autre voie rattachera bientôt Constantinople aux régions les plus profondes du golfe Persique : chaque épidémie de choléra importée à Bassorah, au lieu d'être lentement véhiculée le long du Tigre et de l'Euphrate, d'être obligée de traverser une partie de désert, muraille si souvent efficace, s'avancera rapidement dans l'Asie Mineure, droit sur Constantinople.

Arabie. — La précédente ligne sera aussi reliée à un embranchement qui, par Damas et Médine, entrera à La Mecque; de Médine enfin est projeté encore un embranchement vers Bassorah. Lorsque ces lignes seront terminées, la ceinture de déserts — jusque-là préservatrice — qui entoure le Hedjaz sera supprimée et nous verrons le choléra être transporté en quelques jours jusque sur les bords de la Méditerranée, chaque fois que les pèlerins indiens l'auront importé à La Mecque pendant les fêtes musulmanes.

PÉNÉTRATION INTÉRIEURE DE L'AFRIQUE. — *L'Afrique* — pays fermé jusqu'alors — ne saurait échapper à tous ces boulever-

sements et les deux amorces du rail commencées, d'un côté
en Égypte et de l'autre au Cap se rejoindront au centre du
continent noir. A cette artère principale aboutiront — ou
aboutissent déjà — d'autres voies dont les têtes de lignes
sont ou seront : Souakim, Massaouah, Djibouti, Monbassa,
Dar-ès-Salam, Beïra, Lourenço-Marquez, Durban, East-Lon-
don, etc. Jusqu'à présent les épidémies de choléra d'Égypte
ont toutes remonté vers le nord; nul doute que dans un
avenir prochain elles ne s'étendent dans les deux sens et
qu'elles ne se propagent également vers le sud.

Bien que moins avancés — au point de vue de l'exécution
— les projets de chemin de fer de la région occidentale de
l'Afrique sont déjà tracés et, si leur action future peut paraître
moindre au point de vue du choléra, elle se manifestera peut-
être par le transport de la fièvre jaune dans nos colonies
méditerranéennes.

PERCEMENT DE L'ISTHME DE PANAMA. — L'ouverture du canal
de Suez a permis aux épidémies de se répandre avec une
plus grande rapidité dans le monde entier. En ce qui concerne la peste, son action a été des plus visibles puisqu'elle
a permis aux navires arrivant des Indes de transporter
directement dans les ports européens le germe de la contagion. Les craintes de cet ordre que le canal inspirait ont
paru tellement justifiées à tous les gouvernements que, dès
l'origine, ils ont projeté d'organiser à son entrée un service
sanitaire international; d'abord contestée l'utilité de ce service a été plus tard pleinement reconnue et maintenant la
surveillance fonctionne de façon normale.

Les Américains ont fort bien compris le rôle que jouerait
en ce sens le futur canal de Panama, car avant de commencer, ou plutôt de continuer tout travail, ils procèdent
aujourd'hui à l'assainissement de l'isthme et ils y ont installé un service d'hygiène qui — à l'heure de l'ouverture du

canal — se transformera de lui-même en service sanitaire maritime.

Mais la voie du canal de Panama ne sera pas comme les précédentes une route où seuls les hommes seront à redouter; si le choléra constitue l'unique danger des chemins de fer, comme nous venons de l'indiquer, la peste et surtout la fièvre jaune auront dans la nouvelle voie maritime un mode puissant d'expansion.

Jusqu'à présent la fièvre jaune, en quittant le golfe du Mexique, s'est toujours dirigée vers l'Europe ou vers la côte occidentale d'Afrique; demain des lignes de navigation nouvelle se créeront, et des relations suivies s'établiront entre le Centre-Amérique et le Japon. Au milieu de l'océan Pacifique se trouve un groupe d'îles — les îles Hawaï — qui sera le relais futur de la fièvre jaune entre l'Amérique et l'Asie et peut-être l'Océanie. En effet les îles Hawaï sont à dix-huit jours de Panama et à quatorze jours de Yokohama : si le typhus amaryl s'implante sur leur sol, il aura vite fait de gagner le Japon et de là le continent asiatique. En outre ces îles Hawaï sont situées sur les routes San-Francisco-Sydney et Yokohama-Valparaiso, de telle sorte qu'en ajoutant celle de Panama-Yokohama, elles deviendront l'escale obligée d'un trafic maritime des plus importants.

CONCLUSIONS. — Le tableau que nous venons d'esquisser ne doit pas être accusé de dépeindre l'avenir sous des couleurs trop sombres car il porte en lui-même un correctif. La science qui multiplie nos modes de relations nous enseigne à lutter avantageusement contre les dangers qui résultent de ces relations trop proches. Nous ne sommes plus comme jadis à la merci des épidémies, puisque nous pouvons empêcher leur extension.

Poursuivons l'assainissement de nos ports coloniaux et

métropolitains sans nous désintéresser de la surveillance des épidémies dans les pays non encore civilisés. Il faut savoir qu'un médecin sanitaire résidant à Han-Kéou par exemple nous sera désormais plus utile qu'un médecin sanitaire de Smyrne ou de Beyrouth. Enfin pour que les règles de l'hygiène soient observées à bord des navires qui nous relient avec les foyers d'épidémie un code d'hygiène navale doit être imposé à tous.

CHAPITRE II

LES GRANDS COURANTS HUMAINS DU XXe SIÈCLE

Le pèlerinage musulman. — L'émigration. — Conclusions.

Des voies que nous venons de signaler les unes serviront au transport des marchandises et au transit régulier d'un nombre relativement restreint de voyageurs; les autres seront parcourues, continuellement ou à certaines époques de l'année, par de grands courants humains dont les principaux sont le *pèlerinage musulman* et *l'émigration*.

LE PÈLERINAGE MUSULMAN. — Toutes les conférences sanitaires internationales ont traité cette question du pèlerinage musulman. Des réglementations internationales ont été édictées, elles sont plus ou moins bien appliquées par le Conseil supérieur de santé de Constantinople, mais chaque année marque un nouveau progrès; il semble donc qu'on arriverait vite à un résultat certain dans la prophylaxie du pèlerinage, si chaque année les difficultés n'allaient en croissant. Depuis 1868 — date à laquelle remontent les premières statistiques sérieuses du pèlerinage — jusqu'à 1906 on a enregistré un nombre de plus en plus élevé de pèlerins débarqués à Djeddah [1]. Il est vrai qu'on a pu constater en même temps une certaine diminution dans le nombre des arrivants par voie de terre; le voyage affectué à travers le désert est long, coûteux et souvent dangereux; c'est pourquoi tous ceux qui

[1] BONEL. *Choléra et peste dans le Pèlerinage musulman.* Paris, 1904.

peuvent descendre à une côte quelconque s'embarquent pour se rendre à Djeddah.

Les nouveaux chemins de fer de l'Asie centrale tendent à fournir aux pèlerins musulmans des modes rapides de locomotion et quelques compagnies escomptent ce trafic comme une de leurs plus grosses sources de revenus futurs. Déjà le transcaspien a fait subir de notables modifications à la composition du pèlerinage car c'est grâce à lui que 5 000 Boukhariotes environ viennent aujourd'hui débarquer chaque année sur la terre sacrée du Hedjaz.

Les nouvelles voies ferrées amèneront à Djeddah des Chinois de l'intérieur, des Thibétains, des Afghans encore rares ; tandis que sur la côte opposée de la mer Rouge viendront par le chemin de fer du Cap des noirs de la côte orientale et même de l'intérieur de l'Afrique. S'il est relativement facile de surveiller tous ces gens lorsqu'ils voyagent par mer, si la durée même de leur traversée présente, au point de vue sanitaire, de grands avantages, comment méconnaître que la préservation sera plus difficile à réaliser lorsque La Mecque sera dégagée de la ceinture préservatrice d'océans et de déserts qui nous garantit le salut jusqu'à un certain point à l'heure actuelle ?

Une nouvelle organisation de la prophylaxie sanitaire dans le pèlerinage musulman s'imposera donc quelque jour. Elle prendra d'ailleurs une telle extension qu'elle amènera l'adoption de la seule mesure vraiment efficace contre ce danger : l'assainissement des quatre villes du Hedjaz : La Mecque, Médine, Djeddah et Yambo.

L'ÉMIGRATION. — L'émigration doit être considérée sous deux grands aspects différents : l'émigration blanche et l'émigration de couleur. La première est constante avec quelques variations causées par l'état économique de l'Europe, et elle s'exerce dans un sens presque toujours uniforme. La seconde